実践

食品安全統計学

RとExcelを用いた品質管理とリスク評価

藤川　浩 著

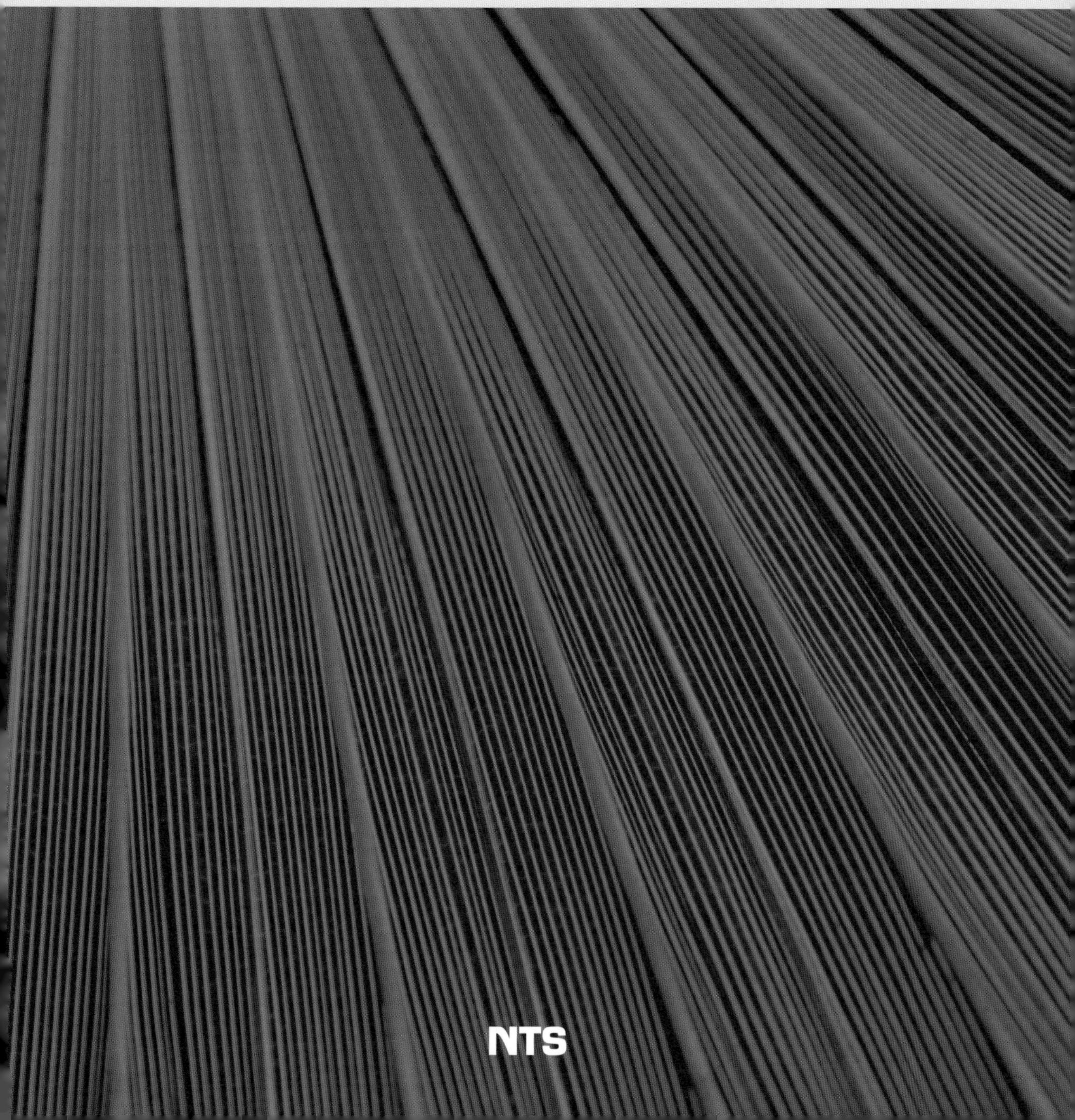

はじめに

現在，食品は大量に生産あるいは調理・加工され，その安全性と品質の確保は常に消費者から求められている。各国の食品の安全性および品質を確保するための方策は国際的には国際連合の世界食糧農業機関 FAO と世界保健機関 WHO の合同専門家委員会である，いわゆる CODEX 委員会を通じて主に発表されてきた。その基本的考え方は，主に国際標準化機構 ISO の手法を基礎としている。ISO で決められたさまざまな国際規格の中には品質管理に関する規定がある。すなわち ISO 9001 は品質マネジメントシステムに関する規格である。さらに，食品安全については ISO 22000 があり，その後それを補強した食品安全マネジメントシステムに関する国際規格として FSSC 22000 が作られた。

日本において，日本工業規格 JIS は ISO を基に作られている。また，新しい食品衛生管理手法として，CODEX 委員会の指針である食品衛生の一般原則(GENERAL PRINCIPLES OF FOOD HYGIENE CAC/RCP 1-1969)に基づいた危害分析および重要管理点(Hazard Analysis and Critical Control Point：HACCP)システムが国内へも導入されてきた。さらに平成 30 年(2018 年)に公布された食品衛生法等の一部を改正する法律の中で，「原則としてすべての食品等事業者は HACCP システムに沿った衛生管理に取り組む」ことが盛り込まれた。

このように日本の食品の安全および品質管理に関する規格は CODEX 委員会や ISO などに代表される国際的な機関の発表する方法を基に作られてきた。その国際的な機関では各種の指針および規格を作成する際，統計学的手法が多く取り入れられている。一方，食品安全に対する対策を講ずる上で重要なリスク評価においても統計学に基づいた手法が国際的に開発されてきた。食品中のある危害要因からヒトの健康を守るための施策の中で効果の高いものを選ぶためには，客観的な統計学的解析による判断が必要になる。

一方，日常行っている食品検査において製品の抜き取り方法，つまりサンプリング方法とそれに基づく OC 曲線を使った評価方法も統計学に基づいて開発されている。さらに，検査の結果得られたデータをどのように活用するかが食品の安全と品質管理に非常に重要になる。食品の事故あるいは消費者からの苦情も重要なデータとなり，それらを統計学的に解析し，それらを活用することで問題の解決につながる。一方で現在，コンピューターの発達とともに社会のあらゆる分野でデータサイエンスの重要性が認められてきたことも事実である。製品および苦情・事故で得られたデータを解析するには当然，統計学が必須となる。

以上述べてきたように，国内外そして公・民を問わずあらゆる食品関連組織での食品の安全管理および品質管理において統計学が非常に重要な基礎となってきていることは，明らかであるといえる。したがって，これらの管理方法を理解し，適用するためには統計的知識が大変重要になる。

しかし，学校教育の中で統計学の占める位置は非常に小さいのが現状である。中学・高等学校教育でも統計学は数学のごく一部の分野として取り扱われ，大学においても一部の学生が統計学を選択するのみである。したがって，食品産業に従事する多くの人は十分な統計学に関する知識および解析能力を持っていないのが現状であると考えられる。

現在，統計学を解説した書籍は多く出版されているが，食品の安全および品質管理に関する基本事項を網羅する書籍はないのが現状であった。そこで，本書は食品の安全管理および品質管理についての理解とその活用に役立つために刊行された。

一方，統計学においてもこれまでの伝統的な確率論に基づいた考え方とは異なるベイズ統計学が近年注目されている。ベイズ統計学では得られた結果からその原因を推定するという考え方をする。現在は統計解析に優れたソフトウェアが開発され，複雑な統計計算が瞬時に終了する。しかし，中には高額なソフトウェアもある。以前からよく使われているものとしてマイクロソフト社の Excel がある。Excel は表計算形式であるため，データの入力もしやすく，統計解析機能も充実している。最近は無償で使える R という統計解析用ソフトウェアが注目を浴びている。R は使い方に知識を必要とするが，適用範囲も広く，また詳細な解析結果を示してくれる。そのため，多くの人達が統計解析に R を使っている。

本書ではこのような食品安全に関わる背景から，前半で一般的な統計学の基礎を平易に解説し，後半で食品の安全管理および品質管理方法の統計学的考え方を解説する。具体的には本書の第 1 編で統計学の基礎を確率論，ベイズ統計学も含めて説明する。第 2 編で食品の品質および安全管理に関する管理図およびサンプリングプランについて，第 3 編で食品のリスク評価，特に定量的リスク評価の考え方について解説を行う。

また，本書では統計解析ソフトウェアとしては上記の Excel と R を使う。特に R については第 1 章でその使い方の基礎を丁寧に説明している。つまり，未体験者にもわかるように最初のインストール方法から始めて，その基礎的な使い方を平易に説明している。本書では使用する Excel と R のプログラム（コード）を㈱エヌ・ティー・エスのウェブサイト上で公開している。公開プログラムは，本文中に例えば R では R1.5 Rand norm，Excel では Ex12.1 Risk のように示してある。したがって，読者はそれらのプログラムを自分のコンピューターにダウンロードし，実際に作動させて本書の内容の理解に役立てることができる。

なお，本書は特に次の書籍を参考図書として作成された。

J. Schmuller : Statistical Analysis with R for dummies, Wiley (2017).
D.Vose : Risk Analysis: A quantitative guide, 3rd ed, Wiley (2008).
薩摩順吉：理工系の数学入門コース 7　確率・統計，岩波書店（1989）.
藤川浩，小泉和之：生物系のためのやさしい基礎統計学，講談社（2016）.
嶋田正和，阿部真人：R で学ぶ統計学入門，東京化学同人（2017）.
涌井良幸，涌井貞美：統計解析がわかる，技術評論社（2010）.
涌井良幸，涌井貞美：身につくベイズ統計学，技術評論社（2016）.

2019 年 11 月

藤川　浩

プログラムのご案内

本書内に掲載されている Excel と R のプログラム（コード）をウェブサイト上で公開しています。

エヌ・ティー・エス ウェブサイト　http://www.nts-book.co.jp

サイト内本書籍の概要ページ
http://www.nts-book.co.jp/item/detail/summary/syokuhin/20191001_56.html

もしくは　デジふろ 購入者限定サイト閲覧できます。　https://www.nts-book.com/　にてご覧ください。

※公開しているプログラム（コード）の運用は，お客様自身の責任と判断によって行ってください。運用の結果について，エヌ・ティー・エスおよび著者はいかなる責任も負いません。
※本書の記述は 2019 年 11 月現在の情報をもとに編集しています。情報が更新されることにより，本書で示している手順等が異なってしまうことがありますので，あらかじめご了承ください。

目　次

第 1 編　食品安全のための基礎統計学

第2編　食品安全のための統計学的管理方法

第3編　食品安全のためのリスク評価

※ Excel は，米国 Microsoft Corporation の米国およびその他の国における登録商標または商標です。

第 1 編

食品安全のための基礎統計学

第1章

統計解析ツールRの使い方

R(アール)は無償で使うことができ，優れた統計処理能力を持つソフトウェアである。また，Rで使う言語はC言語などを基に作られている。

本章では，初めてRを使う際に必要であろう基本的な操作方法を説明する。

1　統計解析ソフトウェアRのインストール

Rを自分のコンピュータにインストールするには，インターネット上でRで検索し，そのウェブサイト(https://www.r-project.org/)を探す。**図 1.1** のようにそのサイトが見つかったら，その指示に従って，CRAN Mirrorsへ行く。CRANはComprehensive R Archive Networkの略である。そこで各国のURLから適切なサイトを選ぶ。日本の場合は，例えば国立数理研究所(https://cran.ism.ac.jp/)を選ぶ。

次に**図 1.2** の画面が現れるので，Windows版，Mac版，Linux版かを選択し，指示に従って操作を進める。

インストールを完了させると，**図 1.3** のような画面になる。この画面はコンソール画面と呼ばれ，ここで各種のコードを入力し，Enterキーを押すと，結果もこの画面に表示される。

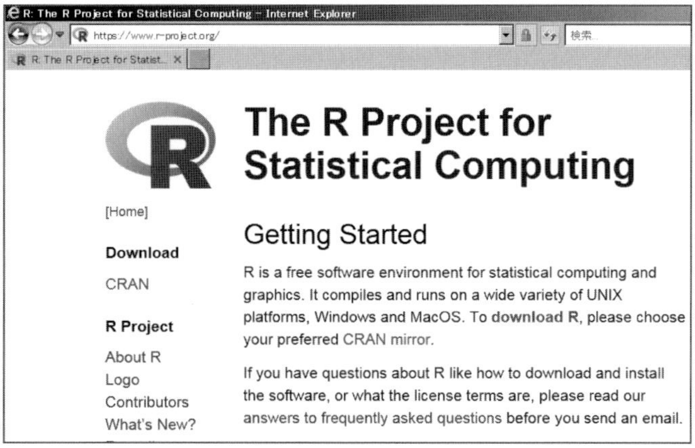

図 1.1　Rのウェブサイト

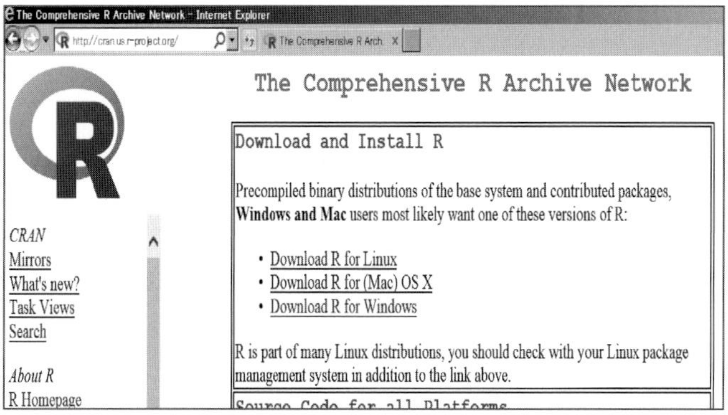

図 1.2　Rのインストール

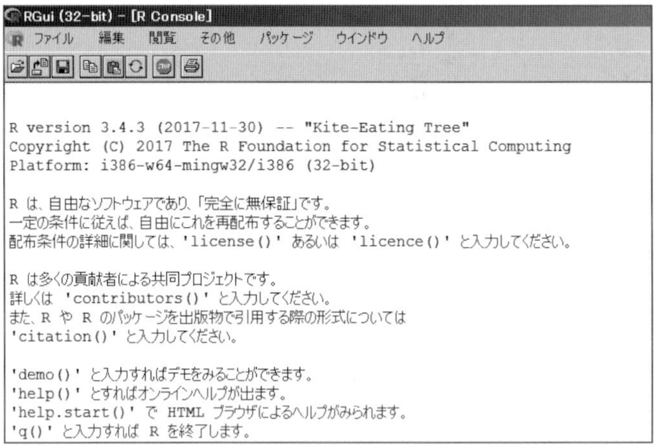

図 1.3　R の画面（version 3.4.3）

2　RStudio のインストール

RStudio は，プログラムを R 言語で作り，走らせるためのソフトウェアである。表計算ソフトウェア Excel ではユーザーフォームなどを使ってボタン操作で処理が可能であるが，R 自体はそのようなユーザーに使いやすくはできていない。そこで，RStudio を使うとスムーズに R を使ったプログラミングができる。しかも，RStudio には無償版がある。RStudio をインストールするには，まずインターネット上で RStudio で検索し，そのウェブサイト（https://www.rstudio.com/）を探す（**図 1.4**）。

次にその指示に従い，インストールする。最終的にインストールが完了すると，**図 1.5** のような画面が現れる。RStudio の画面は図 1.5 でわかるように，大きく 4 つの区分 pane に分かれている。それぞれ，A：スクリプト区分，B：コンソール区分，C：環境–履歴区分，D：ファイル–パッケージなどの区分に分かれている。

なお，R および RStudio 自体も更新されている。その場合は，一度アンインストールして新たにインストールした方がよい。

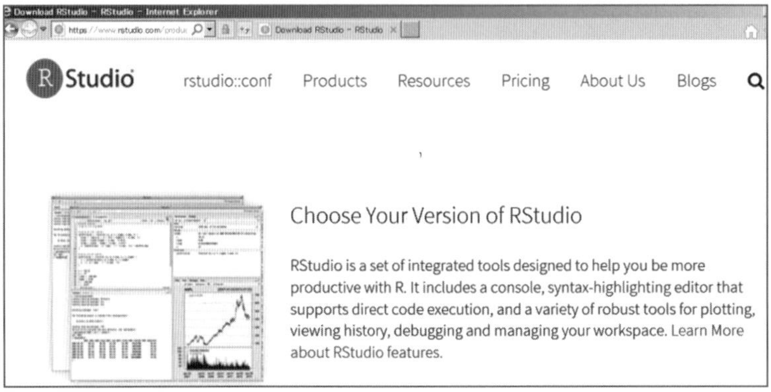

図 1.4　RStudio のウェブサイト

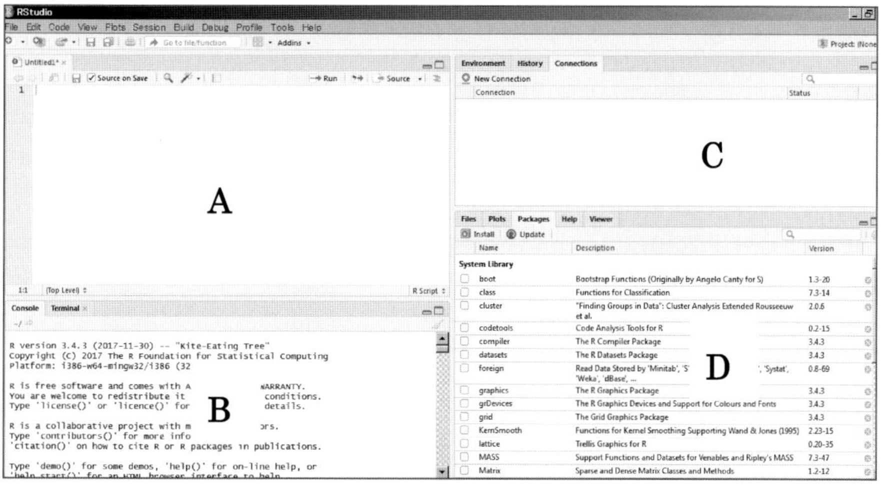

図 1.5　RStudio の画面

3　RStudio の基本的な使用方法

3.1　コードの入力と実行

RStudio を使って簡単な R の使い方を説明する。RStudio を開き，スクリプト区分(図 1.5 の A)に x<-c(2,5,8) と入力する(図 1.6)。これは一般のコンピュータプログラムと同様に，

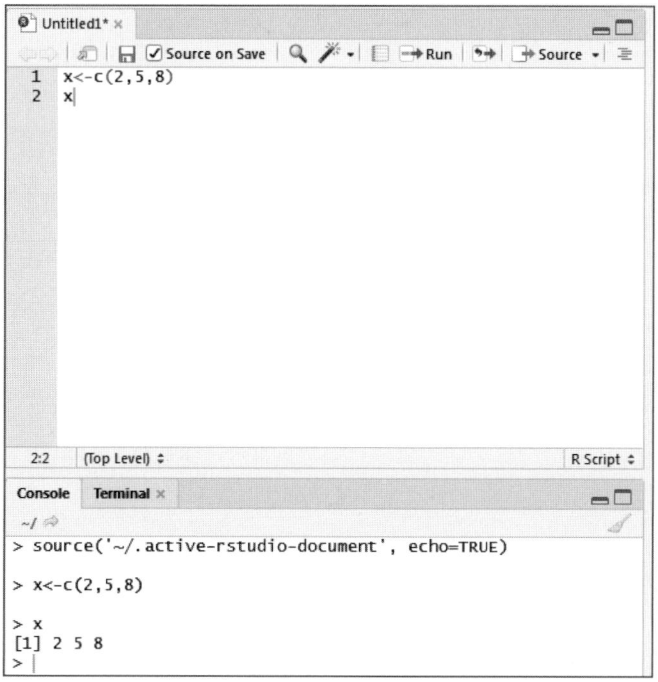

図 1.6　コードの入力と結果の表示

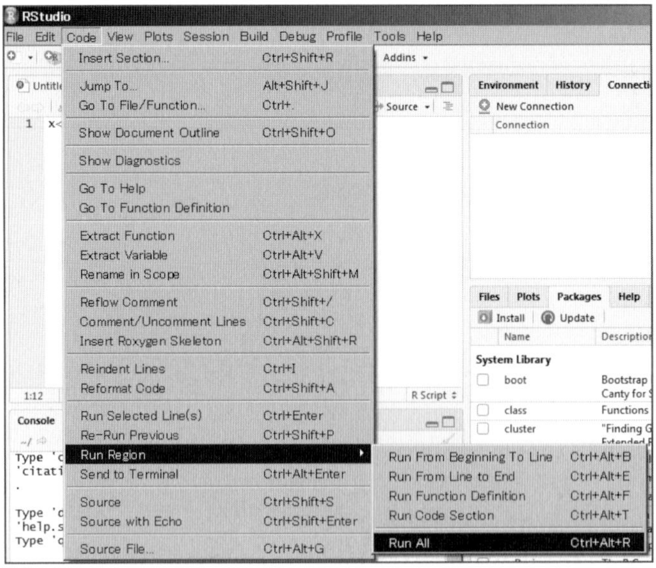

図 1.7　コードの実行

<- の右辺の c(2,5,8) を左辺の変数 x に割り当てることを意味する。<- はこのように RStudio 上での代入，定義などに使われる。c() は複数の数値(スカラー)から成るベクトルを作るときに用いる関数である。ここでは，カッコ内の 3 つの数値をベクトルとしてまとめ，x に割り当てていく。次の行で x と入力し，この割当てが実際に行われたかを確認してみる。

この確認操作を実行するためには, Ctrl + Alt + R と 3 つのキーを同時に押すか, または**図 1.7** のように Code タブ，次に Run Region タブ，最後に Run All と進み，そこをクリックする。あるいは実行したいコードをカーソルを使って指定した後，スクリプト区分の右上にある Run を押しても実行できる。

コードを実行すると，結果はコンソール区分の画面に現れる。この例では >x と次の行に [1] 2 5 8 が現れる(図 1.6 下部)。なお，ブラケット [ ] は結果の中の順番を示している。結果がベクトルのときに使われる。この例では 2 は 1 番目の結果なので，[1] とベクトル中の位置を示す。例えば，[10] とあればその値は 10 番目の結果を意味する。図 1.6 によって，RStudio が x を c(2,5,8) と認識したことになる。これらの数値は，区分 C の Environment タブの Values にも表される。

コンソール区分で先頭のプロンプト記号 > は操作の始まりに現れ，スタンバイ状態であることを示す。スクリプト区分でこの記号は現れない。コード x<-c(2,5,8) をコンソール画面に直接記述し，次の行を x とし，このベクトルを確認するためエンターキーを押しても，同じ結果が現われる。

もしデータの一部がない場合, そのデータは NA(Not Available) として, 入力する。例えば, 5 つの数値データの内 3 つがない場合は，c(34,12,3,NA,NA) のように表す。

次に，この x について簡単な演算をしてみる。この 3 つの数値の平均を求める。そのためには，スクリプト区分に mean(x) と入力する。mean() は平均を求める R の関数で，カッコ内

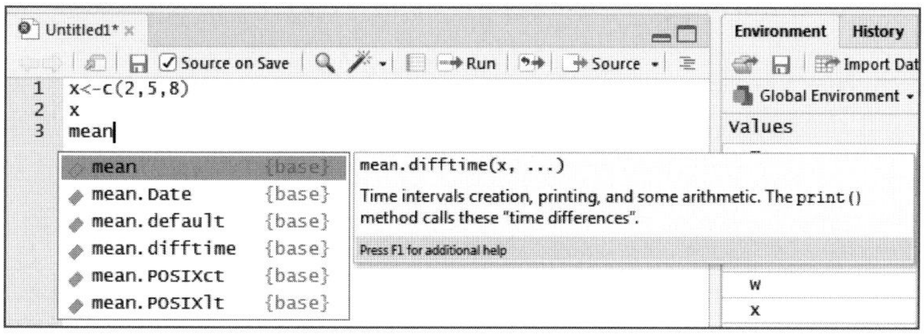

図 1.8　ポップアップのガイド

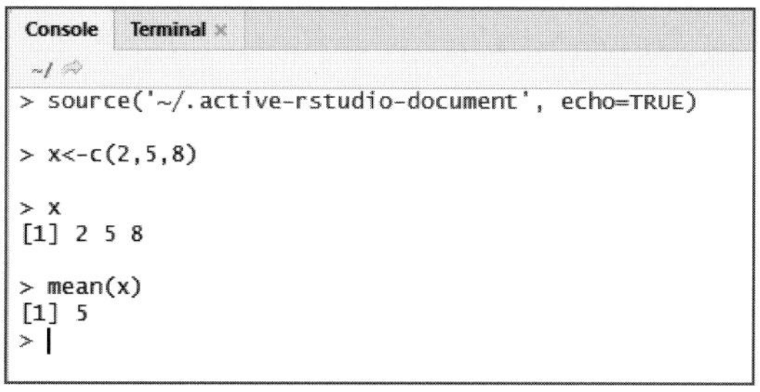

図 1.9　平均の演算結果

の x を引き数(Argument)という。このとき，画面上で**図 1.8** のように mean と入力するとポップアップのガイドが現れ，その指示に従い，クリックすることができる。同時にスクリプト区分で各コードの終わりに Enter キーを押すと自動的に行番号を与えてくれる(図 1.8)。このように RStudio のスクリプト区分はコードを記述していくとき非常に便利な機能がある。

Ctrl＋Alt＋R を押して実行すると，結果は**図 1.9** のようにコンソール画面に >mean(x) および [1] 5 と表示され，解である平均 5 が得られる。

R には seq() という便利な関数がある。これは与えた条件に従って連続した整数の値をベクトルとして作成する。例えば，seq(5,15) と入力すると，結果として 5,6,7,⋯,15 という 5 から 15 までの数値ベクトルが得られる。一方，c() は数値以外に文字も要素として扱える。例えば，y<-c("Tom","Ichiro","Ron") のように文字によるベクトルが作れる。

コメントしたい内容はその先頭に # で表し，行の中でその位置より右側の部分は操作に影響を与えない。例えば，#Sum of squares のように記述する。コメントは後で見直す場合，または別の人が見る場合に非常に便利である。

先ほどは 1 つのベクトルを扱ったが，複数のベクトルをまとめて扱う場合は行列(matrix)になる。R では行列を作る場合，dim() 関数を使う。

上述したように，コードはスクリプト画面ではなく，コンソール画面に記述しても同様な操作はできる。長いプログラムでない場合はコンソール画面上で操作もできるが，プログラムはスクリプト区分を使って記述したほうがよい。そのプログラムコードを保存し，その後も利用できる。一時的に短いコードを確かめる場合はコンソール画面に記述してもよい。

3.2　プログラムファイルの保存と呼び出し

スクリプト区分上で各コードを記述し終わった後，それを保存する場合は，図 1.6 左上に見られるように，このファイルネームはまだ“Untitled1”となっているので，File タブを押し，次に**図 1.10** に示すように Save As を使って名前をつけ，自分のコンピュータの適切な箇所に保存する。

また，コンソール画面は操作の過程や結果が示される箇所であるが，スクリプトに誤りがある場合は赤字でその内容が示される。そのため，スクリプトで試行錯誤をしている間にコンソール画面上の記述は次々に増大していき，見栄えも悪くなる。そのような場合はこの画面右上に灰色の Clear Console のボタンがあるので，これを押すとコンソール画面の内容が消去できる。

保存したプログラムファイルを開く場合は，**図 1.11** に示すように，File タブから Open File（または Recent Files）に入って目的のファイルを指定する。新しいプログラムファイルを作成する場合は New File に入り，次に R Script を選ぶ。また，RStudio の操作を終了するときは，図 1.11 に示す Quit Session を押すか，Ctrl + Q キーを押す。

なお，統計解析を行うデータは，後で説明するようにデータファイルとして別のファイルで保管した方が管理しやすくなる。データ数が非常に少ない場合はプログラムファイルの中に入れても構わない。

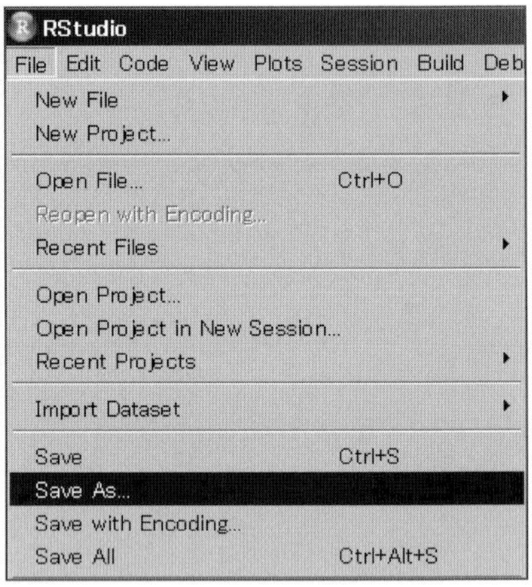

図 1.10　プログラムの保存

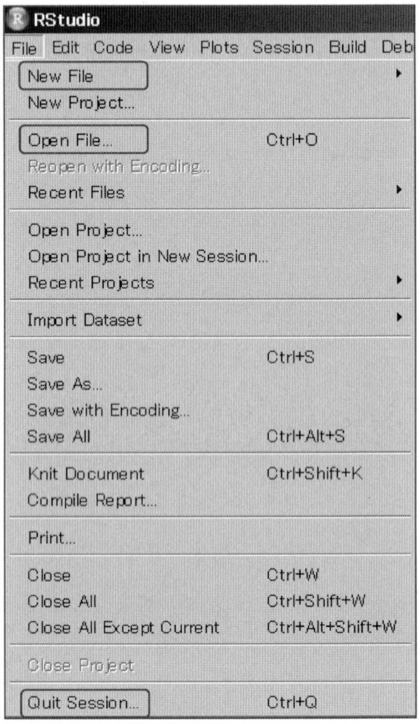

図 1.11　プログラムファイルの呼び出し，作成，終了

3.3　パッケージ

R にはさまざまな機能やデータが，区分 D のパッケージ Packages タブに入っている。その利用法を説明する。例えば，MASS というパッケージの中のキャベツ cabbages というデータ枠 data frame を使いたいとき，最初にパッケージタブの中から MASS を見つけ，その左端の枠にチェックを入れ，MASS をクリックする（**図 1.12**）。現れた画面を下にスクロールすると，cabbages が見つかる（**図 1.13**）。

次に，データ cabbages をコンソールに取り込むため，コンソール画面上で `>edit(cabbages)` と入力し，Enter を押すと，データエディタ Data Editor の表形式の画面が現れ，そこに実際のデータが記載される（**図 1.14**）。次に，これを使って解析ができる。ただし，さらに解析を

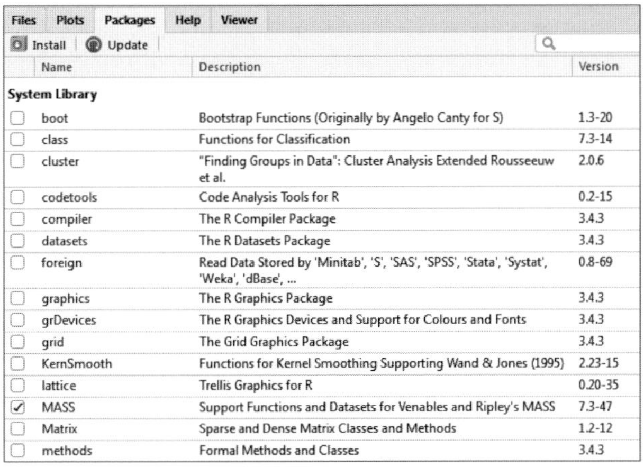

図 1.12　パッケージ

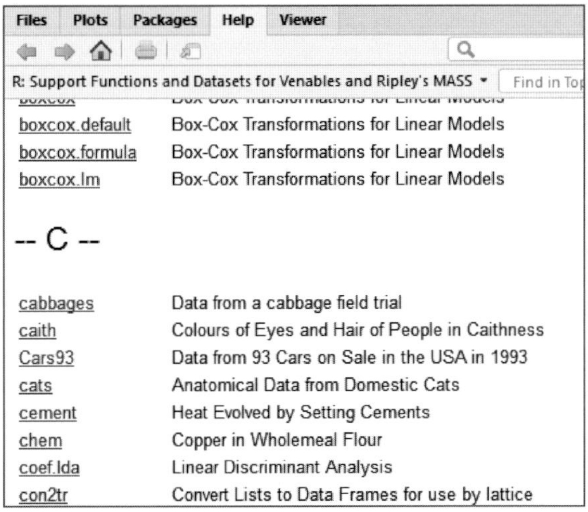

図 1.13　MASS パッケージ

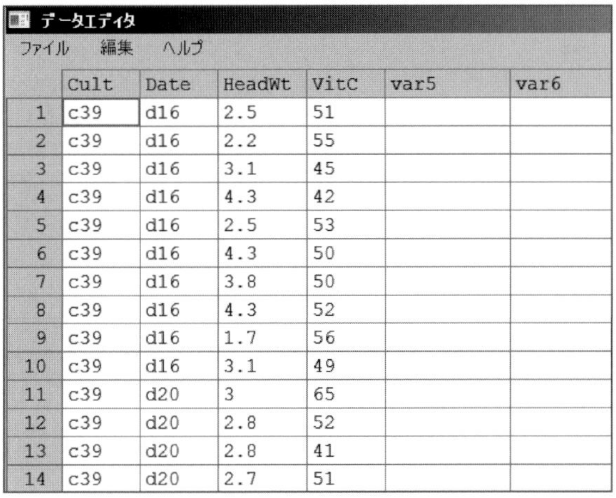

図 1.14　データエディタ

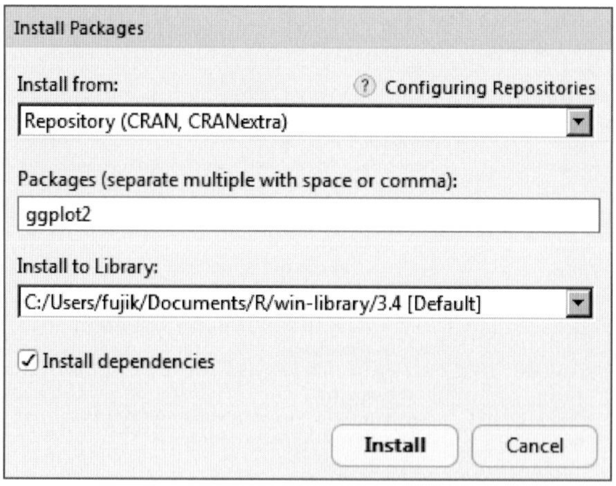

図 1.15　パッケージ(ggplot2)のインストール

するためには，このデータエディタを終了させて消す必要がある。終了させるとデータエディタは消えるが，その代わりデータ自体はコンソール画面に現れる。

もしこのキャベツの全データ(60 個)でのビタミン C の平均を求めたい場合は，コンソール画面(あるいはスクリプト画面)で，`a<-mean(cabbages$VitC)` と入力し，変数 a に平均を格納する。`$` は列(図 1.14 では列 VitC)を指定する演算子である。次の行でに a と入力し，エンターキーを押して演算を実行すると，答え `57.95` が現われる。

R ではその会員メンバーが絶えず新しいパッケージを作り，それを CRAN に送っている。そのパッケージが認定されれば CRAN に載る。したがって，ある新しいパッケージを使いたい場合はパッケージのライブラリー User Library にインストールする必要がある。

例えば，今後よく使う ggplot2 というパッケージをインストールする場合，区分 D のパッケージタブの Install タブをクリックし，出てきたボックスのパッケージ名に `ggplot2` と入力し，インストールボタンを押す(**図 1.15**)。すると，このパッケージのインストールが行われる。なお，図 1.15 のボックスは RStudio 画面のトップにある Tools バーからも開ける。最後にこの新しいパッケージを使うためには，先ほどの MASS パッケージ(図 1.12)と同様に，User Library の該当するパッケージの左欄にチェックを入れる。

4　データの読み取りと書き出し

R で大量のデータを解析するために，スクリプト区分あるいはコンソール区分上で直接数値データを入力することは大きな手間となりえる。上記の図 1.9 でわかるように，R では個々の数値データの入力がスムーズではないが，Excel などの表計算形式のソフトウェアでは数値入力後，リターンキーを押せば次の入力がすぐにできる。また，一度入力したデータにミスや追加があった場合，R では長いベクトルの中に該当箇所を見つけ，その修正や追加を行うため，大変な作業となる。一方，R で解析して得られた大量の数値データを外部に出力してさらに別のソフトウェアで解析あるいは作図することもある。その際，得られた数値データを Excel などの表計算形式のソフトウェアのデータファイルとして移せると，さらに解析するときに便利である。

したがって，R を使って大量の数値データを入力および出力する場合，解析プログラムは R のスクリプト上でファイルとして作成し，入力および出力はそれぞれ別のファイルに入出力するとスムーズに作業が進む。

そのようなデータの入出力を行う R の関数がある。R へのデータ読み取りには read() を，R からのデータ出力には write() という関数を使う。R で数値データの入出力を行うためには，comma-separated values (CSV) 形式のデータファイルは R とのデータ交換に便利である。CSV 形式のデータは Excel で作成したり，また Excel で使うことができる。R では他の形式でのデータの入出力もでき，中でもテキストファイルは使用頻度が高いと考えられる。そこで，ここでは CSV 形式とテキストファイル形式のデータについて説明する。

4.1　入力データファイルの作成と呼び出し

まず，R での解析に必要な入力データファイルを CSV ファイル形式で作る。ここでは表計算ソフトウェア Excel を使って CSV 形式のデータファイルを作る。**図 1.16** のように，1 行目に変数の名称を入れる。この例では A 列に独立変数である温度 Temp を入れ，B 列に従属変数，結果 Results を入れる。実際のデータは 2 行目から入力する。ここでは各温度に対する 11 組のデータ（ある野菜の収量）が入っている。最後にこのファイルを拡張子 csv で保存する。この例ではファイルネームを R1.1 data Import とし，ディレクトリ F のリムーバブルディスク，すなわち USB メモリーのフォルダー R Statistics の中に保存する。

	A	B	C
1	Temp	Results	
2	17	1	
3	18	2	
4	20	3	
5	22	1	
6	24	4	
7	26	5	
8	28	4	
9	30	2	
10	32	4	
11	34	4	
12	35	9	
13			

図 1.16　入力データファイルの作成　R1.1 data Import

次に，このデータファイルを RStudio のスクリプト画面上で呼び出す必要がある。ここではこのデータの平均 (mean) と中央値 (median) を求めてみる。スクリプト画面で，上述したデータを取り込む変数を testdata と名付け，`read` と入力すると，**図 1.17** に示すようにポップアップの

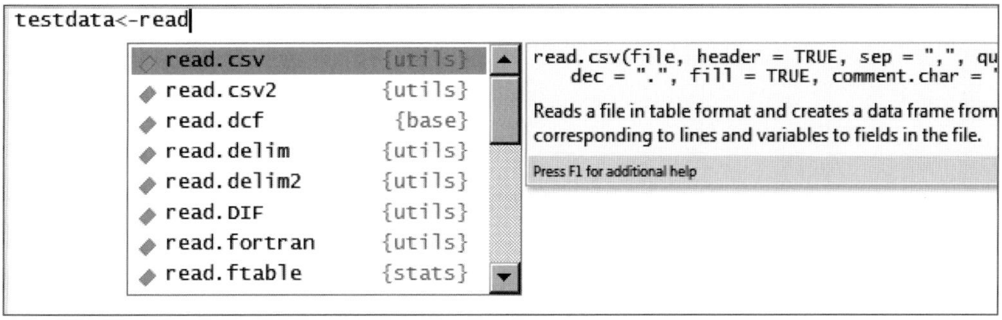

図 1.17　入力データファイルの呼び出し

```
1  testdata<-read.csv("H:/R statistics/R1.1data Import.csv")
2  mean(testdata$Results)
3  median(testdata$Results)
```

図 1.18　データファイルを呼び出すコード　R1.1 Mean

```
> source('H:/R statistics/R1.1 Mean.R', echo=TRUE)

> testdata<-read.csv("H:/R statistics/R1.1data Import.csv")

> mean(testdata$Results)
[1] 3.545455

> median(testdata$Results)
[1] 4
```

図 1.19　呼び出したデータファイルの解析結果

R1.2data Import textdata.txt - メモ帳

ファイル(F)　編集(E)　書式(O)　表示(V)　ヘルプ(H)

	A	B	C
1	33	41	50
2	42	19	30
3	39	25	20

図 1.20　入力用テキストファイル　R1.2 data Import textdata

ガイダンスが現れる。このように各種の形式のデータを取り込むことができるが，ここでは read. csv を選び，クリックする。

次に，**図 1.18** に示すようにコードを入力する。1 行目では，ディレクトリ H にある R statistics というフォルダーの中の R1.1 data Import というファイルを呼び出している(自分のコンピュータで呼び出したいファイルのあるディレクトリがわからない場合，Windows では「コンピュータ」を使うとわかる)。ファイルがいくつかのフォルダーの中にある場合は，そのフォルダーごとにスラッシュ/で区切る。最後にファイル名を入れた後，拡張子 csv を入れる。2 行目では関数 mean() を使うが，この例ではデータファイル testdata の中で 2 列目の Results のデータを使うため，$ を使って列を指定する。同様に，中央値は関数 median() を使う。

スクリプト区分でスクリプトを入力し終わった後，Ctrl + Alt + R を押して実行させると，コンソール画面に**図 1.19** に示すように結果(平均と中央値)が出力される。

また，R はテキストファイルのデータを read. table() という関数を使って取り込むことができる。テキストファイルは Excel ではシート上に表形式のデータを入力し，拡張子を txt で保存して作る。例えば，**図 1.20** のようなファイル名 R1.2 data Import textdata というテキストファイルを先ほどのフォルダー R statistics に作る。

このデータを次のコードによって R に取り込むことができる。

```
>read.table("H:/R statistics/R1.2data Import textdata.txt",header=TRUE)
```

```
> read.table("H:/R statistics/R1.2data Import textdata.txt", header = TRUE)
   A  B  C
1 33 41 50
2 42 19 30
3 39 25 20
```

図 1.21　テキストファイルのデータの入力例

```
tt<-read.table("H:/R statistics/R1.2data Import textdata.txt", header = TRUE)
a<-mean(tt$A)
a

> tt<-read.table("H:/R statistics/R1.2data Import textdata.txt", header = TRUE)

> a<-mean(tt$A)

> a
[1] 38
```

図 1.22　入力したデータの解析例　R1.2 textdata

ここで，引き数 header＝TRUE はファイルの最初の行がカラム，つまり列のヘッダーである，すなわちカラムの名称(この例では A, B, C)を含むことを指定している。このコードをコンソール画面に入力し，Enter キーを押すと，**図 1.21** に示すようにテキストファイルのデータが R の中に読み込まれたことがわかる。もちろん，コードの一部としてスクリプト画面に入力後，実行しても同じである。

さらに，この表形式のテキストデータの A 列の 3 つの数値についてその平均を求めてみる。そのために**図 1.22** のようにテキストデータを tt という変数に入れ，さらに関数 mean を使って平均を求める。ここで図 1.19 と同様に $ を使って A 列を指定する。その結果，(33＋42＋39)/3 より 38 という結果が表示される。

4.2　出力用データファイルの作成

R で得られたデータを外部に出力する場合は，以下のように行う。例えば，平均 0，分散 1 の正規分布に従う数値を 10 個ランダムに発生させたとき得られる数値を csv としてファイルを作るとする。**図 1.23** にそのコードを表す。1 行目の rnorm() は乱数発生のための関数で，最初の引き数は求める数値の個数，2 番目 m と 3 番目 s は対象の正規分布の平均と標準偏差を示す。この例では発生した乱数を Nor という変数に取り込んでいる。2 行目で write.csv 関

```
1  Nor<-rnorm(10,m=0,s=1)
2  write.csv(Nor,"H:/R statistics/Exportdata.csv")
```

図 1.23　出力データファイルの作成コード　R1.3 Exportdata

```
> source('~/.active-rstudio-document', echo=TRUE)

> Nor<-rnorm(10,m=0,s=1)

> write.csv(Nor,"H:/R statistics/Exportdata.csv")
>
```

図 1.24　出力データファイルの作成

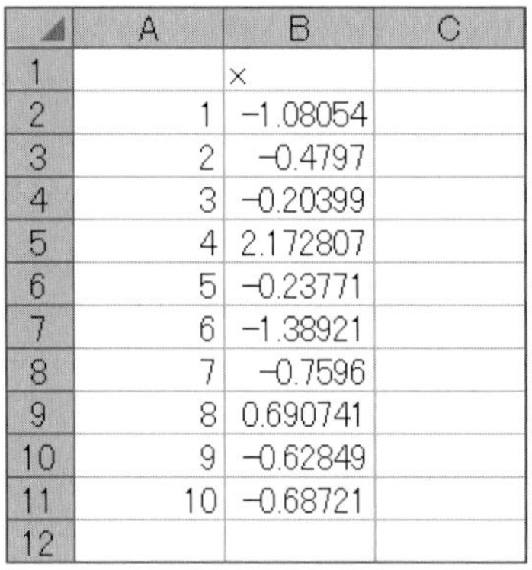

	A	B	C
1		x	
2	1	−1.08054	
3	2	−0.4797	
4	3	−0.20399	
5	4	2.172807	
6	5	−0.23771	
7	6	−1.38921	
8	7	−0.7596	
9	8	0.690741	
10	9	−0.62849	
11	10	−0.68721	
12			

図 1.25　テキストファイルとして出力された数値データ

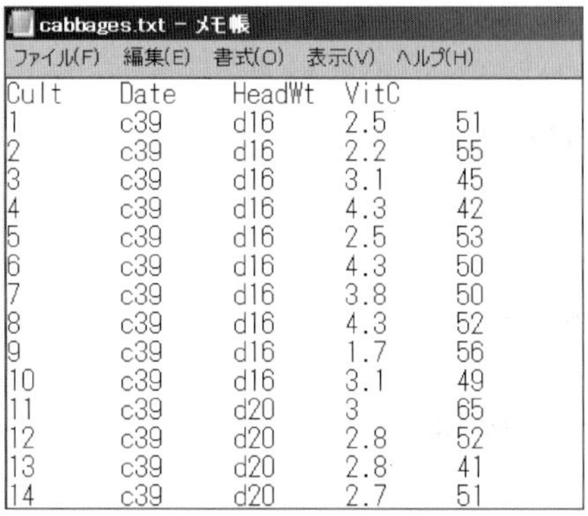

Cult	Date	HeadWt	VitC	
1	c39	d16	2.5	51
2	c39	d16	2.2	55
3	c39	d16	3.1	45
4	c39	d16	4.3	42
5	c39	d16	2.5	53
6	c39	d16	4.3	50
7	c39	d16	3.8	50
8	c39	d16	4.3	52
9	c39	d16	1.7	56
10	c39	d16	3.1	49
11	c39	d20	3	65
12	c39	d20	2.8	52
13	c39	d20	2.8	41
14	c39	d20	2.7	51

図 1.26　テキストファイルの作成例

数を使って出力ファイルを指定する。この例では Nor をディレクトリ H にある R statistics というフォルダーの中に Exportdata という csv ファイルとして書き込むように指定している。なお，write 関数についても read 関数と同様，入力している間にポップアップのガイダンスが現れ，入力の手助けをする。

これを実行すると，**図 1.24** のような結果がコンソール画面に現れる。このファイルを Excel を使って開くときはテキストファイルとして探し，実際に開くと**図 1.25** のような結果が得られる。ただし，B 列に示された 10 個の数値は条件にあった乱数なので，操作のたびに異なった値となる。

データをテキストファイルで書き出すには write.table() という関数を使うことができる。前述した MASS パッケージの中の cabbages というデータをテキストファイルにしてみよう。すなわち，このデータをディレクトリ F の R statistics というフォルダーの中に cabbages.txt というテキストファイル名でファイルを作る。コンソール画面に次のようにコードを入力する。

```
write.table(cabbages,"F:/R statistics/cabbages.txt",quote=FALSE,sep="\t"
```

ここで，quote = FALSE は引用をなくし，sep = “\t” はファイルをタブ区切りにするための引き数である。Enter キーを押すと，指定したフォルダーに cabbages というテキストファイルが作成される。それを開くと**図 1.26** に示すような行列型データ dataframe が作成されており，これを Excel にコピー・ペーストできる。各列のデータは Excel の各セルに挿入されるので，そのまま使うことができる。

5　グラフィックス

R はグラフィックスを描くために各種の機能を持っている。最初に，基本的な R(R Basic) のグラフィックス機能について説明する。

5.1　散布図

散布図を作成してみる。例えば，都市 Q での食中毒事件発生件数 Number と発生日の最高温度 Temperature(℃)との 10 年間の統計データを**図 1.27** に示す。このデータは csv ファイルとして作成した。R では図 1.27 に示すようにデータファイルは列方向に(縦長に)作成する。

Temperature	Number
16	1
18	0
20	2
22	2
24	3
26	5
28	4
30	5
32	7
34	5

図 1.27　ある都市での食中毒事件発生件数と発生日の最高温度

これを散布図として描くためには，関数 plot()を使う。このためのコードを**図 1.28** に示す。

1 行目でディレクトリ F の R statistics というフォルダーの FoodPoison という csv ファイルを読み込み，変数 outbreaks に格納する。

2 行目で outbreaks の列 Temperature のデータを取り出し，同名の名前を付けた変数を作る。

3 行目で outbreaks の列 Number のデータを取り出し，同名の名前を付けた変数を作る。

4 行目で関数 plot()を使い，Temperature を x 軸，Number を y 軸にして散布図を描く。

この例ではデータを外部から取り込んだが，図 1.28 で 1 行目から 3 行目の代わりに，`Temperature<-c(16,18,…,34)` および `Number<-c(1,0,…,5)` と実際の値を直接入力しても

```
1  outbreaks<-read.csv("F:/R statistics/FoodPoison.csv")
2  Temperature<-c(outbreaks$Temperature)
3  Number<-c(outbreaks$Number)
4  plot(Temperature,Number)
5  |
```

図 1.28　散布図作成のためのコード

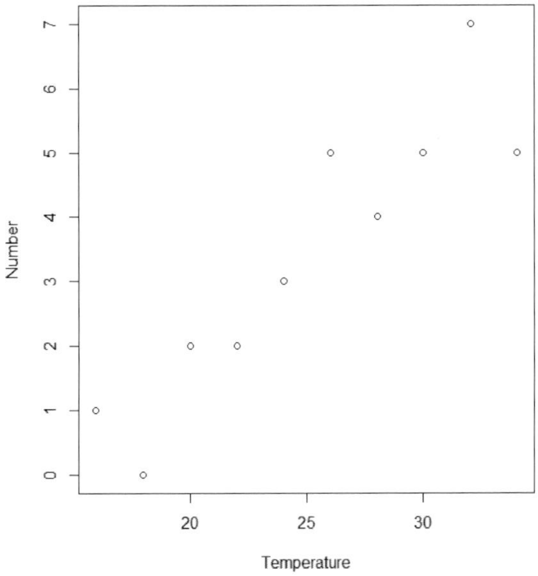

図 1.29　散布図：気温と食中毒事件数

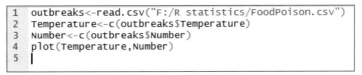

```
1 outbreaks<-read.csv("F:/R statistics/FoodPoison.csv")
2 Temperature<-c(outbreaks$Temperature)
3 Number<-c(outbreaks$Number)
4 plot(Temperature,Number,xlim = c(15,35),ylim=c(0,8),main = "Outbreaks number-Temperature")
5 
```

図 1.30　散布図改良のためのコード

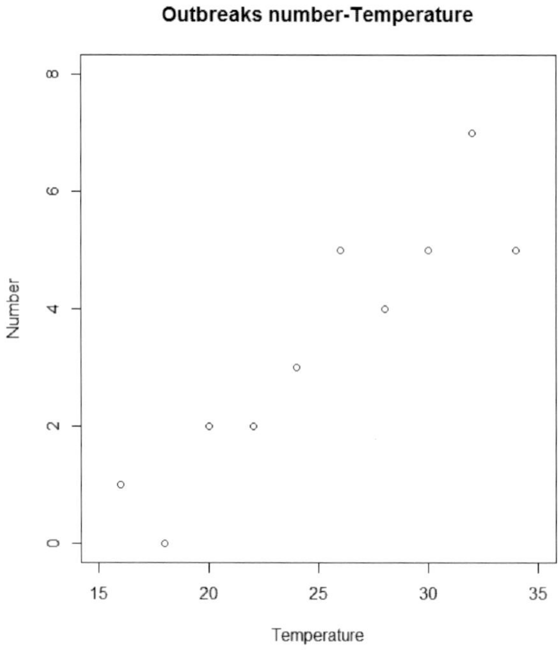

図 1.31　改良された散布図

同様の結果となる。このコードを実行すると，**図 1.29** のようなグラフが描かれる。

図 1.29 について，もう少しグラフを見やすくする。つまり，両軸の範囲をもう少し調整し，さらにタイトルを加えてみる。そのため，**図 1.30** の 4 行目に示すように，引数 xlim を使って x 軸の範囲を 15 から 35 までとし，引数 ylim を使って y 軸の範囲を 0 から 8 までとする。さらに引数 main を使ってグラフのタイトルを入れる。その結果，**図 1.31** のようなグラフとして表される。

ここでは割愛するが，R ではその他のグラフも各種の関数および機能を使って表すことができる。

5.2　ggplot2

R パッケージ中の ggplot2 にはグラフィックスを描くため，非常に便利な機能が数多く搭載されているので，次に ggplot2 を使って説明する。そのために図 1.12 のようにパッケージ中の ggplot2 左端の枠をクリックして，ggplot2 をインストールする。なお，gg とは grammar of graphics を意味する。

次に，グラフィックスを描くためのデータとして MASS パッケージにある Cars93 を使って説明する。そのため，上述したようにこの左端の枠をクリックする。edit(Cars93) と入力

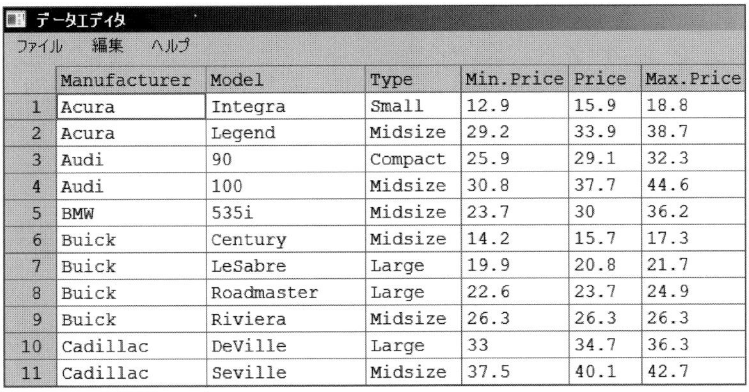

データエディタ
ファイル　編集　ヘルプ

	Manufacturer	Model	Type	Min.Price	Price	Max.Price
1	Acura	Integra	Small	12.9	15.9	18.8
2	Acura	Legend	Midsize	29.2	33.9	38.7
3	Audi	90	Compact	25.9	29.1	32.3
4	Audi	100	Midsize	30.8	37.7	44.6
5	BMW	535i	Midsize	23.7	30	36.2
6	Buick	Century	Midsize	14.2	15.7	17.3
7	Buick	LeSabre	Large	19.9	20.8	21.7
8	Buick	Roadmaster	Large	22.6	23.7	24.9
9	Buick	Riviera	Midsize	26.3	26.3	26.3
10	Cadillac	DeVille	Large	33	34.7	36.3
11	Cadillac	Seville	Midsize	37.5	40.1	42.7

図 1.32　Cars93

して実行すると，**図 1.32** のように，販売された 93 車種の自動車についてその特性が表形式で表される。ただし，グラフィックスを描く操作を行うためには図 1.32 のデータエディタを終了させる。

5.3　ヒストグラム

データ Cars93 の 93 車種について重量別のヒストグラムを作ってみる。そのためには，次のようなコードをスクリプト画面(またはコンソール画面)に入力し，実行する。なお，ヒストグラムについては第 2 章で解説する。

```
ggplot(Cars93,aes(x=Weight))+geom_histogram()
```

ggplot2 は，①データ，② aes()関数，③ geom 関数の 3 要素から基本的に構成されている。ここで aes は aesthetic mapping の略語で，aes()関数は x 軸となる変数(ここでは Weight)を指定する。次の geom は geometric object の略で, geom 関数は数多くのタイプのグラフィック作成に対応している。その中の geom_histogram()はヒストグラム作成のための関数で，引き数はない。上のコードの結果は**図 1.33** のように示される。

5.4　棒グラフ

棒グラフ作成のための geom 関数は geom_bar()である。データ Cars93 の 93 車種について駆動 DriveTrain 別の棒グラフを作ってみよう。そのためには次のようなコードを入力し，実行する。

```
ggplot(Cars93,aes(x=DriveTrain))+geom_bar()
```

その結果，**図 1.34** に示すようなグラフが現れる。

さらに，グラフの x 軸名，y 軸名を変えたり，タイトルを付けたい場合はラベルに関する関数 labs()を使う。例えば，x 軸名を DRIVE TRAIN，y 軸名を COUNT とすべて大文字にし，タイトルを Drive Trains of 93 Models としたい場合は次のようなコードとなる。

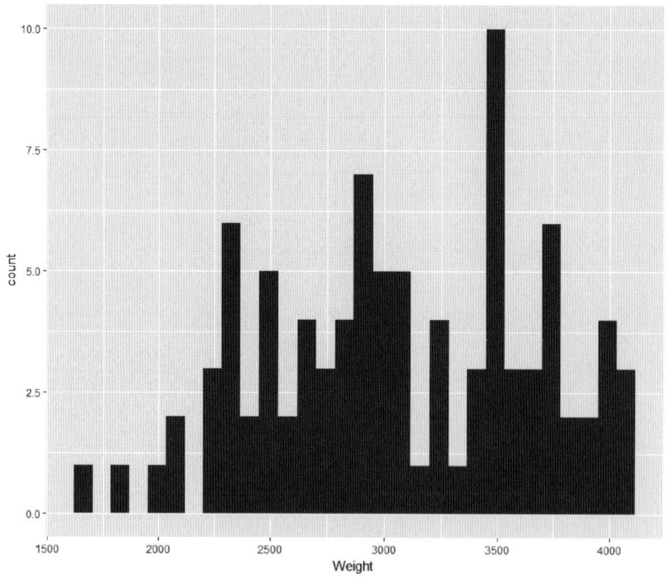

図 1.33　ヒストグラムの例

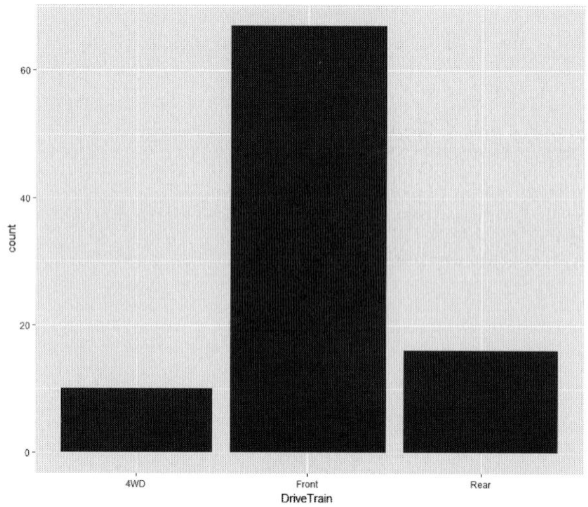

図 1.34　棒グラフの例

```
labs(x="DRIVE TRAIN",y="COUNT",title="Drive Trains of 93 Models")
```

これを“+”でつなぎ，この棒グラフを作成するコードは最終的に次のように表される。 R1.4 Bar

```
ggplot(Cars93,aes(x=DriveTrain))+geom_bar()+labs(x="DRIVE TRAIN",y="COUNT",
title="Drive Trains of 93 Models")
```

このコードを実行すると，**図 1.35** のような棒グラフが描かれる。

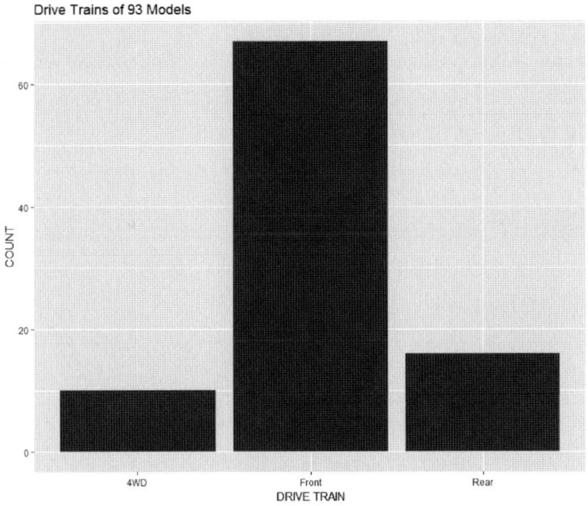

図 1.35　改良した棒グラフの例

5.5　散布図

2つの変数の関係を視覚的に示すために散布図は非常に重要な方法である。ここではデータCars93の93車種について，市街地でのガロン当たりの走行距離MPG(Miles per gallon)cityと高速道路での走行距離MPG highwayの関係を散布図で表す。散布図作成の関数はgeom_point()である。MPG cityをx軸に，MPG highwayをy軸として散布図を描くコードは次のように表される。

```
ggplot(Cars93,aes(x=MPG.city,y=MPG.highway))+geom_point()
```

これを実行すると，**図 1.36** に示すような散布図が描かれる。

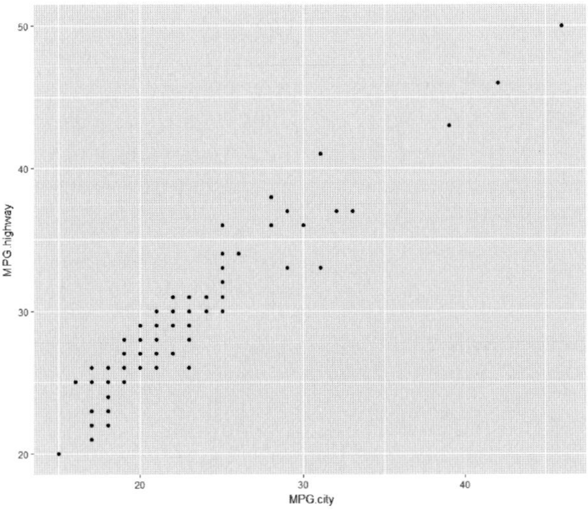

図 1.36　散布図の例

6　制御方法と演算方法

Rにはいくつかの制御方法がある。その中でここでは他のプログラミングでもよく使う代表的な条件分岐と繰り返し(ループ)について解説する。

6.1　条件による分岐

条件による分岐はif-elseを使ってできる。その条件が当てはまる場合(TRUE)と当てはまらない場合(FALSE)とで，処理が異なる。

例えば，2つの変数aとbがあり，それぞれ$a=34$と$b=21$という値であるとする。別の変数cが現在100という値をとり，$a<b$の場合，cに10を加える，そうでない場合はcから10を引くという演算を考えてみる。この例では$a<b$は成り立たないので，解答は$c=100-10=90$となる。

```
1 a<-34;b<-21;c<-100
2 if(a<b){
3   c<-c+10
4 }else{
5   c<-c-10
6 }
7 c
8
```

図1.37　if-elseによる分岐(コード)

これをスクリプト画面でifを使ってコードを書くと**図1.37**のようになる。

1行目で各変数に数値を与える。同じ行で内容を分けて記述する場合はセミコロン；を使う。

2行目でifを使って条件，ここでは$a<b$を記述し，3行目でその条件が成り立つ場合の操作を示す。

4行目でその条件が成り立たない分岐elseを示し，5行目でその場合の操作を示す。

6行目で分岐を終了させ，7行目でその結果を表わすように指示する。

特に括弧{　}の使い方に注意が必要である。つまり，各演算は括弧{　}に囲まれた部分に記述する。このコードを実行すると，コンソール画面に分岐の結果90が現れる。

6.2　繰り返し

RでもBasicなどの言語と同様に，同じ操作を繰り返し行うことができる。

次の例では関数forを使って2から8までの偶数について，それぞれ2乗の値を求める(**図1.38**)。

1行目で変数xに2から8までの偶数を入れ，forを使って1つずつ取り出していく。

2行目で演算をさせ，3行目でそれを出力する。4行目のカッコで繰り返しの範囲を規定する。

このコードを実行させると，**図1.39**に示す結果が表される。

```
1 for (x in c(2,4,6,8)) {
2   y<-x^2
3   print(y)
4 }
5
```

図1.38　forを使った繰り返し

```
> for (x in c(2,4,6,8)) {
+   y<-x^2
+   print(y)
+ }
[1] 4
[1] 16
[1] 36
[1] 64
>
```

図1.39　forを使った繰り返しの結果

```
1   s<-NULL;a<-0   #Initialization
2   for(cc in 1:50){
3     a<-a+2
4     s<-c(s,a)
5   }
6   s
7
```

図 1.40　整数 2 から 50 個の偶数を発生させるプログラム

```
> s
 [1]   2   4   6   8  10  12  14  16  18  20  22  24  26  28
[15]  30  32  34  36  38  40  42  44  46  48  50  52  54  56
[29]  58  60  62  64  66  68  70  72  74  76  78  80  82  84
[43]  86  88  90  92  94  96  98 100
> |
```

図 1.41　整数 2 から 50 個の偶数を発生させた結果

次のプログラム(**図 1.40**)では for を使って正の整数 2 から 50 個の偶数を発生させる。ここでは s と a の変数を用い，前者は 50 個すべての解を入れる変数(ベクトル)で，後者は各ステップでの解を入れる変数(スカラー)である。

1 行目で変数を初期化する。すなわち，ベクトル s では NULL，スカラー a では 0 としておく。この操作は特にデータを入れる変数に対して最初に行う必要がある。

2 行目で変数 cc は 1 からの正の整数を 50 個とるように決め，for によって 3 行目以降の操作が繰り返し行われる。

3 行目で初期値が 0 であった a に 2 を加え，4 行目でその a を初期値が空であった s に加える。

5 行目でこの操作の終わりを示し，最後に 6 行目で最終的な s を示す。

このプログラムを実行させると**図 1.41** に示す結果が得られる。

一方，R では for を使うよりも seq()のようなベクトルとして演算回数を制御した方が計算が速いとされている。例えば，`a<-seq(1,100,1)` のように変数 a を定義すると，a は 1, 2, 3, …, 100 までの正の整数値を取るので，この a を使えばいわゆる for-next の繰り返し演算が 100 回できる。

また，`a<-seq(1,100,2)` とすると，a は 1, 3, 5, …, 99 という奇数の値を取る。`a<-seq(2,100,2)` では，2, 4, 6, …, 100 という偶数の値を取る。

与えた条件が成り立つ場合，それが成り立たなくなるまで繰り返し操作を行う場合に while 文を使う。例えば，変数 a の値を 2 倍にするという操作を 5 回繰り返す演算をさせたいとする。a の初期値が 1 の場合，2, 4, 8, 16, 32 のように値が入れ替わっていき，最終的には 32 となる。この操作を while 文で行うとき，**図 1.42** に示すコードで操作ができる。

1 行目で変数 cc を 0 とする。この変数は繰り返し回数を数えるカウンターとなる。

```
1   cc<-0;a<-1
2   while(cc<5){
3     a<-2*a
4     cc<-cc+1
5   }
6   a
7
```

図 1.42　while を使ったプログラム例

2 行目で while 文を指定し，cc の値を 5 未満までとする。cc は 0, 1, 2, 3, 4 の 5 つの値を取るため，while の中で演算は 5 回行われることになる。

3 行目で演算内容を示し，4 行目で cc に 1 を足し，2 行目に戻す。5 行目で while 文を終わらせ，6 行目で a の結果を示させる。

この while 文を実行させると，a の最終的な値 $2^5=32$ が示される。

6.3　演　算

R では通常の四則演算とその他の数多くの演算ができる。そのための記号を演算子(Operator)と呼ぶ。代表的な演算子には**表 1.1** に示すようなものがある。ここで，a と b は数値を表す変数である。また，例えば $a/(b-c)+b^*d$ のように括弧を使って演算の優先順位を規定できる。

表 1.1　R の代表的な演算子

演算子	役　割
a^b	べき乗
$a+b, a-b$	足し算，引き算
a%%b	割り算の余り
a%/% b	割り算の商
$a^*b, a/b$	掛け算，割り算
$a==b$	比較(等しい)
a&b	a かつ(and)b

図 1.43 に示すプログラムは 1 から 10 までの整数の中で偶数の和を求めるものである。

2 行目で i は 1 から 10 までの整数を順に取る。

3 行目で i を 2 で割って余りが 1 に等しい(すなわち奇数の)ときは 4 行目の関数 next()によってスキップしてループの先頭(2 行目)に戻る。余りが 1 でない(すなわち偶数の)ときは 6 行目に進み，ss は $ss+i$ になる。

ループが終了すると，8 行目で最終的な ss の値が示される。

このプログラムを実行すると，$ss=30$ という結果が得られる。

図 1.44 は，for と if を使って 1 から 60 までの整数の中から 2 かつ 3 で割り切れるものを選ぶためのプログラムである。1 から 60 までの整数の中から 2 で割って余りが 0 かつ 3 で割っ

```
1  ss<-0
2  for (i in 1:10) {
3    if(i%%2==1){     #Odd? or not?
4      next()         #If odd, then skip
5      }
6    ss<-ss+i
7  }
8  ss
9
```

図 1.43　1 から 10 までの整数の中で偶数の和を求めるプログラム

```
for (x in 1:60){
 if((x%%2==0)&(x%%3==0)){
  print(x)
 }
}
```

図 1.44　1 から 60 までの整数の中から 2 かつ 3 で割り切れる整数を選ぶプログラム

```
> for (x in 1:60){
+   if((x%%2==0)&(x%%3==0)){
+     print(x)
+ }
+ }
[1] 6
[1] 12
[1] 18
[1] 24
[1] 30
[1] 36
[1] 42
[1] 48
[1] 54
[1] 60
>
```

図 1.45　1 から 60 までの整数の中から 2 かつ 3 で割り切れる整数

て余りが 0 となるもの，要するに 6 の倍数を求めるわけであるが，R の演算子の練習として示した。

2 行目で 2 で割って余りが 0 かつ 3 で割って余りが 0 となるように条件を付けている。このプログラムを実行した結果を**図 1.45** に示す。

問題 1.1　図 1.44 のプログラムにおいて，さらに結果の出力用ファイルを csv 形式で作成するようにしなさい。

7 関　数

7.1 ユーザー定義関数

R では数多くの関数がすでに備わっているが，ユーザーが自分のオーダーメイドの関数を定義することもできる。そのためには function() という R の関数を使う。その簡単な例を示す。

```
1 my<-function(x,y,z){
2   ss<-2*x+3*y+2*z
3   return(ss)
4 }
5 my(2,5,3)
6 
```

図 1.46　ユーザー定義関数のスクリプト

この例では 3 つの変数に対して，それぞれ数値を代入すると，それらの 2 倍および 3 倍の値を合計するという演算を考える。この例ではユーザー定義関数の名前を my とし，3 つの変数を x, y, z とする。**図 1.46** にスクリプト画面でのコードを示す。

1 行目に示すように用いる変数とその名称を入力する。

2 行目で 3 つの変数を使って $2x+3y+2z$ の演算をさせ，その結果を ss という変数に入れる。

3 行目で関数 return を使って ss の値を返答させ，4 行目でその定義を終了する。

5 行目で実際に 3 つの変数が 2, 5, 3 の場合の演算をさせる。

この演算を実行すると，最初に定義した関数が示され，次に実際の演算結果である 25(＝2×2＋3×5＋2×3) が出力される。

7.2　関数の説明

　コードを作成している途中で R のある関数の使い方や内容が分からなくなる場合がある。その場合はコンソール画面に ? の後にその関数を書き，エンターキーを押す。例えば，関数 sample()の場合を**図 1.47** に示す。その結果，区分 D のタブ Help に**図 1.48** に示すように説明が表される。

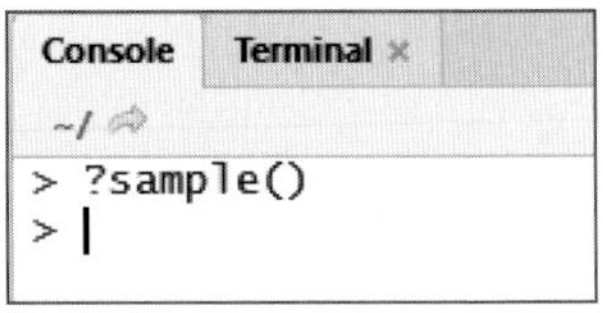

図 1.47　関数の説明を求める

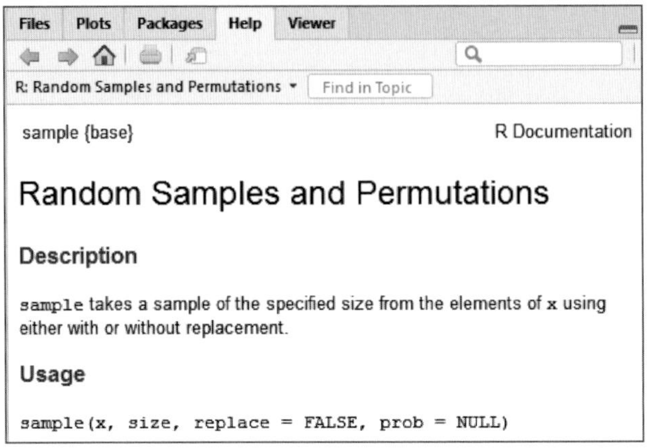

図 1.48　関数 sample()の説明

第2章

記述統計学

1　記述統計学と推測統計学

統計学は，記述統計学と推測統計学の 2 つに大別できる。記述統計学はある集団から得られたデータをその集団の解析するためにそのまま使う統計学である。推測統計学は得られたデータをその集団の一部と考え，そのデータから元の集団の性質を推測しようとする統計学である。推測統計学の方がより意味のある結論が得られるが，その前に記述統計学について理解しておく必要がある。そこで，本章では記述統計学について説明する。

2　データの種類

サンプルから得られたデータは，次の 4 つのカテゴリーに分られる。

(1) 名義尺度(Nominal scale)

名義尺度とは，データに単に名義的な数値を与えるものである。例えば，子供に 1，大人に 2 という数値を当てはめる場合がこれに当たる。数量が記号としての意味しか持たない。

(2) 順序尺度(Ordinal scale)

順序尺度は，順番に意味のある尺度である。例えば音楽コンクールで 1 位，2 位，3 位などと数値を与える場合である。ここで 1 位は 2 位よりも優れているという順番，順位を示す。

(3) 間隔尺度(Interval scale)

間隔尺度は，順序付けができ，さらに数値の間隔に意味がある場合である。例えば温度は間隔尺度である。10℃から 20℃までの間隔は 100℃から 110℃までの間隔と同じ 10℃あるという意味しか持たない。温度が 20%上昇したなどとは言わない。

(4) 比率尺度(Ratio scale)

比率尺度は，間隔尺度にさらにその値が 0 となる原点をもたせたものである。体重は比率尺度である。数値の差とともに数値の比にも意味がある。例えば，ある生徒の体重が 50 kg から 55 kg に 5 kg 増えた場合，10%増加したという意味を持つ。

名義尺度と順序尺度は質的データ，間隔尺度と比率尺度は量的データともいう。本書は量的データ，特に比率尺度を中心に解説する。

例題 2.1

次の下線の数字の中で量的データはどれか。

ある小学校 <u>4</u> 年 <u>2</u> 組の A 君の出席番号は <u>27</u> 番です。

解答　なし。

3　度数分布とヒストグラム

実験や調査で得られたデータを整理し，視覚化すると，そのデータ全体の特徴がよくわかる。そのための方法として，度数分布表とヒストグラムがある。

度数分布表では，まずデータをその値に従って複数の均等な区間に分ける。次に，その各区間に入るデータの数を数えて表にする。この区間を階級，各階級に入っているデータ数を度数という。各階級を代表する値を階級値と呼び，一般にはその区間の中央の値を指す。区間すなわち階級の幅を小さくするほど階級の数は増えるので，データ全体を説明しやすい適度の幅が必要となる。

例えば，C 組の生徒 30 人の体重(kg)のデータ(40.3, 54.1, 57.5, …)を度数分布表に表すと，**表 2.1** のようになる。ここで，累積度数は，各階級での度数を最も小さい階級から足していったものである。最終的に全度数となり，この例では 30 となる。また，相対度数は各階級での度数を全度数で割った値である。これらを足していった値を累積相対度数といい，最終的に 1 となる。度数分布表によって，その階級に属する度数はわかるが，個々のデータ(ここでは各生徒の体重)は消えてしまう。

度数分布表の各階級での度数を棒グラフにしたものがヒストグラムである。すなわち，横軸に階級，縦軸にその度数をとる。ヒストグラムによってそのデータの分布が直感的につかみや

表 2.1　C 組の生徒の体重の度数分布表

階　級	階級値	度　数	累積度数	相対度数	累積相対度数
30 以上 35 未満	32.5	1	1	0.03	0.03
35 以上 40 未満	37.5	3	4	0.10	0.13
40 以上 45 未満	42.5	4	8	0.13	0.27
45 以上 50 未満	47.5	8	16	0.27	0.53
50 以上 55 未満	52.5	4	20	0.13	0.67
55 以上 60 未満	57.5	6	26	0.20	0.87
60 以上 65 未満	62.5	3	29	0.10	0.97
65 以上 70 未満	67.5	1	30	0.03	1.00

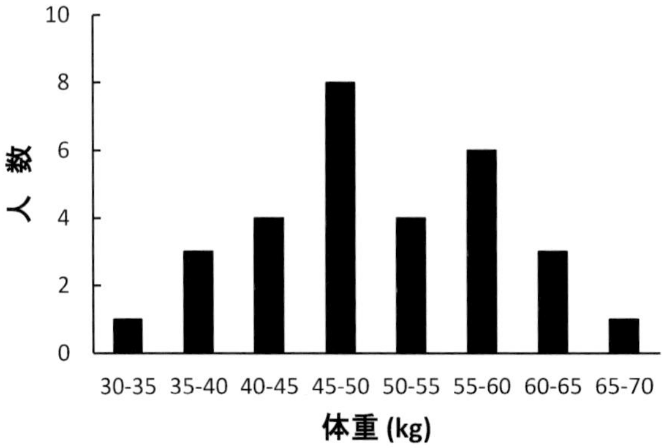

図 2.1　ヒストグラム：C 組の生徒の体重

すくなる。**図 2.1** に表 2.1 から作成したヒストグラムの例を示す。

問題 2.1　ある地区の住民 8 名を無作為に選び，その年収(単位：万円)を調べると，次のような結果となった。このデータを使って，度数分布表を作り，次にヒストグラムを作成しなさい。

312　604　499　638　1003　851　1963　710

4　データの代表値

得られたデータ全体の特徴を表すために度数分布表およびヒストグラムを説明したが，いくつかの代表値によっても表すことができる。よく使われる代表値として，平均(値)，中央値，最頻値がある。

4.1　平均(値)

データの代表値として最も多く用いられるものが平均(または平均値)(Mean)である。n 個のデータ $x_1, x_2, x_3, \cdots, x_n$ が得られたとき，その平均値はそのデータの値をすべて合計し，それをデータの個数で割った値である(式(2.1))。

$$\bar{x} = \frac{1}{n}\sum_{i=1}^{n} x_i = \frac{x_1 + x_2 + \cdots + x_n}{n} \tag{2.1}$$

ここで，平均 $\bar{x}$ はエックスバーと呼ぶ。

例えば，ある養鶏場で本日採った鶏卵(殻付き)の中から 10 個を取り出してその重量(g)を測った結果，次のようになった。

64, 72, 75, 69, 66, 59, 64, 70, 57, 71

この集団の平均の重量は，式(2.1)を使って 66.7(g)と計算される。

4.2　中央値

中央値(Median)は，各データを大きさの順序に並べたとき，その中央に位置する値を示す。データ数が奇数個の場合，中央値は直接求められる。例えば 7 個の場合は小さな値から 4 番目の値となる。一方，偶数個の場合は中央に相当する 2 個の値の平均を中央値とする。上記の鶏卵の例では，小さな値から並べて 5 番目と 6 番目の重量である 66 と 69 の平均となる。したがって，中央値は 67.5(g)となる。

データの中には他と異常に離れた値，すなわち外れ値が得られることがある。平均は当然，外れ値の影響を受けるが，中央値はその定義から順番で決まるため，外れ値の影響をあまり受けない。

4.3　最頻値

最頻値(Mode)は，得られたデータの中で最大の度数を持つ値を指す。[4.1 平均(値)]の鶏卵の例では，64 が 2 回現れ，その他の値は 1 回のみ現れているので，最頻値は 64 である。

例題 2.2

ある養鶏場で昨日採った鶏卵(殻付き)のうち 10 個を取り出してその重量(g)を測った結果，次のようになった。

69, 70, 74, 69, 66, 59, 64, 70, 57, 71

この集団の平均，中央値，最頻値を求めなさい。

解答　平均は 66.9 g，中央値は 69 g，最頻値は 69 g と 70 g となる。

Excel と R ではそれぞれ次の関数を用いる。

Ex　平均は＝AVERAGE()，中央値は＝MEDIAN()，最頻値は＝MODE. SNGL() という関数で得られる。

R　データの数が 10 個と多くないので，ここでは egg という名前のベクトルに入れる(図 2.2)。次いで，平均，中央値，最頻値は mean()，median()，mode() という関数で得られる。

その結果は，図 2.3 のようになる。ただし，最頻値は numeric と表され，具体的な数値は出力されない。

```
egg<-c(69, 70, 74, 69, 66, 59, 64, 70, 57, 71)
mean(egg)
median(egg)
mode(egg)
```

図 2.2　鶏卵の平均，中央値，最頻値

```
> mean(egg)
[1] 66.9

> median(egg)
[1] 69

> mode(egg)
[1] "numeric"
```

図 2.3　平均，中央値，最頻値の解析結果

4.4　分位点

中央値はデータを値の小さいものから並べ替えたとき，中央の位置にある値であるが，小さい方から $100p$%（ただし $0 \leq p \leq 1$）の位置にある値を $100p$ パーセンタイル（percentile）あるいは百分位点という。例えば，2.5 パーセンタイルの点は小さい方から 2.5% の位置にある値である。中央値は 50% 分位点と同じ点である。

また，四分位点は並べ替えたデータを 4 等分する点であるから，第 1 四分位点，第 2 四分位点，第 3 四分位点はそれぞれ小さい方から 25%，50%，75% の位置にある値である。四分位点と最小値，最大値を使って，データの散らばりを表した図を箱ひげ図（Box plot または Box-and-whisker plot）という。

5　データの散布度

ある集団から多数のサンプルを取り出して測定すると，いろいろな値が得られ，平均の周りに散らばり，バラツキが見られる。その散らばりを散布度という。その散布度を表す指標の 1 つとして標本分散がある。

各サンプルの値 x_i と平均 $\bar{x}$ の差 $x_i - \bar{x}$ を偏差という。偏差をすべて合計すると，平均の定義（式(2.1)）からその値は 0 となる。そこで，偏差を 2 乗するとすべて 0 以上の値となるので，その総和，すなわち偏差平方和はバラツキの指標となりそうである。しかし，サンプルの数が多いと偏差平方和も当然増大する。そこで，偏差平方和をサンプルの数で割って，平均を出せばバラツキの指標となる。これを標本分散（sample variance, S^2）と呼び，式(2.2)で表す。

なお，サンプルから求めた統計学上の変数は S のようにアルファベット（大文字）で表す。一方，後で述べるように母集団の特徴を表す変数はギリシャ文字で表す。

$$S^2 = \frac{1}{n}\sum_{i=1}^{n}(x_i - \bar{x})^2 \tag{2.2}$$

ここで，分母を n ではなく，$n-1$ とした分散を不偏標本分散（unbiased sample variance）（式(2.3)）という。なお，書籍によっては分母が $n-1$ である分散を標本分散と呼んでいるものもあるので，注意が必要である。

$$U^2 = \frac{1}{n-1}\sum_{i=1}^{n}(x_i - \bar{x})^2 \tag{2.3}$$

標本分散の単位は測定した単位の 2 乗であるから，例えば長さ cm の場合は cm^2 となる。そこで，標本分散の正の平方根 S をとると，測定値と等しくなり，扱いやすくなる。この値を標本標準偏差と呼ぶ。また，不偏標本分散の正の平方根を標本不偏標準偏差という。

実際に，上記の養鶏場で採った鶏卵 10 個の重さについて標本分散，不偏標本分散を求めてみる。

Ex　標本分散は＝VAR.P()，不偏標本分散は＝VAR.S()を用いて，それぞれ 26.49 と 29.43 と計算できる。なお，標本標準偏差は＝STDEV.P()，不偏標本標準偏差は＝VAR.S()で求められる。

R　上述のベクトル egg を用いて var(egg) と sd(egg) で計算すると，不偏標本分散とその標準偏差である 29.43 と 5.425 が得られる。

6 相　関

ある集団から取り出したサンプルが複数の測定項目(これを変量という)を持っている場合を考える。例えば，ある中学校の生徒の身長と体重の 2 種類のデータなどがある。それらの項目間の関係，この例では身長と体重の間の関係を表す統計量が相関である。

サンプルの持つ変量を x および y とし，点 (x, y) を平面上にプロットしたグラフが相関図である。相関図によって両者の関係が視覚的にわかる。例えば，ある小学校のクラスの生徒 10 人の国語と算数の点数をそれぞれ x および y としたとき，**図 2.4** のような相関図になったとする。

この図から，国語の点数が高い生徒は算数の点数も高い傾向が見られる。これを正の相関という。相関図が**図 2.5** のように散らばった場合は，国語と算数の点数に相関関係は見られず，相関がないと考えられる。

一方，次のような相関図になった場合は，国語の点数が高いほど算数の点数が低い傾向が見られる。この場合を負の相関という。

このように 2 つの変数の間に直線関係が認められる場合は，相関があるという。一方，同じ正の相関が見られる場合でも，図 2.7 の場合は図 2.4 と比べて，多くの点がより直線状に並んでいる。

このような直線性，すなわち相関の強さを示す統計量があり，それを標本共分散(sample covariance)という。標本共分散は次のように求められる。式(2.2)で示した標本分散を基に，変数 x での偏差 $x_i - \bar{x}$ と変数 y での偏差 $y_i - \bar{y}$ の積を全サンプルについて合計した値である(式(2.4))。

$$S_{xy} = \frac{1}{n}\sum_{i=1}^{n}(x_i - \bar{x})(y_i - \bar{y}) \tag{2.4}$$

しかし，この値は測定する単位の影響を受ける。例えば，重量の場合，サンプルを kg 単位

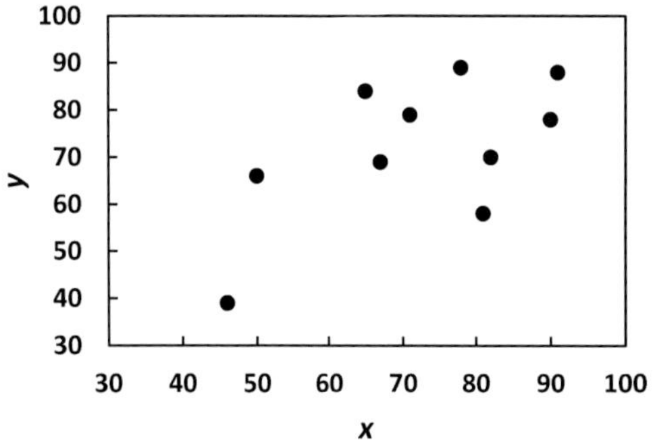

図 2.4　生徒の国語 x と算数 y の点数：正の相関

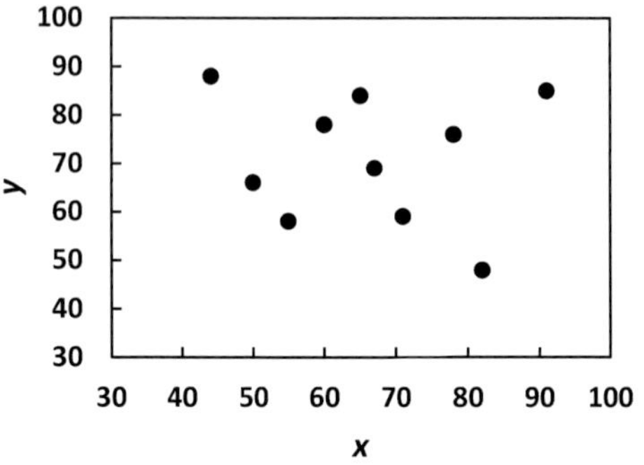

図 2.5　生徒の国語 x と算数 y の点数：無相関

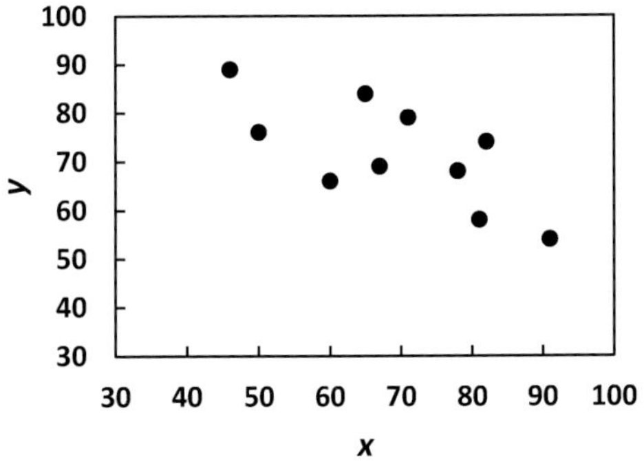

図 2.6　生徒の国語 x と算数 y の点数：負の相関

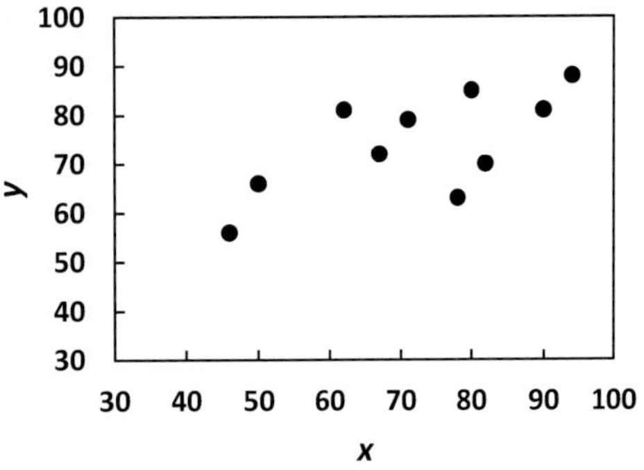

図 2.7　生徒の国語 x と算数 y の点数：高い相関

で表したときと g 単位で表したときで当然，標本共分散の値は異なる。そこで，標本共分散を 2 つの標本標準偏差で割った値を考えると，単位の影響を受けなくなる。この値を標本相関係数(sample correlation coefficient)と呼び，式(2.5)のように表せる。

$$r = \frac{S_{xy}}{S_x S_y} \tag{2.5}$$

ここで S_x と S_y は，次の式で表される標本標準偏差である。

$$S_x = \sqrt{\frac{1}{n}\sum_{i=1}^{n}(x_i - \bar{x})^2} \tag{2.6}$$

$$S_y = \sqrt{\frac{1}{n}\sum_{i=1}^{n}(y_i - \bar{y})^2} \tag{2.7}$$

この標本相関係数によって両変数の相関関係を示すことができる。この値 r は式の分子の値によって正か負かが決まり，どのようなデータに対しても -1 以上 1 以下になる。また，r が正の値であれば正の相関が，負の値であれば負の相関が認められる。

実際に上記の相関図で標本相関係数を求めると，図 2.4 の場合では $r=0.604$，図 2.5 では -0.128，**図 2.6** では -0.713，**図 2.7** では 0.667 となる。このように相関が高いほど係数の値は 1 または -1 に近く，相関がないほど 0 に近い値となる。一般に $-0.2<r<0.2$ の場合は相関がないと考えられる。

ただし，相関は 2 つの変数の量的な直線関係を単に示しているので，両者の因果関係などを表しているわけではない。例えば図 2.7 のようにたとえ両者の相関が高くても，国語の勉強をしてその点数が高くなるほど算数の点数が高くなるという結論は得られない。

Ex　関数＝CORREL()を使って標本相関係数が求められる。

R　関数 cor()を使って標本相関係数が求められる。

例題 2.3

10 人の生徒の国語と算数の点数が次の図のようになった。両者の標本相関係数を R を使って求めなさい。

	A	B
1	Japanese	Math
2	57	69
3	71	59
4	59	62
5	80	90
6	74	81
7	91	77
8	66	74
9	81	83
10	59	55
11	75	71

解答　上記の Excel を使ったデータファイルを Tests.csv として保存する。次に下のコードに示すようにデータファイルを呼び出し（1 行目），日本語と算数のデータからベクトルを作成し（2–3 行目），関数 cor() を使って標本相関係数が求められる（4 行目）。さらに関数 plot() を使って相関図を表せる（5 行目）。 R2.1 Correl

```
1  Tests<-read.csv("F:/R statistics/Tests.csv")
2  Japanese<-c(Tests$Japanese)
3  Math<-c(Tests$Math)
4  cor(Japanese,Math)
5  plot(Japanese,Math)
6  
```

結果は 0.671…と示される。また，相関図は次のグラフのように示される。

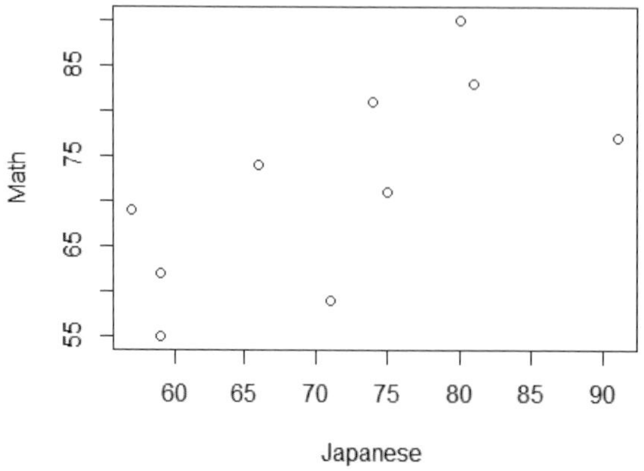

第3章

確率とその基礎

食品の安全性や品質を評価するときに必要な統計学の基礎知識と確率について説明する。これまでの統計学は頻度論に基づいている。頻度論では，例えば偏りのない硬貨をトスしたとき，表の出る確率は一定値，すなわち 1/2 であるという前提で理論が構築されている。本章では，まずこの頻度論による統計学の基礎を解説する。

1 集 合

1.1 集合と要素

統計学では対象とするサンプルおよびその集合(Set)である集団を考えて解析をする。ここでは，その集合について説明する。集合とはある条件を満たす集団を指し，その集合を構成しているものを要素(Element)と呼ぶ。例えば，昨日工場 A で製造した製品 B のロットを集合と考えると，その個々の製品は要素となる。その要素の数が有限の集合を有限集合という。例えば，サイコロの奇数の目の集合を A とすると，その要素は 1, 3, 5 である。それを数学的には次のように表す。

$$A=\{1, 3, 5\}$$

この集合は，以下のようにも書くことができる。

$$A=\{x|x \text{ はサイコロの奇数の目}\}$$

この式の右辺はバーで分けられ，バーの左側の要素 x についてその特性を右側で説明している。一方，要素の数が無限である集合を無限集合という。例えば，正の奇数全体を集合 B と考えると，集合 B は次の 2 通りに表すことができる。

$$B=\{1, 3, 5, 7, \cdots\}$$
$$B=\{x|x \text{ は正の奇数}\}$$

集合 B は要素の数が無限であるので，無限集合である。

2 つの集合 A と B を見ると，A の要素はすべて B に属するので，A は B の部分集合(Subset)であるという。これを数学記号では次のように表す。

$$A \subseteq B$$

さらに，上の例のように集合 A と B とが等しくない場合，A は B の真部分集合であるといい，次のように表す。

$$A \subset B$$

複数の集合の包含関係を**図 3.1** のように図で表すとわかりやすく，これをベン図(Venn diagram)と呼ぶ。2 つの集合 E と F を考えたとき，図 3.1(a)の左の図のように，そのどちらにも属する要素がある場合，それらの要素が作る集合を共通部分(Intersection)と呼び，次のように表す。

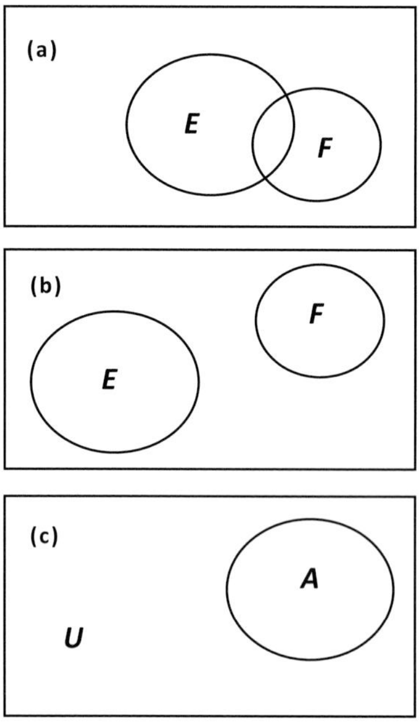

図 3.1　ベン図

$E \cap F$

これを「E かつ F」あるいは「E cap F」と呼ぶ。また，図 3.1(a)の右の図のように，E または F のいずれかに属する要素を作る集合を次のように表す。

$E \cup F$

これは「E または F」あるいは「E cup F」と呼ぶ。図 3.1(b)は集合 E と F に共通部分がない場合である。

ある集合 U を考えるとき，その集合 U 全体を全体集合(Universe)という。図 3.1(c)に示すように，集合 U の中に部分集合 A があるとき，集合 U の中で A に属さない要素の作る集合を補集合(Complementary set)と呼び，A_c と表す。

また，要素をまったく持たない集合を定義しなければならない場合もある。このような集合を空集合(Null set)といい，ϕ と表す。

例題 3.1

N を自然数の集合 $N\{1, 2, 3, \cdots\}$ とするとき，次の集合の要素をすべて挙げなさい。$\in$は要素であることを示す。even：偶数

1. $A = \{x \in N | 2 < x < 10\}$
2. $B = \{x \in N | x\ is\ even,\ x < 10\}$

解答　$A=\{3,4,5,6,7,8,9\}$
$B=\{2,4,6,8\}$

問題 3.1　$U=\{1, 2, 3, \cdots, 9\}$ を全体集合とし，次の集合を考える。
$A=\{1, 2, 3, 4, 5\}$，$B=\{4, 5, 6, 7\}$
このとき，次の集合を求めなさい。$A\cap B$，$A\cup B$，A_C

1.2　要素の数

ある有限集合 G の要素の数を $n(G)$ とする。サイコロの目全体を集合 G と考えると，$n(G)=6$ である。また，空集合 ϕ は要素を持たないので，$n(\phi)=0$ となる。

例えば A と B の2つの有限集合要素の数について，次の関係が成り立つ。

$$n(A\cup B)=n(A)+n(B)-n(A\cap B) \tag{3.1}$$

2つの集合が共通部分を持つかどうかで式(3.1)をあてはめて考えていく。まず，図3.1(a)のように集合 A と B が共通部分を持つ場合は $n(A)$ と $n(B)$ を合計すると，共通部分 $n(A\cap B)$ は2度数えられているので，式(3.1)に示すように，この部分を引く必要がある。図3.1(b)では，共通部分は空集合なので $n(A\cap B)=0$ となり，式(3.1)について，$n(A\cup B)$ は単に両者の $n(A)$ と $n(B)$ を合計すればよいわけである。

また，図3.1(c)では全体集合 U と集合 A，補集合 A_c の各要素数の間に次の式が成り立つ。

$$n(U)=n(A)+n(A_c) \tag{3.2}$$

例題 3.2

U を全体集合とし，部分集合 A, B を考える。各要素の数について $n(U)=100$, $n(\text{not}\,A)=50$, $n(A\cap(\text{not}\,B))=20$, $n(A\cup B)=60$ とする。このとき，$n(A)$, $n(B)$, $n(A\cap B)$ を求めなさい。

解答　下のベン図と式(3.1)および式(3.2)を使って解く。
$n(A)=100-50=50$，　$n(A\cap B)=50-20=30$，　$n(B)=60-50+30=40$

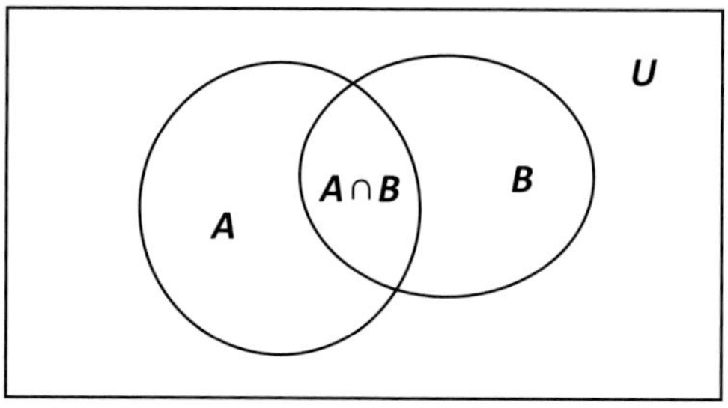

2 順　列

多数の異なったサンプルからなる集団から決められた数のサンプルを任意に取り出し，それらを取り出した順番に並べた場合の数を順列(Permutation)という。例えば，A, B, C, D, E, Fとそれぞれ記したカード６枚から３枚を任意に取り出し，それを順番に並べる場合の数になる。したがって，取り出した３枚のカードが同じアルファベットA, B, Eでも，順序がA, B, EとE, A, Bの場合は異なることになる。

このように順列とはn個の異なるサンプルから任意にr個取って１列に並べるときの並べ方になる。ただし，$r \leq n$である。この場合，並べる順番を考慮する。この並べ方で最初の１個はn個の選び方があり，２個目は最初の１個で選んだもの以外の$n-1$個の選び方がある。３個目以降も同様に$n-2$個の選び方がある。最後のr個目の選び方は$n-(r-1)$個となる。このときの順列の数は${}_nP_r$と表され，${}_nP_r$はこれらr個の選び方の積となる。したがって，${}_nP_r$は，式(3.3)のように表される。

$$ {}_nP_r = n(n-1)(n-2)\cdots\{n-(r-1)\} \tag{3.3} $$

一方，順列の数${}_nP_r$は，式(3.4)のように表すこともできる。

$$ {}_nP_r = n(n-1)(n-2)\cdots\{n-(r-1)\} = \frac{n!}{(n-r!)} \tag{3.4} $$

ここで，！は階乗を表す。階乗は下のような連続した自然数の積である。ただし，0の階乗0!は１とする。

上述したA, B, C, D, E, Fとそれぞれ記したカード６枚から３枚を任意に取り出し，それを順番に並べる場合の数は，式(3.3)より$6\times5\times4=120$通りとなる。式(3.4)を使っても$6!/(6-3)!=6!/3!=6\times5\times4=120$通りとなる。

例題 3.3

10人のランナーが1500 mを走り，その到着順位から１位，２位，３位を決めるとき，１位から３位までの結果は何通り考えられるか。

解答　${}_{10}P_3 = 10\times9\times8 = 720$(通り)

n個の異なったサンプルから繰り返しを許してr個取り出し，並べるときの並べ方を重複順列という。毎回n個の並べ方があるので，積の法則により，その総数はn^r個となる。

3 組合せ

組合せ(Combination)は，多数の異なったサンプルからなる集団から決められた数のサンプルを任意に取り出す場合の数をいう。順列と違って，取り出したサンプルの順序を考えることはしない。上述したA, B, C, D, E, Fとそれぞれ記したカード６枚から３枚を任意に取り出す場合，取り出した3枚のカードがA, B, EでもE, A, Bでも同一と考える。

n 個の異なるサンプルから任意に r 個取るときの組合せの数は ${}_nC_r$ と表し，${}_nC_r$ は次の式で表される。

$$ {}_nC_r = \frac{{}_nP_r}{r!} = \frac{n!}{(n-r)!r!} \tag{3.5} $$

すなわち r 個取り出したサンプルの並べ方は $r!$ 通りの並べ方があるので，${}_nP_r$ をさらに $r!$ で割った値が ${}_nC_r$ となる。また，n 個の異なるサンプルから任意に r 個取るときの取り方は，n 個から残りの $n-r$ 個を残すことと同じなので，式(3.6)が成り立つ。

$$ {}_nC_r = {}_nC_{n-r} \tag{3.6} $$

例題 3.4

30人のクラスで3人の図書委員を無作為に選ぶとき，その選び方は何通りあるか。

解答　${}_{30}C_3 = 30!/(27! \times 3!) = 30 \times 29 \times 28/(3 \times 2 \times 1) = 4060$（通り）

問題 3.2　箱の中に黄色い玉3個と赤い玉5個が入っている。ここから無作為に3個の玉を取り出すとき，黄色い玉が2個，赤い玉が1個となる組合せは何通り考えられるか。

n 個の異なるサンプルから同じものを繰り返し取ることを許して r 個取るときの組合せは重複組合せと呼ばれる。その数は ${}_nH_r$ と表し，次の式で表される。この場合，$n<r$ でも構わない。

$$ {}_nH_r = {}_{n+r-1}C_r \tag{3.7} $$

例題 3.4

A, B, C, D, E, Fとそれぞれ記したカードがそれぞれ多数混ざっている。そこから無作為に3枚のカードを取り出すとき，その取り方は何通りあるか。

解答　${}_6H_3 = {}_{6+3-1}C_3 = {}_8C_3 = 56$（通り）

問題 3.3　箱の中に黄色い玉3個と赤い玉5個が入っている。ここから無作為に3個の玉を取り出すとき，赤い玉が含まれている組合せは何通り考えられるか。

4 確　率

4.1 確率の定義

実験や調査でデータをとる操作を試行(Trial)，その試行によって得られる結果を事象(Event)と呼ぶ。試行によって起こりうる個々の基本的事象を根元事象(Elementary event)という。また，すべての根元事象の集合を標本空間(Sample space)と呼ぶ。例えば，サイコロを１回投げてその出た目を調べる試行では，根元事象は1，2，3，4，5，6であるから，標本空間は$\{1, 2, 3, 4, 5, 6\}$である。このとき，標本空間の大きさは6である。

ある事象の起こる確からしさを確率(Probability)と呼ぶ。なお，確率には数学的確率と統計的確率(経験的確率)がある。

数学的確率では，標本空間の中でどの根元事象も同程度に起こると考える。次に事象Aが起こる場合の数をa，起こりうるすべての根元事象の数，すなわち標本空間の大きさをnとすると，事象Aが起こる確率$P(\mathrm{A})$はa/nと定義される。

例えば，サイコロを１回投げて３以下の目が出る事象の起こる確率を考えると，起こりうる場合の数は1，2，3の３つである。すべての根元事象の数は上述したように6であるから，起こる確率は$(1/6) \times 3 = 3/6 = 1/2$と計算される。

例題 3.5

大きさの異なるサイコロAとBを振って出た目の和が5となる事象の起きる確率を求めなさい。

解答　サイコロAで出る目は6個，Bでも6個あるため，根元事象は全部で$6 \times 6 = 36$個となる。一方，AとBで出た目を(A, B)として記述すると，その和が5となる場合は(1, 4)，(2, 3)，(3, 2)，(4, 1)の4つである。したがって，この事象の起こる確率は$4/36 = 1/9$となる。

統計的確率ではn回試行を行ったとき事象Eがr回起こったとすると，nを非常に大きくしたときr/nがある値pに近づく場合，Eの起こる確率$P(\mathrm{E})$をpとする。

なお，本書では前者の数学的確率について主に説明をする。数学的確率においては上述したようにすべての根元事象の起こる確率は等しいと仮定している。このため，この確率論を頻度論ともいう。これに対する確率論が後述するベイズ統計学である。

4.2 確率の性質

ある事象の起こる確率を考えるとき，標本空間を全体集合と考えて集合の概念を用いると理解しやすくなる。全根元事象からなる標本空間Sは１つの集合であり，ある事象Eはその部分集合と考えられる。Sの中でEの起こらない事象は余事象という。**図 3.2**(a)ではnot Eとして表している。全く起こることのない事象を空集合と呼び，ϕと表す。また，事象Aまたは事象Bが起こる事象を和事象と呼び，$A \cup B$と表す。事象Aかつ事象Bが同時に起こる事象

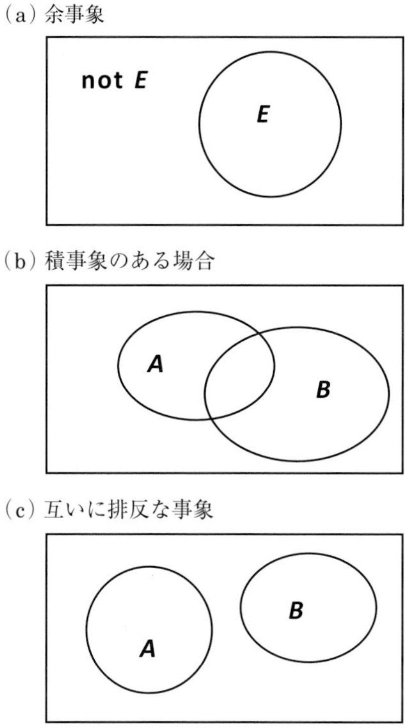

図 3.2　余事象と積事象

を積事象と呼び，$A \cap B$ と表す。図 3.2(b)では事象 A と事象 B の重なった部分になる。事象 A かつ事象 B が同時には起こらない，すなわち $A \cap B = \phi$ の場合，A と B は互いに排反であるという(図 3.2(c))。

各事象と全根元事象からなる標本空間に関して次のような規則がある。

① 各事象の起きる確率は 0 以上 1 以下である。

② 標本空間 S の起こる確率は 1 である。

③ 空集合の起こる確率は 0 である。

④ 互いに排反な事象の和事象が起こる確率は各事象の起こる確率の和に等しい(図 3.2(c))。

④は例えば偏りのないサイコロを 1 回振って奇数の目が出る事象と 2 の目が出る事象は互いに排反であるから，その和事象(奇数の目が出るまたは 2 の目が出る事象)の起こる確率は単に各事象の確率の和になり，$3/6 + 1/6 = 4/6 = 2/3$ となる。

ロシアの数学者コルモゴルフは，確率に関する研究を体系化するために，3 つの公理(決まりごと)を決めている。それらが上記の①, ②および④になる。

例題 3.6

包装紙に包まれたキャンディーが 10 個ある。そのうち，オレンジ色が 4 個，ピンク色が 6 個あるが，外観からは区別できない。この 10 個から無作為に 3 個選んだとき，少なくとも1個オレンジ色のキャンディーが入っている確率を求めなさい。

解答　「全くオレンジ色が入っていない(全てピンク色である)」という余事象を考える。それが起こる確率を求め，全体1からその確率を引く。すなわち，1個ずつ取って3個ともすべてピンク色である確率は$(6/10)\times(5/9)\times(4/8)=1/6$であるから，求める確率は$1-1/6=5/6$または0.833となる。

この例題ではキャンディーの色を確かめた後，元に戻していない。これを非復元抽出という。一方，キャンディーの色を確かめた後，元に戻して十分に混ぜた後，再び取り出す抽出方法を復元抽出という。

例題 3.7

例題3.6で復元抽出の場合，オレンジ色が入っている確率を求めなさい。

解答　毎回ピンク色を取り出す確率は6/10であるから，全くオレンジ色が入っていない(すべてピンク色である)確率は$(6/10)^3=(3/5)^3$である。したがって，求める確率は$1-(3/5)^3=98/125=0.784$となる。

2つの事象AとBの起こる確率をそれぞれ$P(A)$と$P(B)$とすると，図3.2(b)に表したように次の加法定理が成り立つ。

$$P(A\cup B)=P(A)+P(B)-P(A\cap B) \tag{3.8}$$

互いに排反な事象(共通な根元事象を持たない)に関しては図3.2(c)に対応しており，式(3.8)は，

$$P(A\cup B)=P(A)+P(B) \tag{3.9}$$

となる。

例題 3.8

A, B2つのサイコロを振ったとき，事象EをAのサイコロが5となる，事象FをBのサイコロが2となる事象とする。このとき，$P(E\cup F)$を求めなさい。

解答　$P(E)=P(F)=1/6,\ P(E\cap F)=1/36$より$P(E\cup F)=1/6+1/6-1/36=11/36$

問題 3.4　経験的に食品工場Aで作られる製品6,000個のうち不良品が24個ある。この製品6,000個から無作為に2個取り出したとき，①すべて不良品である確率および②少なくとも1個が不良品である確率を求めなさい。

問題 3.5　3つの解答のうち1つが正解の選択問題が計5題ある。全くでたらめに解答したとき，少なくとも1題は正解となる確率を求めなさい。

問題 3.6　ジョーカーを除くトランプカード52枚から1枚を取るとき，そのマークがクラブまたは数字が4である確率を求めなさい。

4.3　条件付き確率

事象AとBがあり，事象Aが起こった条件下で事象Bが起こる確率を条件付き確率(Conditional probability)と呼び，$P(B|A)$と表す。カッコ内のバーの右側に条件を記し，左側に対象とする事象を記す。例えば，あるスーパーマーケットで販売しているリンゴについて，農薬Xがある基準値以上に検出されたという事象をA, Y農場が出荷したリンゴである事象をBとする。このとき，$P(B|A)$は農薬Xの濃度がその基準値を超えるリンゴ(条件A)の中でY農場が出荷(事象B)した確率となる。

$P(B|A)$は次の式で定義される。

$$P(B/A)=\frac{P(A\cap B)}{P(A)} \tag{3.10}$$

ここでY農場由来のリンゴでかつ農薬Xが基準値以上に検出される確率を$P(A\cap B)$，このスーパーマーケットで農薬Xが基準値以上に検出される確率を$P(A)$とする。

一方，事象Bの起きる条件下で事象Aの起きる確率$P(A|B)$も同様にして考えることができる。この例で$P(A|B)$はY農場由来のリンゴ(条件B)の中で農薬Xの濃度が基準値を超える(事象A)確率となる。$P(A|B)$は，$P(B|A)$と同様にして次のように定義される。

$$P(A/B)=\frac{P(A\cap B)}{P(B)} \tag{3.11}$$

ここで，$P(B)$はスーパーマーケットで販売しているリンゴについてY農場が出荷した確率となる。この2つの式から，$P(A\cap B)$は次の式のように表すことができ，これを乗法の定理という。

$$P(A\cap B)=P(B)P(A/B)=P(A)P(B/A) \tag{3.12}$$

また，ある事象の起こる確率に他方の事象が全く影響を与えない場合がある。例えば，2個のサイコロを別々に振るとき，一方のサイコロで5の目が出る事象Aは他方のサイコロで2の目が出る事象Bに影響を与えない。この場合，事象Aと事象Bの間に$P(A|B)=P(A)$の関係が成り立ち，事象Aと事象Bとは独立であるという。

事象AとBが互いに独立である場合は，$P(A|B)=P(A)$および$P(B|A)=P(B)$であるから，式(3.12)は，

$$P(A\cap B)=P(A)P(B) \tag{3.13}$$

となる。また，この式が成り立っていれば事象AとBが互いに独立であるといえる。

例題 3.9

みかん20個中に食べると酸っぱいみかんが2個混ざっている。無作為に1個ずつ取り出して食べるとき，酸っぱいみかんに1個目で当たる事象をA，2個目で当たる事象をBとする。事象Aと事象Bが起こる確率 $P(A)$ と $P(B)$ を求めなさい。

解答　20個中酸っぱいみかんが2個あるので，$P(A)=2/20=1/10$ である。
Bの起こる事象には，①事象Aが起こった場合と，②事象Aが起こらなかった場合の2つがある。

①　事象Aが起こった場合

残り19個の中に酸っぱいみかんが1個あるので，当たる確率は $1/10\times 1/19=1/190$ となる。

②　事象Aが起こらなかった場合

残り19個の中に酸っぱいみかんが2個あるので，当たる確率は $(1-1/10)\times 2/19=18/190$ となる。

①と②とは互いに排反であるから，$P(B)$ は両者の和になり，$P(B)=1/190+18/190=19/190=1/10$ となる。すなわち，$P(A)=P(B)=1/10$ となる。

問題 3.7　上の例題で3人目が酸っぱいみかんに当たる事象Cの起こる確率 $P(C)$ を求めなさい。

問題 3.8　20本のくじの中に当たりくじが4本入っている。このくじを3人が順番に1本ずつ引くとき，少なくとも1人が当たる確率を求めなさい。

5　確率変数

5.1　確率変数とは何か

偏りのないサイコロを投げたとき出る目の数(標本空間)に関して1から6までの6つの根元事象がある。各根元事象に対応させた変数 X を考え，X の(サイコロの3の目のような)とる値に対してその起こる確率(ここでは1/6)が決まるとき，このような変数 X を確率変数(Random variable)という。確率変数は確率を持つ変数という意味で，一見わかりにくいが，非常に重要な概念である。

例えば，コイントスをして表が出た場合は1，裏が出た場合は0と決めたとき，これは確率変数となる。すなわち，表の出る確率を p とおくと，裏の出る確率は $1-p$ とおくことができるからである。確率変数を X，その実際の値を x とすると，$P(x=1)=p$ および $P(x=0)=1-p$ と表せる。公平な偏りのないコインでは $p=1/2$ とおくことができる。同様に，サイコロを1回振って出た目を確率変数 X とすることができる。この場合，偏りのないサイコロであれば X が1から6までの値をとる確率はそれぞれ1/6となる。これを次のように表すことができる。

表 3.1　公平なコインを 4 回トスした場合の表の出る回数の和

確率変数	対応する根元事象	確　率
$x=0$	{0, 0, 0, 0}	1/16
$x=1$	{1, 0, 0, 0}, {0, 1, 0, 0}, {0, 0, 1, 0}, {0, 0, 0, 1}	4/16
$x=2$	{1, 1, 0, 0}, {1, 0, 1, 0}, {1, 0, 0, 1}, {0, 1, 1, 0}, {0, 1, 0, 1}, {0, 0, 1, 1}	6/16
$x=3$	{1, 1, 1, 0}, {1, 1, 0, 1}, {1, 0, 1, 1}, {0, 1, 1, 1}	4/16
$x=4$	{1, 1, 1, 1}	1/16
	総　和	1

$$P(x=1)=P(x=2)=P(x=3)=P(x=4)=P(x=5)=P(x=6)=1/6$$

確率変数には離散的なものと後述する連続的なものとに分けられる。サイコロの場合，確率変数 X は 1 から 6 までの整数しか値をとらないので，離散的な確率変数である。また，確率変数はある値をとる確率がわかっているので，確率に関する関数と考えられ，これを確率密度関数(Probability density function)と呼ぶ。

確率変数をもう少し複雑な場合にも適用できる。例えば，先ほどの公平なコインを 4 回トスしたとき，表の出る回数の和を X とする。X は 0 から 4 までの整数をとり，これを確率変数とする。確率変数とそれに対応する根元事象をまとめると，**表 3.1** のようになる。ここで，表，裏，裏，表というトスの結果を {1, 0, 0, 1} と表している。起こりうる結果は $2^4=16$ 通りあるので，根元事象の数は 16 つである。したがって，例えば $x=2$ となる確率変数の起こる確率は，表 3.1 に示すように対応する根元事象が 6 つあるので，6/16 となる。ここで，確率変数が実際にとる値は小文字で表している。

この例でも確率密度関数は離散的であり，$f(x_i)=p_i$ と表せる。例えば $f(4)=1/16$ である。この確率密度関数をグラフに表すと**図 3.3** となる。X は 0 と正の整数 1, 2, 3, 4 の値しか取れないので，例えば $x=2.23$ での確率は 0 である。また，確率密度関数において各事象の確率の総和は全事象に対応するため，1 となる。コイントスの例でも表 3.1 に示すように総和は 1 となる。

次に，事象 i の確率 p_i を積算していく関数 $F(x)$ を分布関数(Distribution function)といい，次の式で定義する。この式は x 以下の x_i すべてに対して $f(x_i)$ を積算するという意味である。

$$F(x)=\sum_{x_i \le x} f(x_i) \qquad (3.14)$$

コイントスの例で分布関数のグラフは**図 3.4** のように表される。$i=4$ で確率の和が 1 になっている。

この例でコインの表の数の和が 0 から 3 までとなる $F(3)$ は，表 3.1 から次のように求められる。

$$F(3)=f(0)+f(1)+f(2)+f(3)=1/16+4/16+6/16+4/16=15/16$$

また，確率変数 X が範囲 $a<X\le b$ で起きる確率 P は次のように表せる。

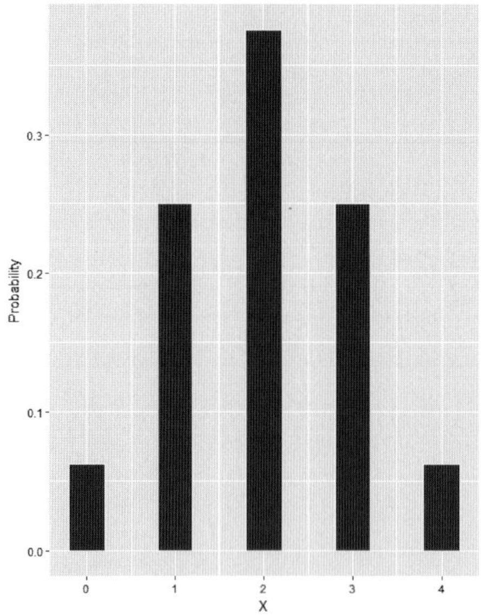

図 3.3　コインを４回トスしたときの表の出る事象の確率密度関数（離散型）

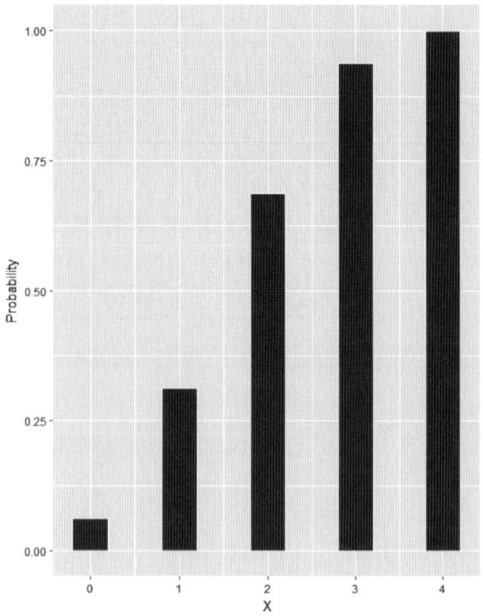

図 3.4　コインを４回トスしたときの表の出る事象の分布関数（離散型）

$$P(a<X\leq b)=F(b)-F(a)=\sum_{a<x_i\leq b}f(x_i) \tag{3.15}$$

上のコイントスの例で表の数の和が１から３までとなる確率 $P(1<X\leq 3)$ を求めてみる。式 3.15 より $F(3)$ と $F(1)$ の値が必要である。

$F(1)=f(0)+f(1)=1/16+4/16=5/16$ となり，本文中から

$F(3)=f(0)+f(1)+f(2)+f(3)=15/16$ が得られる。

したがって，$P(1<X\leq 3)=F(3)-F(1)=15/16-5/16=10/16=5/8$ が得られる。

一方，連続的確率変数では，変数 X が範囲 $b<x\leq c$ で連続的な値をとるとき，その確率密度関数を $f(x)$ とすれば，その事象が起きる確率 $P(b<X\leq c)$ は式(3.16)のように表せる。

$$P(b<X\leq c)=\int_b^c f(x)dx \tag{3.16}$$

連続的確率変数における確率密度関数をグラフに表すと，例えば**図 3.5** のように表せる。ここで，山型の曲線が確率密度関数を示す。$P(b<X\leq c)$ は斜線の部分に相当する。

この例では連続的確率変数 X が $a<x<d$ の範囲でのみ確率密度 $f(x)$ が正の値をとり，それ以外の範囲，すなわち $0<x<a$ および $d<x$ では $f(x)=0$ である。

離散的確率変数と同様に，確率変数 X が $-\infty$ から $+\infty$ の間でその確率密度 $f(x)$ を積分すると，その値は１となる。これを式で表すと，次のようになる。

$$\int_{-\infty}^{+\infty} f(x)dx=1 \tag{3.17}$$

図 3.5 の例では，範囲 $a\leq x\leq d$ の山全体の面積が１となることを意味する。

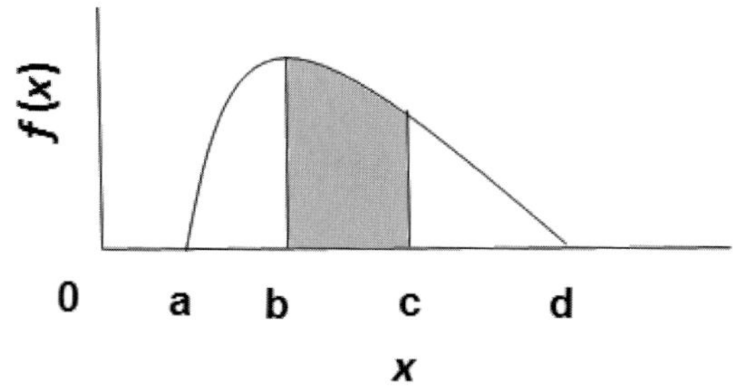

図 3.5　連続的確率変数における確率密度関数

離散的確率変数で分布関数を定義したように，連続的確率変数も次のように分布関数を定義することができる。すなわち，$-\infty$ から x までの範囲の確率変数 X の分布関数 $F(x)$ は確率密度関数 $f(x)$ を使って式(3.18)のように表される。

$$F(x)=\int_{-\infty}^{x} f(z)dz \tag{3.18}$$

図 3.5 の灰色部分に相当する確率 $P(b<X\leq c)$ を表すと，式(3.19)のように表すことができる。

$$P(b<X\leq c)=F(c)-F(b)=\int_{b}^{c} f(x)dx \tag{3.19}$$

5.2　確率変数の平均と分散

確率変数 X について実際にとる値を x，確率密度を $f(x)$ とすると，確率変数 X の平均 $E[X]$ は次の式で定義される。平均は期待値(Expectation)ともいい，E は Expectation に由来する。ただし，$E[X]$ を μ(ミュー)と表すこともある。

離散的確率変数の場合：

$$E[X]=\sum_{i=1}^{n} x_i f(x_i) \tag{3.20}$$

連続的確率変数の場合：

$$E[X]=\int_{-\infty}^{\infty} xf(x)dx \tag{3.21}$$

確率変数 X の分散を $V[X]$ で表すと次の式で定義される。$V[X]$ は σ^2(シグマ 2 乗)と表すこともある。

離散的確率変数の場合：

$$V[X]=\sum_{i=1}^{n} (x_i-\mu)^2 f(x_i) \tag{3.22}$$

連続的確率変数の場合：

$$V[X]=\int_{-\infty}^{\infty} (x-\mu)^2 f(x)dx \tag{3.23}$$

この式からわかるように，分散とは確率変数の平均からの差(偏差)の二乗平均ともいえる。

また，分散の正の平方根 σ を標準偏差と呼ぶ。

例題 3.10

偏りのないサイコロを投げて１の目が出た場合はリンゴを６個，それ以外の目が出た場合はもらえない（0 個もらえる）とする。このとき，リンゴの期待値と分散を求めなさい。

解答　１の目が出る確率は 1/6，それ以外の目が出る確率は 5/6 である。期待値は $1/6\times 6+5/6\times 0=1$（個）となる。

分散は $1/6\times(1-1)^2+5/6\times(0-1)^2=5/6\approx 0.83$（個^2）となる。

問題 3.9　１から４の目が出る偏りのない正四面体のサイコロがある。このサイコロの出る目の期待値と分散を求めなさい。

例題 3.11

次の確率変数 X が確率密度関数となるように a の値を求めなさい。

$f(x)=a \quad (1\leq x\leq 4)$

$f(x)=0 \quad (-\infty<x<1,\ 4<x)$

次にこの期待値と分散を求めなさい。

解答　この確率変数は連続的変数である。これが確率密度関数であるためには，式(3.17)が成り立つ必要がある。したがって，次の式が成り立つ。

$$\int_{-\infty}^{\infty} a dx = a[x]_1^4 = 3a = 1$$

これを解くと $a=1/3$ が得られる。この確率密度関数を $x\geq 0$ の範囲でグラフにすると次のようになる。

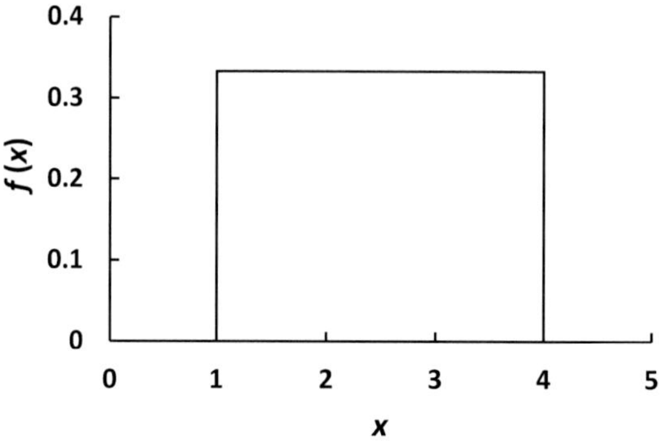

次に期待値は式(3.21)より，

$$E[X]=\int_{-\infty}^{\infty} xf(x)dx=\int_1^4 \frac{1}{3}xdx=\left[\frac{x^2}{6}\right]_1^4=\frac{5}{2}$$

分散は式(3.23)より，

$$V[X]=\int_{-\infty}^{\infty}(x-\mu)^2 f(x)dx=\int_1^4\left(x-\frac{5}{2}\right)^2\left(\frac{1}{3}\right)dx=\frac{1}{3}\int_1^4\left(x^2-5x+\frac{25}{4}\right)dx$$

これを解くと 3/4 となる。

問題 3.10　次の関数 $f(x)$ が確率密度関数となるように① $c(>0)$ の値を求めなさい。

$f(x)=cx \qquad (0\leq x\leq 4)$

$f(x)=0 \qquad (x<0,\ 4<x)$

次に②その分布関数を求めなさい。③期待値と分散を求めなさい。

確率変数 X の平均(期待値)と分散を離散と連続の場合について，それぞれ式(3.20)から式(3.23)で表した。ここで，X の k 乗である $h(X)=X^k (k=0, 1, 2, \cdots)$ を考えたとき，その期待値 $E[h(X)]=E[X^k]$ は，

離散的確率変数の場合

$$E[h(X)]=\sum_{i=1}^{n}x_i^k f(x_i) \tag{3.24}$$

連続的確率変数の場合

$$E[h(X)]=\int_{-\infty}^{\infty}x^k f(x)dx \tag{3.25}$$

と表せる。これらを(k 次の)積率(またはモーメント)という。平均(期待値)μ は $k=1$ の場合であるので，1次のモーメントといえる。分散は2次のモーメントであるが，μ との偏差 $X-\mu$ を見ているので，μ の周りの2次のモーメントと考えられ，次のように表せる。

$$V[X]=E[(X-\mu)^2]$$

分散と期待値の間には次の関係が見られる。

$$V[X]=E[X^2]-\mu^2 \tag{3.26}$$

この式は「分散は X^2 の期待値から X の期待値 μ の2乗を引いた値に等しい」という意味である。ときどき使う式であるので，知っておくと便利である。この式は次のようにして導くことができる。

$$E[(X-\mu)^2]=E[X^2-2X\mu+\mu^2]=E[X^2]-2\mu[X]+\mu^2=E[X^2]-2\mu^2+\mu^2=E[X^2]-\mu^2$$

例題 3.12

サイコロを振って出る目の数を確率変数 X とするとき，上の式(3.26)を使ってその分散を求めなさい。

解答　どの目の出る確率も 1/6 であるから，$E[X]=(1+2+\cdots+6)/6=21/6=7/2$ であ

る。一方，$E[X^2]$ は X^2 についての期待値である。X^2 についてその起こる確率も 1/6 であるから，$E[X^2]=(1^2+2^2+\cdots+6^2)/6=91/6$ となる。したがって，分散は $91/6-(7/2)^2=35/12$ である。

問題 3.11　箱の中に黄色い玉３個と赤い玉５個が入っている。ここから無作為に３個の玉を取り出すとき，赤い玉の個数を確率変数 X として，その期待値と分散を求めなさい。

5.3　確率変数の加法と乗法

確率変数 X の平均を $E[X]$，分散を $V[X]$ と表すとき，X を a 倍して，b を加えた新しい変数 $aX+b$ の平均と分散について次の式が成り立つ。ただし，a と b は定数とする。

$$E[aX+b]=aE[X]+b \tag{3.27}$$

$$V[aX+b]=a^2V[X] \tag{3.28}$$

例題 3.13

偏りのないサイコロを振って２の目が出た場合は $x=1$，それ以外の目が出た場合は $x=0$ とする。このときの確率変数 X の期待値およびその分散を求めなさい。次に，賭け金３ドルを払い，このサイコロを振って２の目が出た場合は６ドル獲得し，それ以外の目が出た場合は賭け金が戻らないとする。つまり，儲け W は $6X-3$ である。W の期待値およびその分散を求めなさい。

解答　まず，X について平均と分散を求める。２の目が出る確率は 1/6，それ以外の目が出る確率は 5/6 であるから，

$$E[X]=1\times1/6+0\times5/6=1/6$$

$$V[X]=(1-1/6)^2\times1/6+(0-1/6)^2\times5/6=5/36$$

となる。

したがって，W に関しては式(3.27)と式(3.28)を用いて，

$$E[W]=E(6X-3)=6\times(1/6)-3=-2\text{(ドル)}$$

$$V[W]=6^2\times(5/36)=5\text{(ドル}^2\text{)}$$

となる。

２つの確率変数 X_1 と X_2 について，その和の変数 X_1+X_2 の期待値は次の式で表すことができる。

$$E[X_1+X_2]=E[X_1]+E[X_2] \tag{3.29}$$

この式は確率変数が３つ以上でも成り立つ。

また，X_1 と X_2 が独立のとき，X_1+X_2 の分散は次のように表される。

$$V[X_1+X_2]=V[X_1]+V[X_2] \tag{3.30}$$

この式は確率変数が互いに独立であれば 3 つ以上でも成り立つ。

例題 3.14

2 個のサイコロを振ったとき出た目の和について，その期待値と分散を求めなさい。

解答　2 個のサイコロの目の組を {1, 1}, {1, 2}, …と数え上げてもできるが，ここでは上の式(3.29)と式(3.30)を使って解く。1 個のサイコロを振った場合，出る目の期待値は例題 3.12 より 7/2，分散は 35/12 である。2 個のサイコロの出る目は互いに影響を及ぼさず，独立と考えられるので，目の和の期待値は 7/2+7/2=7，分散は 35/12+35/12=35/6 となる。

問題 3.12　コイントスをして表が出た場合は確率変数 $X=1$，裏が出た場合は $X=0$ とする。偏りのないコインを 4 回トスしたとき，表の出る回数の期待値と分散を求めなさい。

5.4　チェビシェフの不等式

確率変数 X についてその平均と標準偏差は得られても実際にはどのような分布をしているかわからない場合がある。どのような分布においても確率変数に関する平均 μ と標準偏差 σ の関係を表す定理として，チェビシェフの不等式がある(式 3.31)。

$$P(|X-\mu|\geq c\sigma)\leq 1/c^2 \tag{3.31}$$

この不等式は任意の正の数 c に対して，X の μ からの偏差の絶対値が $c\sigma$ を超える確率は全体の $1/c^2$ よりも小さいことを表している。これを図に表わすと**図 3.6** の灰色部分の面積が $1/c^2$ 以下であることを示している。この定理を用いると，例えば確率変数 X が平均から 2σ 以上離れている確率は 1/4 以下となる。

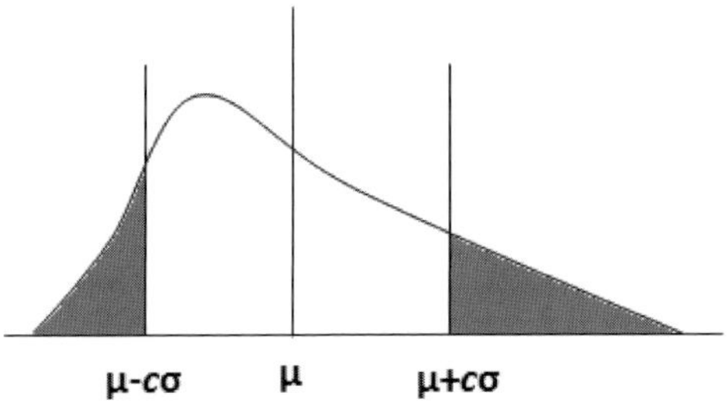

図 3.6　チェビシェフの不等式
μ と σ は平均と標準偏差を示す。$c>0$

第4章

確率分布

本章では，確率変数が従う代表的な確率分布を説明する。確率変数には離散型と連続型の2種類があるが，確率分布もそれに応じて連続分布と離散分布がある。いずれの分布においても全確率の和は1となることがポイントである。最初に離散型分布，次に連続型分布を説明する。

1 ベルヌーイ分布

サイコロを振って2の目が出るか出ないか，あるいはコインをトスして表が出るか出ないかのように二者択一の選択をする試行に当てはまる分布をベルヌーイ分布(Bernoulli distribution)と呼ぶ。ただし，試行は1回のみである。確率変数Xの値はそれが起きた(成功した)場合は1で，起きなかった(失敗した)場合は0と表せる。$X=1$となる確率をpとおくと，$X=0$となる確率は$1-p$となり，Xの起こる確率$f(x)$は$f(1)=p$および$f(0)=1-p$のように表される。$f(x)$はこの2つの値しか取らないので，ベルヌーイ分布は離散型確率分布の1つである。また，この分布の平均$E[X]$と分散$V[X]$は次のように表される。ただし，$p+q=1$とする。

$$E[X]=p \tag{4.1}$$

$$V[X]=p(1-p)=pq \tag{4.2}$$

問題 4.1 ｜ ベルヌーイ分布の平均と分散の式を導き出しなさい。

2 二項分布

ベルヌーイ試行を複数回行った場合に確率変数の示す分布を二項分布(Binomial distribution)という。すなわち，n回試行した中で何回成功したかを示す分布である。これまで解説してきたコインやサイコロを複数回投げたときに起こる事象などは，いずれも二項分布に従うと考えられる。二項分布は各種の確率分布の中で最も基礎となる分布である。

二項分布で事象Aの起こる(成功する)確率$P(A)$がpの試行をn回繰り返したとする。事象Aがx回起こるとき，その事象の起こる総数は${}_nC_x$通りある。一方，事象Aが起こらない事象の確率は$1-p$で，それが$n-x$回起こることになる。したがって，n回の試行の中で事象Aがx回起こる確率$f(x)$は，次のように表される。

$$f(x)={}_nC_x p^x(1-p)^{n-x} \tag{4.3}$$

ここで$x=0, 1, 2, 3, \cdots, n$である。このような確率分布を二項分布と呼ぶ。二項分布は離散型確率分布の1つである。

例えば，確率0.3で成功する試行を6回行った場合に成功する回数を確率変数Xとする。Xは試行回数6，1回当たりの確率0.3の二項分布に従い，略してBin(6, 0.3)と表すこともある。Xが3回となる確率$f(3)$は，式(4.3)より，

表 4.1　確率 0.3 で成功する試行を 6 回行ったときの成功回数の確率分布

x	0	1	2	3	4	5	6
${}_6C_x$	1	6	15	20	15	6	1
$f(x)$	0.118	0.303	0.324	0.185	0.0595	0.0102	0.00073

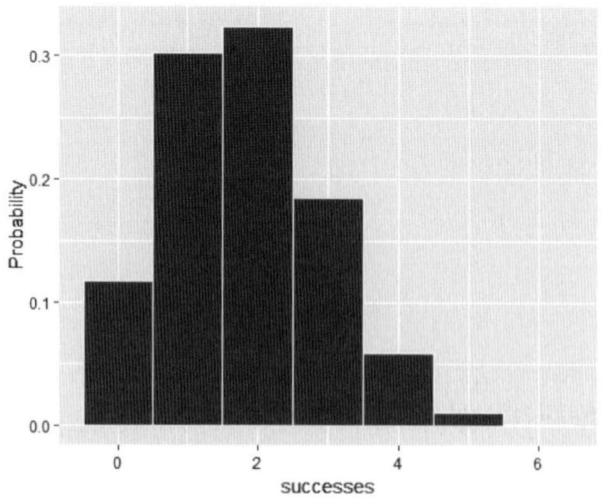

図 4.1　二項分布 Bin(6, 0.3)の確率密度曲線

```
1  Successes<-seq(0,6)
2  Probability<-dbinom(Successes,6,0.3)
3  ggplot(NULL,aes(x=Successes,y=Probability))+geom_bar(stat = "identity",width = 1, color="white")
4  Probability
5
```

図 4.2　二項分布 Bin(6, 0.3)の R コード　R4.1 Bin

$f(3) = {}_6C_3 \times 0.3^3 \times (1-0.3)^{6-3} = 20 \times 0.3^3 \times 0.7^3 \approx 0.185$ と計算される。同様にして各成功回数が起こる確率を求めると，**表 4.1** のようになる。

この結果をグラフにプロットすると**図 4.1** のようになる。表 4.1 から成功回数 X が 0 から 6 までのすべての事象の起こる確率の和は(実際の計算では端数となるが)1 となり，この曲線は確率密度曲線であることがわかる。

R　**図 4.2** に示したコードで図 4.1 が作図できる。0 から 6 までの成功回数を数列として指定し，それを Successes とする(1 行目)。関数 dbinom で試行数 6 回，各成功確率 0.3 での成功回数に対する確率を求め，それをベクトル Probability の中に入れる(2 行目)。得られた各確率に対するグラフを描く(3 行目)。引数 NULL は今回のデータ以外は入れていないことを示している。stat = “identity” はベクトル Probability 中の数値がバーの高さを設定することを示している。実際の確率の値は Probability によって得られる(4 行目)。なお，Rstudio で事前に ggplot2 にチェックを入れておい必要がある。

Ex　BINOM.DIST を使って各確率を求める。例えば，**図 4.3** で，成功数 1，試行回数 6，成功率 0.3，関数形式 FALSE を代入すると，成功数 1 回の確率が得られる。

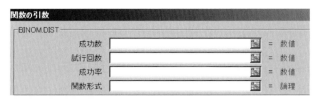

図 4.3　Excel での関数 BINOM.DIST

事象 A の起こる確率 p が二項分布を示すとき，その試行を n 回行ったとき，その平均 $E[X]$ と分散 $V[X]$ は次の式のように簡単に表すことができる。

$$E[X]=np \tag{4.4}$$

$$V[X]=np(1-p) \tag{4.5}$$

例えば，上述した二項分布 Bin(6, 0.3) の平均と分散は，$\mu=np=6\times0.3=1.8$ および $\sigma^2=np(1-p)=1.8\times0.7=1.26$ となる。

例題 4.1

4 つの解答から 1 つの正解を選ぶ問題が計 7 題ある。A 君が全くランダムに解答して 5 題正解を選ぶ確率を求めなさい。また，少なくとも 1 題は正解を選ぶ確率を求めなさい。

解答　各問題で正答する確率は 1/4 と考えられるので，7 題中 5 題正解を選ぶ確率は式 (4.3) より，${}_7C_5(1/4)^5(1-1/4)^{7-5}=(7\times3^5)/4^7\approx0.0115$ となる。

「少なくとも 1 題は正解を選ぶ」という事象の余事象は「全く正解を選ばない」ことである。その確率は，${}_7C_0(1/4)^0(1-1/4)^{7-0}=(3/4)^7$ であるから，求める確率は $1-(3/4)^7\approx0.866$ となる。

二項分布で試行回数をさらに増やしていくと，平均を最大値とする左右対称の確率密度曲線に近づいていく。例えば，1 回当たりの成功率が 0.5 の試行を 30 回行ったときの成功する回数とその確率を表したグラフが**図 4.4** である。平均 15（$=0.5\times30$）を最大値とする左右対称の形状となっている。このように，一般に試行回数が増すほど対象となる事象が起こる（統計的）確率は一定値 p に近づくことが知られている。これを大数の法則と呼ぶ。さらに，図 4.4 では各成功数の確率を積算していった確率分布曲線も示している。

R　確率分布曲線は，図 4.2 のコードで dbinom() を pbinom() に替えるだけで描ける（2 行目）。

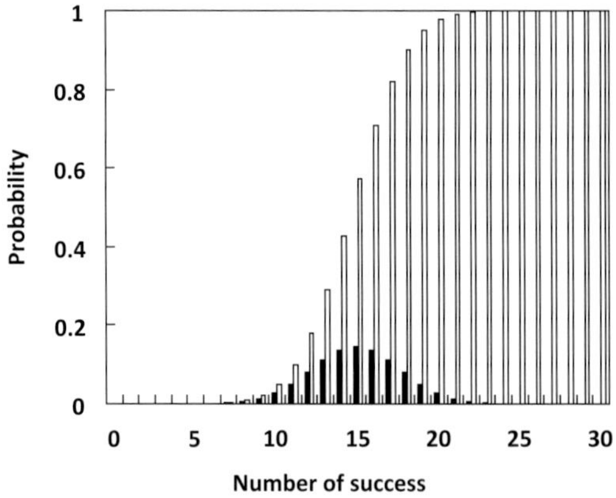

図 4.4　二項分布 Bin(30, 0.5)の確率密度曲線と分布曲線

黒いバーは各成功回数の起こる確率を表し，白いバーはそれらを積算した値を示している

3　ポアソン分布

ある事象が二項分布に従って起こるとき，平均 $\mu(=np)$ を一定にしたまま，試行回数 n を増やした分布をポアソン分布(Poisson distribution)と呼ぶ。当然，確率 p は小さい値となる。二項分布が離散分布であるので，ポアソン分布も離散分布となる。現実の世界では，ある都市での１日当たりの自動車事故での死者数，航空機事故数など，まれに起こる事象に当てはまる確率分布であると考えられている。

平均を $\mu(=np)$ とするとポアソン分布に従う事象が起こる確率 $f(x)$ は次の式で表される。

$$f(x)=\frac{\mu^x}{x!}e^{-\mu} \tag{4.6}$$

ただし，$x=0, 1, 2, \cdots$。

ポアソン分布の分散 $V[X]$ は，二項分布の平均と分散を表す式(4.4)と式(4.5)から次のようになる。

$$V[X]=np(1-p)=\mu(1-\mu/n)$$

ここで n が無限大であることを考えると，この式の $1-\mu/n$ の値は限りなく１に近づくので，次の式のように表される。

$$V[X]=\mu \tag{4.7}$$

すなわち，ポアソン分布の分散は平均に等しくなる。これはポアソン分布の持つ重要な特徴の１つである。

ポアソン分布において事象の起こる回数に対する確率をグラフにプロットすると，**図 4.5** のように表される。ここでは平均を２としたときのグラフを示す。ここに示すように左側に尾

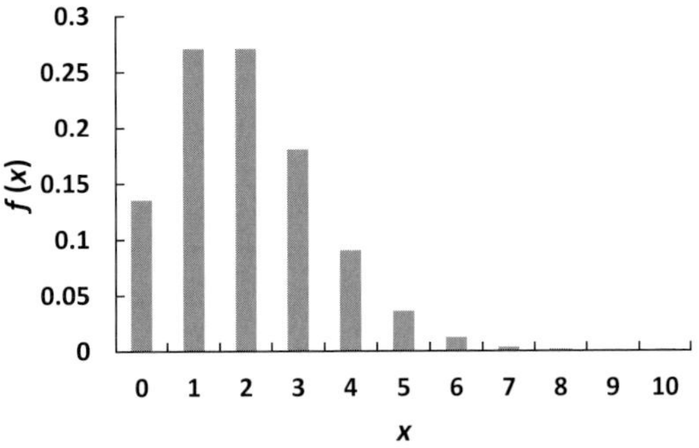

図 4.5　ポアソン分布の確率密度曲線

```
1 Successes<-seq(0,10)
2 prob<-dpois(Successes,2)
3 ggplot(NULL,aes(x=Successes,y=prob))+geom_bar(stat = "identity", width = 1, color="white")+labs(x="X", y="P(X)")
4 prob
```

図 4.6　ポアソン分布の R コード　R4.2 Pois

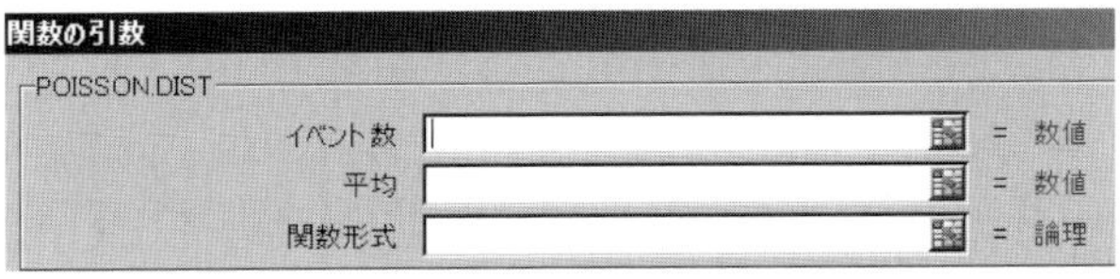

図 4.7　ポアソン分布の確率密度関数

部の長い形状となる。

R　図 4.6 のようなコードで二項分布と同様に作図ができる。seq() を使って 0 から 10 までの成功回数をとして指定し，それを Successes とする (1 行目)。関数 dpois を使い，成功回数を Successes で表し，平均を 2 としたとき各成功回数に対する確率を求め，それをベクトル prob の中に入る (2 行目)。得られた各確率に対するグラフを描く (3 行目)。実際の確率の値は prob によって得られる (4 行目)。なお，累積した確率，すなわち分布関数を描くためには，二項分布と同様に ppois() を使う。

Ex　POISSON.DIST を使う。**図 4.7** で，イベント数として成功回数 5 を，平均 2，関数形式 FALSE を代入すると，図 4.5 での成功数 5 回が起こる確率が得られる。

例題 4.2

ある製品の 1 か月当たりの苦情件数は平均 2 回である。このとき，苦情件数が 1 か月当り 3 回以上のとなる確率を求めなさい。

解答　1 か月当たりの苦情件数は非常に少ないので，ポアソン分布に従うと考えられる。したがって，1 か月当たりの苦情件数が x 回である確率 $f(x)$ は次の式で表される。

$$f(x)=\frac{2^x}{x!}e^{-2}$$

求める確率は全確率1から$f(0), f(1), f(2)$を引いた値となる。したがって，$1-0.135-0.271-0.271=0.323$となる。

4　多項分布

二項分布では起こりうる事象は2つだけであったが，それをさらに一般化し，各試行で起こりうる事象が独立で複数通りある分布を考えてみる。1回の試行で起こりうる事象がk通りあり，その確率をそれぞれ$p_1, p_2, \cdots, p_k$とする。n回の独立な試行を行ったとき，事象iが起こる回数を確率変数X_iとする。

ただし，

$$p_0+p_1+p_2+\cdots+p_k=\sum_{i=0}^{k}p_i=1 \tag{4.8}$$

$$x_1+x_2+\cdots+x_k=n \tag{4.9}$$

このとき，$X_1=x_1, X_2=x_2, \cdots, X_k=x_k$となる確率$f(x)$は次の式(4.10)で表され，このような確率分布を多項分布(multinomial distribution)と呼ぶ。

$$f(x_1,x_2,\cdots,x_k)=\frac{n!}{x_1!x_2!\cdots x_k!}{p_1}^{x_1}{p_2}^{x_2}\cdots{p_k}^{x_k} \tag{4.10}$$

なお，二項分布はこの式で$k=2$の場合に相当する。

多項分布の例として，ジョーカーを除くトランプカード52枚について，あるカードを1枚無作為に取り出したときのマークがある。マークにはハート，スペードなど4種類あり($k=4$)，それらはお互いに影響を与えず，独立である。ここでカードを任意に1枚引いた後，そのマークを確認して元に返すとき，5回引いてダイアが2枚，クラブが2枚，スペードが1枚である確率Pを考える。4種類のマークのカードを選ぶ確率はすべて等しく，1/4であり，それらの和は1となる。また，$n=5$であるから，求める確率は式(4.10)より，$5!/(2!\times2!\times1!)\times(1/4)^2\times(1/4)^2\times(1/4)^1=15/512\approx0.0293$となる。

5　負の二項分布

二項分布から派生した分布として負の二項分布(Negative binomial distribution)がある。負の二項分布は成功する確率がpの試行で成功がk回得るまでの失敗回数xの分布を示す。負の二項分布では成功回数が固定され，失敗回数(または試行回数)が確率変数となっている。一方，二項分布では試行回数が固定され，成功回数が確率変数となっている。したがって，二項分布に従う試行でk回成功するまでの失敗回数をxとおくと，その確率は次のように表すことができる。

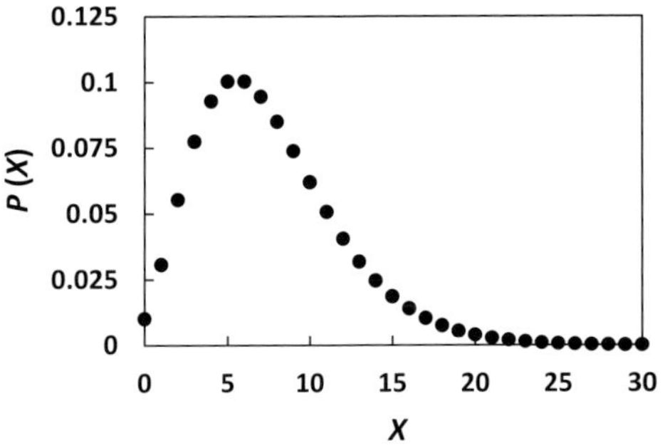

図 4.8　負の二項分布
成功回数 5，成功確率 0.4，x 軸は失敗の回数を示す

$$f(x)={}_{x+k-1}C_x p^k(1-p)^x \tag{4.11}$$

負の二項分布の密度関数の例を**図 4.8** に示す。
負の二項分布の期待値と分散は次のように表される。

$$E[X]=k(1-p)/p \tag{4.12}$$

$$V[X]=k(1-p)/p^2 \tag{4.13}$$

$E[X]=pV[X]$となるので，$0<p<1$ の範囲で $E[X]<V[X]$が成り立つ。すなわち，負の二項分布は平均より分散が大きい過分散(over-dispersion)の分布を示す。

6　超幾何分布

A, B2 種類のサンプル計 N 個からなる集団の中で，A が M 個含まれているとする。この集団から無作為に 1 個を戻さずにとる(これを非復元抽出という)試行を n 回繰り返し行ったとき，A が x 個である確率を $f(x)$とする。このときサンプル B は $N-M$ 個の中から $n-x$ 個取り出されているので，$f(x)$は次の式で表され，このような確率分布を超幾何分布(Hypergeometric distribution)と呼ぶ。

$$f(x)=\frac{{}_MC_x\cdot{}_{N-M}C_{n-x}}{{}_NC_n} \tag{4.14}$$

超幾何分布は M と N が十分に大きい場合，二項分布で近似できる。その場合，A を取り出す確率 p は M/N とみなせる。

例題 4.3

10 個の製品 A のうち，3 個が不良品であるとする。製品 3 個を任意に取り出したとき，その中の 2 個が不良品である確率を求めなさい。

解答　3回の操作で取り出す製品Aの組み合わせの総数は ${}_{10}C_3$ 通りある。不良品3個から2個取り出す組合せは ${}_3C_2$ 通りあり，良品7個から残りの1個取り出す組合せは ${}_7C_1$ 通りある。したがって，求める確率は ${}_3C_{2\times 7}C_1/{}_{10}C_3=7/40$ となる。

7　正規分布

7.1　正規分布

正規分布(Normal distribution)は代表的な連続型の確率分布であり，統計学に非常に多く現れ，基本となる分布である。いろいろな自然現象，社会現象を説明するために使われる。正規分布はガウス分布とも呼ばれ，ドイツの著名な科学者ガウスが測定の際の誤差を分析するに当たり，誤差関数として考え出したといわれている。

二項分布でその平均値を変えずに起こる確率が非常に小さくなるとポアソン分布になる。一方，二項分布でその起こる確率を変えずに試行回数だけを非常に大きくしていき，連続型分布を考えると正規分布になる。正規分布を二項分布と比べるため，1回当たり起こる確率を0.2として二項分布の試行回数 n が5と80のとき両分布による確率密度を描くと，**図4.9**のようになる。n が少ない場合($n=5$)は起こる回数 X について二項分布と正規分布による $\mathrm{P}(X)$ はやや差が見られる(図4.9(a))。一方，n が多い場合($n=80$)は両モデルによる $\mathrm{P}(X)$ の差は非常に小さくなることがわかる(図4.9(b))。n がさらに大きくなると，両者の値は限りなく近づき，正規分布が二項分布において n が $+\infty$ のときの極限の分布であることがわかる。なお，ここで2つの分布の分散は一致するように合わせている。

確率変数 x に関して平均 μ，分散 σ^2 の正規分布 $N(\mu, \sigma^2)$ の確率密度関数は次の式で表される。なお，平均と分散の間に関連はない。すなわち，平均から分散の値が規定されることはない。

$$h(x)=\frac{1}{\sqrt{2\pi}\sigma}e^{\frac{-(x-\mu)^2}{2\sigma^2}} \tag{4.15}$$

正規分布の確率密度曲線は，**図4.10**に示すように，左右対称のベル型(釣鐘型)をしている。

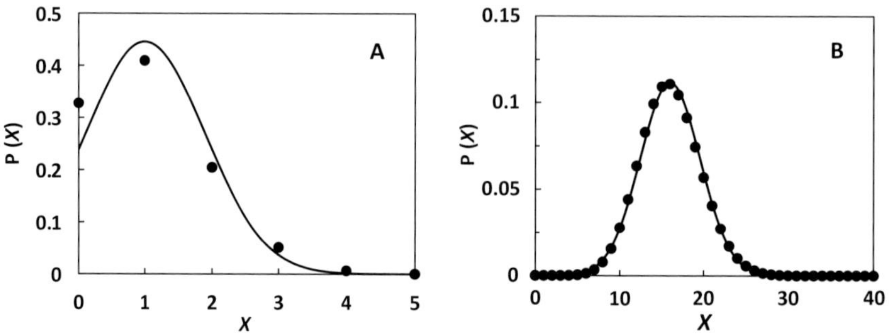

図4.9　正規分布と二項分布の比較(黒丸は二項分布による確率
二項分布の試行回数A : 5，B : 80，曲線は正規分布による確率を示す

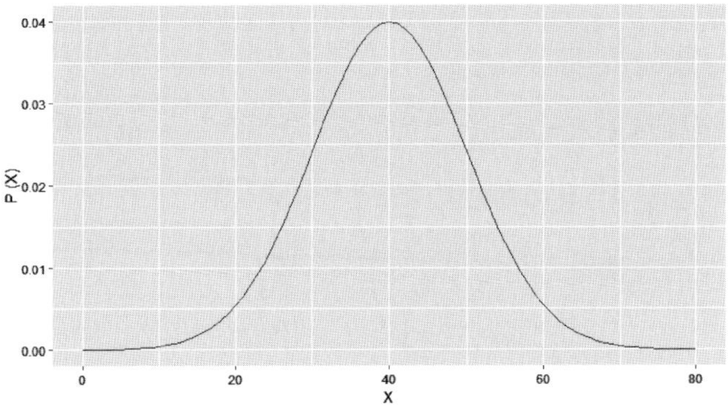

図 4.10　正規分布 $N(40, 10^2)$ の確率密度曲線

```
1 x.values<-seq(0,80,1)
2 ggplot(NULL,aes(x=x.values,y=dnorm(x.values,m=40,s=10)))+geom_line()+labs(x="X",y="P (X)")
3
```

図 4.11　正規分布の確率密度曲線

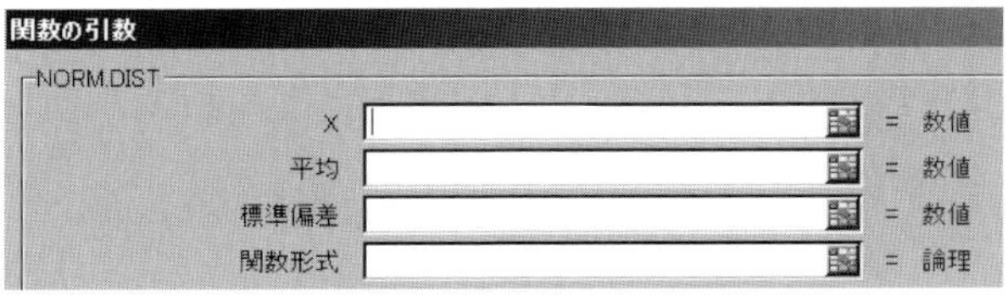

図 4.12　正規分布密度関数 NORM.DIST

R　**図 4.11** に R のコードを示す。R では正規分布の確率密度曲線を描くために関数 dnorm() を使う。d は density の略である。まず，関数 seq を使って 0 から 80 までの間隔 1 の整数の数列 0, 1, 2, …, 80 を作り，それをベクトル x.values に入れる（1 行目）。関数 ggplot を使って $N(40, 10^2)$ の確率密度曲線を描く（2 行目）。ggplot の最初の引数は NULL を入れ，初期化する。X 軸と Y 軸の名称は関数 labs を使って入れ，ここでは X および $P(X)$ とした。

Ex　NORM.DIST を使い，**図 4.12** に示すように X には説明変数を入れ，関数形式はここでは密度関数であるから FALSE を入れる。累積する分布関数では TRUE とする。

正規分布の密度関数は左右対称のベル型をしているが，その形状はその分散の大きさによって異なる。**図 4.13** では，比較のために正規分布の密度関数は平均が等しく（すべて 0），標準偏差が異なる（0.6, 1, 2）3 つの確率密度曲線を示している。この図でわかるように，標準偏差，すなわち分散が大きくなるほど，ピークが低くて裾野の広いベル型となる。ただし，各曲線と X 軸で囲まれた部分の面積はいずれも 1 で変わらない。

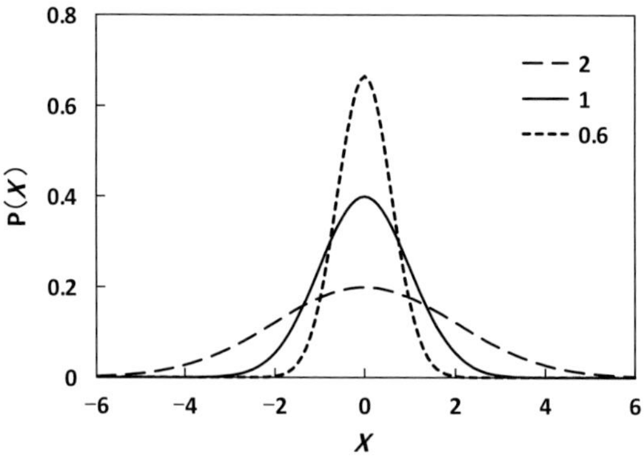

図 4.13　正規分布の標準偏差による形状の違い

7.2　標準化変換

正規分布 $N(\mu, \sigma^2)$ に対して次の式を用いると，平均 0，分散 1 の正規分布関数 $N(1, 0)$ に変換でき，この操作を標準化変換という。

$$z = \frac{y - \mu}{\sigma} \tag{4.16}$$

変換して得られた正規分布を標準正規分布と呼び，次の式で表される。

$$g(z) = \frac{1}{\sqrt{2\pi}} e^{\frac{-z^2}{2}} \tag{4.17}$$

標準化変換を行うといろいろな正規分布の比較が容易になる。なお，標準正規分布の確率密度曲線は図 4.13 の標準偏差 1 の曲線（実線）になる。

7.3　正規分布における確率変数の存在確率

確率変数 X が正規分布 $N(\mu, \sigma^2)$ に従うとき，この分布の平均 μ から $\pm 1\sigma$ の範囲に X が存在する確率は約 68.3％となる。さらに，$\pm 2\sigma$ および $\pm 3\sigma$ の範囲に X が存在する確率はそれぞれ約 95.4％，約 99.7％存在する。

簡単のために標準化した正規分布 $N(0, 1)$ でみると，**図 4.14** のように表される。すなわち，

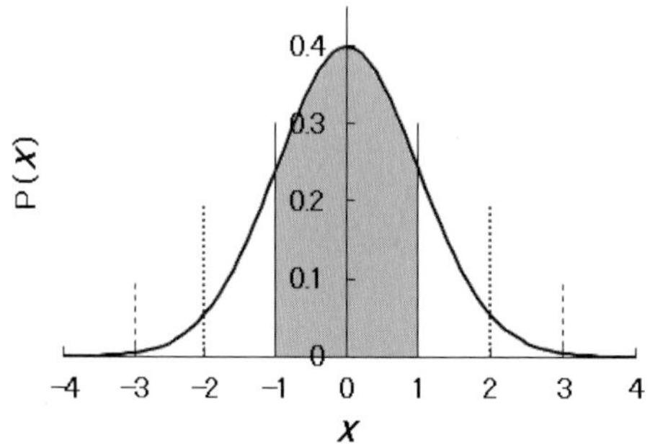

図 4.14　正規分布 $N(0, 1)$ における確率変数の存在確率

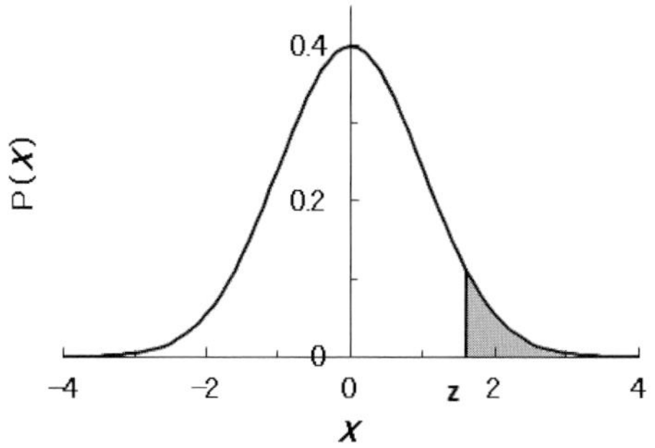

図 4.15　正規分布での存在確率

X が平均 0 から ±1 の範囲(灰色部分)に存在する確率 P は全体の約 68.3％となる。これを $P(-1 \leqq X \leqq 1) = 0.683$ と表せる。同様に，$X = \pm 2$ の 2 本の点線の間では全体の約 95.4％を占める。すなわち，$P(-2 \leqq X \leqq 2) = 0.954$ である。$X = \pm 3$ では $P(-3 \leqq X \leqq 3) = 99.7$％となる。

標準化変換して得られた X の値から X は標準化した正規分布のどの位置にいるかがわかる。ここで，付録の正規分布表をみてみよう。表中の列は変数 z の値を示し，第 1 行目の 0, 1, 2, ⋯, 9 は z の小数点第 2 桁目を示す。この表から該当する z に対して得られた値は，**図 4.15** に示す正規分布の確率密度曲線で z が正の無限大からその値までに存在する確率(灰色で塗られた部分の面積)を示す。例えば $z = 1.63$ のとき，この表から確率 0.0516 と読み取れる。すなわち，$P(1.63 \leqq z < +\infty) = 0.0516$ が得られる。

例題 4.4

ある養鶏場で取れる鶏卵の重さは平均 63 g，標準偏差 5 g の正規分布を示す。このとき，この養鶏場で取れる鶏卵から 1 個取り出したとき，その重さが 70 g を超える確率を求めなさい。

解答　70 g を標準化変換すると，$z = (70 - 63)/5 = 1.4$ となる。正規分布表を見ると，0.0808 という値が得られる。したがって，70 g を超える確率は 0.081(8.1％)である。

R　pnorm()を使い，pnorm(70, mean = 63, sd = 5)で 0.9192433 となり，$-\infty$ からの確率を累積した値が得られる。これは正規分布表と表記方法が逆であるから，求める確率は $1 - 0.919 = 0.081$ となる。

Ex　NORM.DIST を使い，=NORM.DIST(70, 63, 5, TRUE) = 0.919 となり，$-\infty$ からの確率を累積した値が得られる。これは正規分布表と表記方法が逆であるから，求める確率は $1 - 0.919 = 0.081$ となる。

問題 4.2　偏りのないサイコロを 100 回振ったとき，4 の目が出る回数の期待値と分散を求めなさい。また，4 の目が出る回数が 20 回以下である確率を求めなさい。

参　考

R が持つある確率分布に従って乱数を発生する機能を使って，実際にどのように発生させているかを見てみる。ここでは正規分布に従う場合を考える。すなわち，平均 0，標準偏差 1 の正規分布に従って発生させる操作を多数回行い，その発生頻度を見る。コードは**図 4.16** のようになる。

```
st<-NULL;ss<-NULL     #Initialization
for(s.count in 1:100){
  ss<-rnorm(100,0,1)
  st<-c(st,ss)
}
ggplot(NULL,aes(x=st))+geom_histogram()+labs(x="X", y="COUNTS")
qqnorm(st)
mean(st)
sd(st)
```

図 4.16　正規分布に従う乱数の発生コード　R4.3 RndN

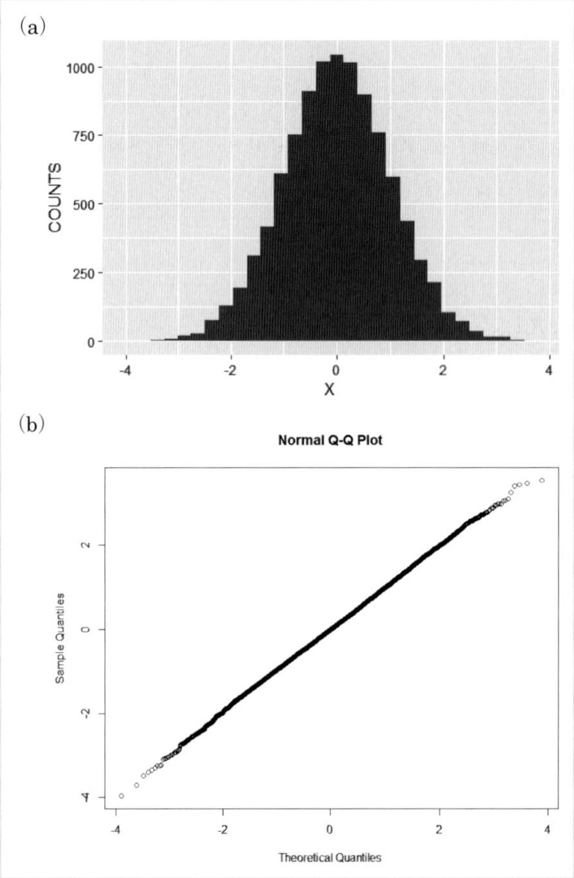

図 4.17　正規分布に従う乱数の発生頻度 (a) とその QQ プロット (b)

すなわち，

1 行目：ベクトル st と ss を作り，初期化，すなわち空にしておく。

2 ～ 5 行目：s.count で回数をカウントし，操作を計 100 回行う。

3 行目：平均 0，標準偏差 1 の正規分布に従う乱数 ss を 100 個発生させる。

4 行目：ss を st に 1 回分（100 個）収納する。

6 行目：発生させた乱数（計 10,000 個）のヒストグラムを描く。

7 行目：これは付属であるが，データの正規性を調べるための QQ プロットである。対角線上に直線性が見られると正規分布が認められる。

8 ～ 9 行目：発生させた乱数の平均と標準偏差を計算する。

このシミュレーションを行うと総計 10,000 個の乱数が発生し，その平均は－0.00096，標準偏差は 1.0098 となり，設定した値 0 および 1 にそれぞれ非常に近い値となった。また，その発生頻度は**図 4.17**（a）のように釣鐘状になっている。QQ プロットは対角線方向に非常に高い直線性が見られ，正規分布に従っていることが確認できる（図 4.17（b））。

8　対数正規分布

対数正規分布（Lognormal distribution）は，非常に広範囲，すなわちべき乗のスケールで確率変数を表すときに，有効な分布である。この分布では確率変数を X の代わりにその自然対数 $\ln X$ としたとき正規分布となる。また，対数正規分布ではこの確率密度関数をそのままのスケールで表すと，**図 4.18**（a）のような右側に長い尾部を持つ曲線となるが，確率変数の対数（ここでは自然対数）をとると，図 4.18（b）のように左右対称のいわゆるベル型の正規分布曲線が描かれる。

一方，食品安全分野では対象物質（微生物あるいは化学物質）濃度の自然対数ではなく，常用対数 log に対して正規分布モデルが多く使われている。この場合，多くは対象物質の濃度を常用対数変換した値を確率変数とし，それに対して正規分布関数を考える。したがって，密度関数としては対数正規分布ではなく，通常の正規分布を使う。

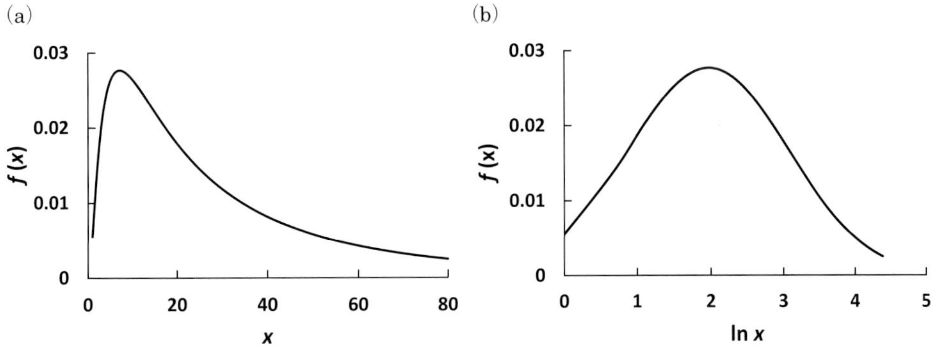

図 4.18　対数正規分布

（a）$\mu=24=\exp(3.18)$, $\sigma=3=\exp(1.10)$,（b）X 軸を自然対数のスケールとしている

9　ワイブル分布

ワイブル分布(Weibull distribution)は，ある事象の発生する確率が時間とともに変化する場合に用いられる。例えば，機械の故障率を表す場合に使われる。ある機械の故障率は使い始めの時期，中間時期および耐用年数に近づいた時期でそれぞれ異なる。このような現象を表すために，ワイブル分布が使われる。

ワイブル分布 Weibull(α, β)の確率密度関数$f(x)$は次の式(4.18)で表される。αは形状に関するパラメーター，βは尺度に関するパラメーターと呼ばれる。**図 4.19** にその 1 例を示す。

$$f(x) = \alpha\beta^{-\alpha}x^{\alpha-1}\exp(-(x/\beta)^{\alpha}) \tag{4.18}$$

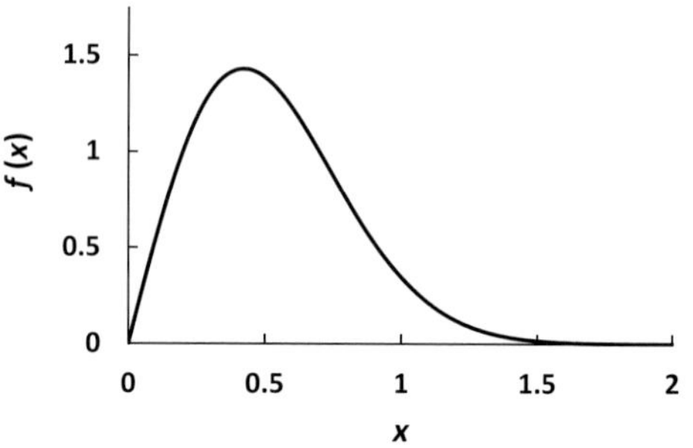

図 4.19　ワイブル分布($\alpha=2, \beta=0.6$)

10　指数分布

指数分布(Exponential distribution)は，ランダムに起きる事象についてその発生間隔の分布を示したものである。つまり，ランダムに起きる事象の発生間隔は平均 $1/\beta$ の指数分布に従うと考えられる。指数分布はワイブル分布 Weibull(α, β)において $\alpha=1$ にした分布，すなわち Weibull$(1, \beta)$でもある。したがって，式 4.18 より指数分布の確率密度関数$f(x)$は次のように表される。**図 4.20** にその 1 例を示す。

$$f(x) = (1/\beta)\exp(-x/\beta) \tag{4.19}$$

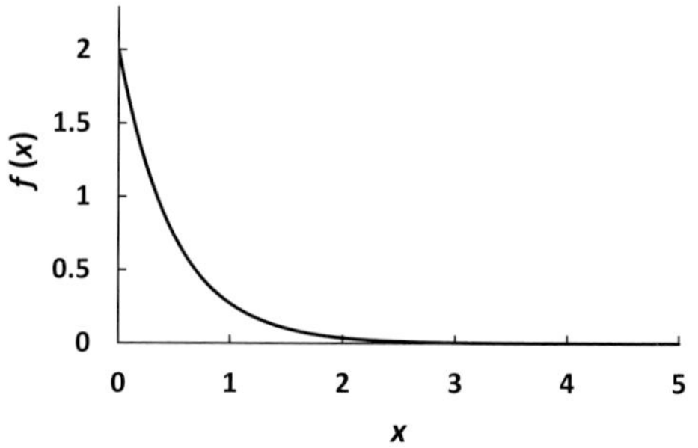

図 4.20　指数分布($\beta=0.5$)

11　ガンマ分布

ガンマ分布(Gamma distribution)は指数分布を一般化した分布で，期間 $1/\lambda$ の間に 1 回程度起きるランダムな事象が α 回起きるまでの時間分布を表す。一方，ポアソン分布はランダムな事象が単位期間に起きる回数を示す分布である。ガンマ分布は，確率密度関数(式(4.20))で表される。ただし，$x<0$ のとき $f(x)=0$ である。

$$f(x)=\frac{\lambda^{\alpha}}{\Gamma(\alpha)}x^{\alpha-1}e^{-\lambda x}\quad(x\geq 0)\tag{4.20}$$

ここで α と λ は正のパラメーターである。$\Gamma(\alpha)$はガンマ関数と呼ばれる関数(式(4.21))で，階乗！を一般化したものである。なお，ガンマ分布とガンマ関数とは混同しないように注意が必要である。

$$\Gamma(\alpha)=\int_{0}^{\infty}x^{\alpha-1}e^{-x}dx\tag{4.21}$$

このようにガンマ分布では確率密度関数が $x^{a}e^{-bx}$ の形をしている。式(4.21)で α が正の整数であれば，$\Gamma(\alpha)$は$(\alpha-1)!$に等しくなる。例えば $\Gamma(3)=(3-1)!=2!=2$ となる。ガンマ分布の確率密度関数の例を**図 4.21** に示す。

パラメーター α と λ で規定されるガンマ分布 $\mathrm{Ga}(\alpha,\lambda)$の平均と分散は，次のように表せる。

$$E[X]=\frac{\alpha}{\lambda}\tag{4.22}$$

$$V[X]=\frac{\alpha}{\lambda^{2}}\tag{4.23}$$

また，ガンマ分布 $\mathrm{Ga}(1,\lambda)$は指数分布に等しくなる。

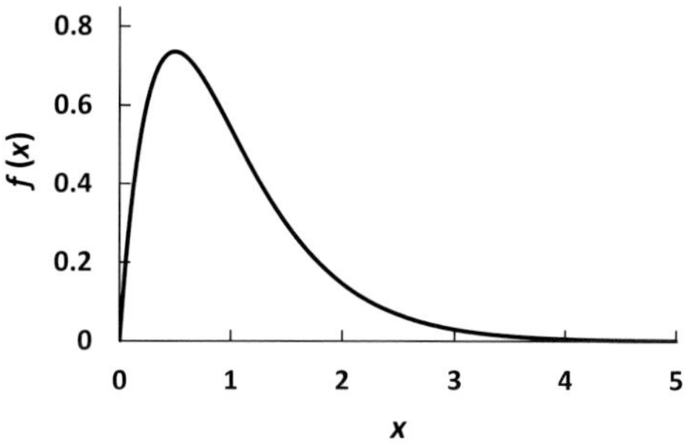

図 4.21　ガンマ分布($\alpha=2, \lambda=2$)

12　ベータ分布

ベータ分布(Beta distribution)は $0<x<1$ の範囲で，次の確率密度関数で表される。

$$f(x)=x^{\alpha-1}(1-x)^{\beta-1}/B(\alpha,\beta)\tag{4.24}$$

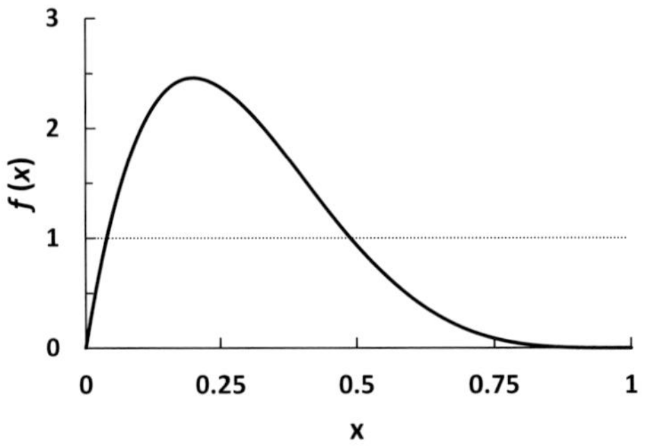

図 4.22　ベータ分布

$\alpha=2$, $\beta=5$, 点線は $\alpha=\beta=1$ のときの曲線を示す

ここで，$B(\alpha,\beta)$ はベータ関数と呼ばれる。ただし，$0<\alpha$ および $0<\beta$ である。ベータ関数は次の式で定義される。なお，ベータ分布とベータ関数とは混同しないように注意が必要である。

$$B(\alpha,\beta)=\int_0^1 x^{\alpha-1}(1-x)^{\beta-1}\,dx \tag{4.25}$$

このようにベータ分布では，確率密度関数が $x^a(1-x)^b$ の形をしている。ベータ関数とガンマ関数には次の式が成り立つ。

$$B(\alpha,\beta)=\Gamma(\alpha)\Gamma(\beta)/\Gamma(\alpha+\beta) \tag{4.26}$$

ベータ分布の密度関数の形状を図 4.22 に示す。

ベータ分布は α と β の値によってその形状が大きく変化し，この図に示すように $\alpha=\beta=1$ のときは一様分布 $f(x)=1$ となる。これはベイズ統計学でも使う。

また，確率密度関数が $\mathrm{Beta}(\alpha,\beta)$ 分布に従うとき，その平均と分散は次のように表せる。

$$E[X]=\frac{\alpha}{\alpha+\beta} \tag{4.27}$$

$$V[X]=\frac{\alpha\beta}{(\alpha+\beta)^2(\alpha+\beta+1)} \tag{4.28}$$

13　一様分布

最も単純な分布に一様分布(Uniform distribution)がある。この分布は一般に連続分布で，確率変数 X がある区間内でその起こる確率が一定な値をとる分布をいう。一様分布は $\mathrm{Uni}(a,b)$ のように略して表せる。すなわち，X が区間 $[a,b]$ では 0 以外のある一定の確率をとり，それ以外の値では確率 0 となることを示す。

この分布を式で表すと次のように示される。なお，例題 3.11 の分布は一様分布である。

$$f(x)=c \quad (a\leqq x\leqq b)$$

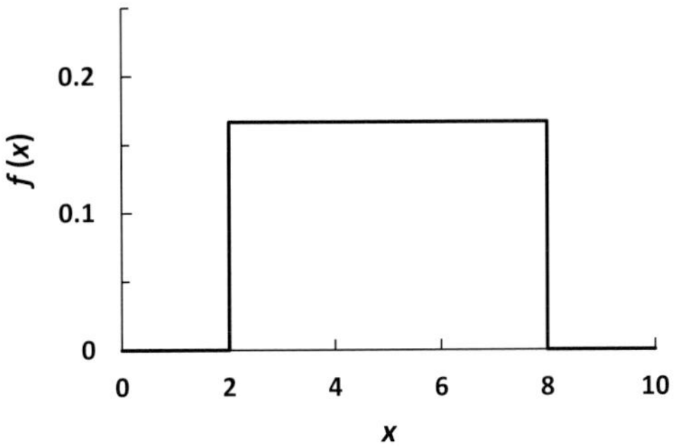

図 4.23　一様分布 Uni (2, 8)

$f(x)=0$　($x<a$ または $b<x$)

確率の総和(積分)は 1 なので，$c=1/(b-a)$が得られる。この分布の確率密度曲線は**図 4.23**に例示するように，矩形の形状を示す。X は区間[2, 8]で $1/(8-2)=1/6$ の確率をとる。

その平均と分散は次の式で表される。

$$E[X]=\frac{a+b}{2} \tag{4.29}$$

$$V[X]=\frac{(b-a)^2}{12} \tag{4.30}$$

問題 4.3 ｜ 平均と分散の定義から式(4.29)と式(4.30)を導きなさい。

一様分布で確率変数が離散的な場合も考えられる。例えば，サイコロを 1 回振って出た目を確率変数 X と考えると，X は 1 から 6 までの整数の値をとる。また，その起こる確率はすべて 1/6 である。なお，確率変数が離散的な場合は平均と分散について上の式(4.29)と式(4.30)は成り立たない。

14　三角分布

三角分布(Triangular distribution)は，Triang(a, b, c)のように表せる。すなわち，確率変数 x が 0 以外のある確率を取り得る範囲は a と c の間であり，確率密度はこの範囲で b を最頻値 Mode とする三角形の形状を示す。ここで，$a \leqq b \leqq c$ である。**図 4.24** にその 1 例を示す。この三角形の面積は 1 であるから，頂点に相当する点での確率密度は $2/(c-a)$となる。三角分布はその概形からわかるように，大まかな確率モデルとして使われる。理論的根拠はないが，使いやすいのでリスク分析にはしばしば使われる。

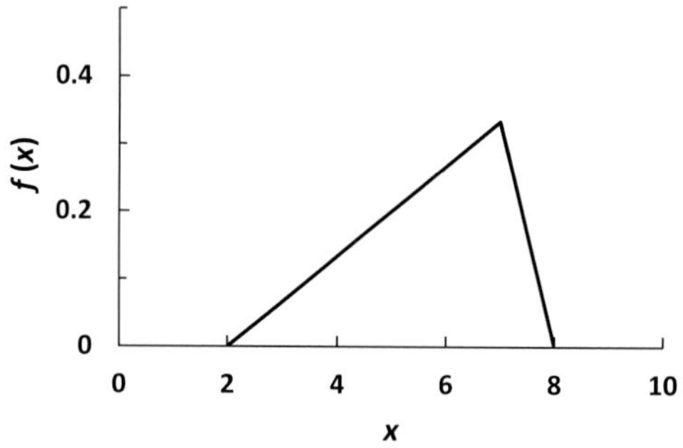

図 4.24　三角分布 Triang(2, 7, 8)

15　まとめ

以上説明してきた確率分布の中で代表的な分布について，その平均と分散を**表 4.2** にまとめた。

表 4.2　代表的な確率分布の平均と分散

分　布	パラメーター	範　囲	平　均	分　散
A.　連続分布				
ベータ	shape1 = α, shape2 = β/ {($\alpha+\beta$)^2($\alpha+\beta+1$)}	$0<x<1$	$\alpha/(\alpha+\beta)$	$\alpha\beta$
指　数	rate = $1/\beta$	$0<x$	β	β^2
ガンマ	shape = α, rate = λ	$0<x$	α/λ	α/λ^2
正　規	mean = μ, sd = σ	$-\infty<x<\infty$	μ	σ^2
一　様	min = a, max = b	$a<x<b$	$(a+b)/2$	$(b-a)^2/12$
B.　離散分布				
ベルヌーイ	prob = p	x = 1	p	$p(1-p)$
二　項	size = n, prob = p	x = 0, 1, 2, …, n	np	$np(1-p)$
負の二項	success = k, prob = p	x = 0, 1, 2, …, n	$k(1-p)/p$	$k(1-p)/p^2$
ポアソン	mean = μ	x = 0, 1, 2, …	μ	μ

第5章

標本と母集団

これまでは代表的な確率分布を説明してきた。ある事象についてその起きる確率がどのような分布に従うかを見極めることが重要である。一方，実際の実験や調査では対象となる事象の確率分布がわからないこともあり，標本を取り出してその集団の特徴を推測する。本章では，標本と母集団の関連を説明する。

1 標本と母集団

測定や調査の対象となる集団を母集団(Population)と呼ぶ。母集団を構成する要素を個体と呼び，個体の数が有限の場合を有限母集団，無限の場合を無限母集団という。ある食品工場で製造される製品を対象とすると，その母集団は有限である。一方，サイコロを振ったとき出た目を対象とすると，無限回振ると考えれば無限母集団となる。測定や調査を行う際に対象となる母集団を決めることが統計学的解析の前に必要である。データがどのような集団から得られ，解析結果はどのような集団に当てはめるかを事前に確認しておく必要がある。例えば，あるロットの製品Aの20個のデータ(例えば重量)からそのロットでの推定は可能かもしれないが，その工場でその年に作られた製品A全体について推定することは適切ではない。

対象とする集団の特性を調べるため，その集団中の個体全てについて測定，調査することを全数調査という。例えば国が行う国勢調査は全数調査となっているが，その調査に多大の労力，時間がかかることは明らかである。ある小学校の5年生を集団とした場合のように個体数が少ない集団では可能かもしれないが，一般に全数調査は非常に困難である。一方，対象の集団から個体をいくつか取り出し，測定，調査によって得られたデータから元の集団の特性を推測する方法を標本調査という。実際にはほとんどの場合，標本調査が行われる。

目的の集団の特性(重量，対象物質の濃度など)の値を推測するために同一条件下で実際に取り出されるものを標本またはサンプル(Sample)という(**図5.1**)。サンプルは通常，無作為に抽出(Random sampling)される。取り出されたサンプルは元の集団の一部ではあるが，必ずしも元の集団の特性をそのまま表しているわけではない。また，本書ではサンプルはある集団から通常複数の個体，すなわちアイテム(単体)(Item)を抜き取って測定するとし，ただ1個だけを抜き取って測定することは原則として考えないとする。ここでアイテムは例えば最終製品であれば個々の製品を指すが，その原材料であれば決めた一定量を指す。

ここで集団から抽出した，あるいは抜き取ったアイテムの数をサンプルの大きさ，すなわちサンプルサイズ(Sample size)という。サイズとはいっても，個々のアイテムの量(重量または体積など)ではないので，注意が必要である。取り出したサンプルについて測定して得られた

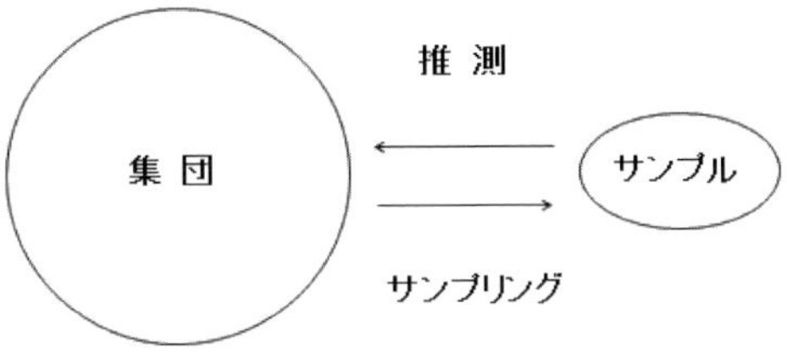

図5.1 標本調査の考え方

データから，標本平均や標本分散が得られる。標本平均や標本分散については，第 2 章で定義している。

標本平均や標本分散のように標本から得られる指標を統計量と呼ぶ。統計量によって元の集団のパラメーターを推測できる。また，統計量が示す分布を標本分布という。

標本調査においてある集団から全く無作為に標本を取り出すことは実際には容易ではない。そのため，例えば標本に 1 から順に番号を付け，乱数表を使って選んだ乱数と一致した番号の標本だけを取り出す，などの操作が必要である。乱数とは全く規則性のない数列である。一方，集団からの標本抽出はグループに分けて行った方が，その特性が一層よく現れる場合がある。例えば，地域別，性別などによって標本を分ける方法である。これを層別抽出法という。グループ内では個体が同質でもグループ間では異質な場合，層別抽出法は全く無作為に標本を抽出する方法に比べてかなり良い方法と考えられている。

2　統計量の性質

母集団は一般にはそれ自体が平均と分散を持っており，それらをそれぞれ母平均，母分散という。これらは，その集団から取り出した標本の平均および分散とは区別される。また，母集団の中である特徴(ありとなし)を持った標本の比率を母比率と呼ぶ。母平均，母分散，母比率など母集団の持つ特性値を総称して母数あるいはパラメーター(Parameter)という。

この章では図 5.1 に示したように，標本から得た統計量から対象とする集団の持つパラメーターを推定する。なお，標本平均や標本分散といった統計量はパラメーター(ここでは母平均と母分散)の推定量といい，実際に得られたパラメーター値をその推定値という。

ある母集団から n 個の標本 $X_1, X_2, \cdots, X_n$ を無作為に取り出したとき，それらから標本平均 $\bar{X}$ が得られる。この操作を繰り返し多数行うと，標本平均 $\bar{X}$ の分布ができる。これをイメージした図が**図 5.2** である。この図ではある母集団から無作為に 3 個ずつの標本を取り出しては測定するという試行を 3 回まで行った結果を示している。この図には各試行での標本値が示されている。この結果から，各試行での標本平均が得られる。この図では標本平均を計算すると 16.7, 18.7, 25 となる。この試行を数多く続けると，標本平均の数は増え，標本平均は 1 つの分布を示すことがわかる。

図 5.2 に示すように，得られた標本平均の分布にはその平均と分散がある。このとき，標本

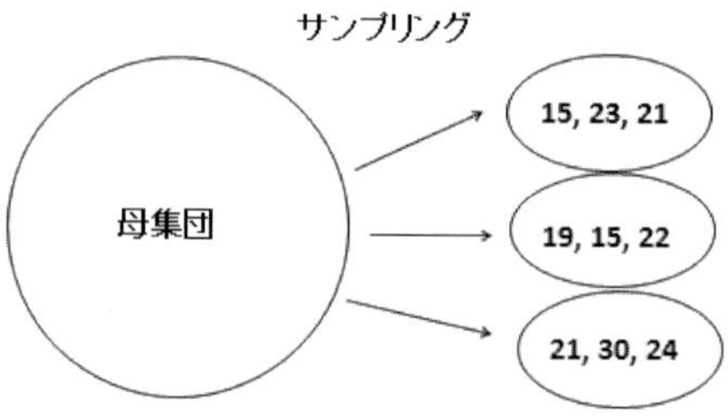

図 5.2　母集団からの標本抽出
母集団から 3 個の標本を 3 回取り出した結果を例示している

平均，標本分散と母平均 μ および母分散 σ^2 には次の関係が見られる。

1. 標本平均の期待値は母平均に等しい。

$$E[\bar{X}]=\mu \tag{5.1}$$

2. 標本平均の分散は母分散を標本数 n で割ったものに等しい。ただし，$X_1, X_2, \cdots, X_n$ は互いに独立である。

$$E[(\bar{X}-\mu)^2]=\frac{\sigma^2}{n} \tag{5.2}$$

参　考

式(5.1)および(5.2)はそれぞれ次のようにして導き出すことができる。

$$E[\bar{X}]=\left[\frac{1}{n}(X_1+X_2+\cdots+X_n)\right]=\frac{1}{n}\{E[X_1]+E[X_2]+\cdots+E[X_n]\}$$

$$=\frac{1}{n}\mu\cdot n=\mu$$

$$E[(\bar{X}-\mu)^2]=E\left[\left\{\frac{1}{n}(X_1+X_2+\cdots+X_n-n\mu)\right\}^2\right]$$

$$=E\left[\frac{1}{n^2}\{(X_1-\mu)+(X_2-\mu)+\cdots+(X_n-\mu)\}^2\right]$$

$$=\frac{1}{n^2}\{E[(X_1-\mu)^2]+E[(X_2-\mu)^2]+\cdots E[(X_n-\mu)^2]$$

$$=\frac{n\sigma^2}{n^2}=\frac{\sigma^2}{n}$$

分散 σ^2 に対して標本平均の分散は式(5.2)に示すように σ^2/n となり，標本平均の分布は標本数 n が増すほど期待値 μ の周りに集中するようになる。例をグラフで示すと，**図 5.3** のようになる。つまり，$\mu=3$, $\sigma^2=4$ の正規分布を示す母集団から標本 16 個を取り出し，その標本平均を求める操作を数多く行うと，得られた標本平均は期待値 3，分散 $4/16=1/4=(1/2)^2$ の分布を示す。

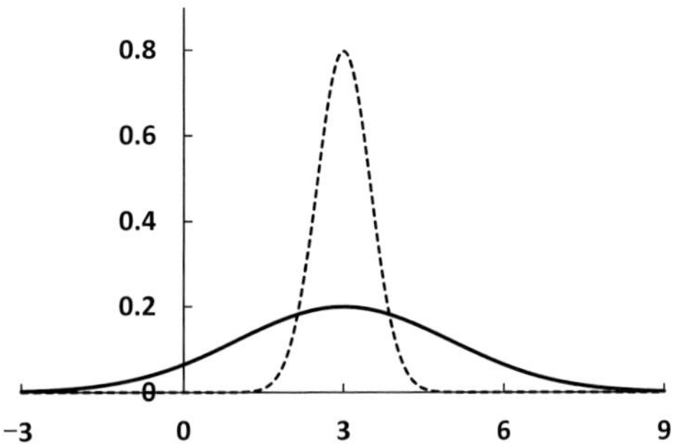

図 5.3　標本平均の分布

実線は母集団の分布，破線は標本平均の分布($n=16$)を示すまた，記述統計学で解説した標本分散 S^2 について次の関係が成り立つ。

3. 標本分散の期待値は母分散の $(n-1)/n$ 倍に等しい。

$$E[S^2] = \frac{n-1}{n}\sigma^2 \tag{5.3}$$

注意：標本平均の分散とは母集団から決めた大きさ（個数）の標本を取り出しては標本平均を得るという操作を数多く繰り返したときできる（標本平均の）分布の分散である（図5.2参照）。一方，標本分散とは取り出した標本から定義（式(2.2)）に従って求めたものである。

参　考

式(5.3)は次のように導き出すことができる。すなわち，まず S^2 について展開し，次に $E[S^2]$ を式(5.2)を使って計算する。

$$\begin{aligned}
S^2 &= \frac{1}{n}\{(X_1-\bar{X})^2+(X_2-\bar{X})^2+\cdots+(X_n-\bar{X})^2\}\\
&= \frac{1}{n}[\{(X_1-\mu)-(\bar{X}-\mu)\}^2+\{(X_2-\mu)-(\bar{X}-\mu)\}^2+\cdots+\{(X_n-\mu)-(\bar{X}-\mu)\}^2\}]\\
&= \frac{1}{n}\{(X_1-\mu)^2+(X_2-\mu)^2+\cdots+(X_n-\mu)^2\}\\
&\quad -2\left\{\frac{1}{n}(X_1+X_2+\cdots+X_n)-\mu\right\}(\bar{X}-\mu)+(\bar{X}-\mu)^2\\
&= \frac{1}{n}\{(X_1-\mu)^2+(X_2-\mu)^2+\cdots+(X_n-\mu)^2\}-(\bar{X}-\mu)^2
\end{aligned}$$

$$\begin{aligned}
E[S^2] &= \frac{1}{n}\{E[(X_1-\mu)^2]+E[(X_2-\mu)^2]+\cdots+E[(X_n-\mu)^2]-E[(\bar{X}-\mu)^2]\\
&= \frac{1}{n}(\sigma^2+\sigma^2+\cdots\sigma^2)-\frac{\sigma^2}{n}\\
&= \sigma^2-\frac{\sigma^2}{n}\\
&= \frac{n-1}{n}\sigma^2
\end{aligned}$$

例題 5.1

$N(5, 4)$ に従う正規母集団から大きさ10の標本を抽出し，その標本平均と標本分散を求める操作を数多く行った。このとき，標本平均の期待値と分散および標本分散の期待値をそれぞれ求めなさい。

解答　標本平均の期待値は式(5.1)より5，標本平均の分散は式(5.2)より $4/10=0.4$ である。また，標本分散の期待値は式(5.3)より $(10-1)/10\times4=3.6$ である。

問題 5.1　食品工場である期間，製品 A から毎日 4 件のサンプルを取り出し，重さを測ってはその平均を求める作業を続けた。その結果，その値の平均は 320 g，分散は 20 g^2 であった。この製品 A を母集団としたとき，その重さの母平均と母分散を求めなさい。

問題 5.2　あるロットの食品が倉庫内に数多くあり，そこから 6 個サンプルを取り出してはその重さの平均と分散を求める測定を多数回行った。その結果，分散の期待値が 80 g^2 であるとき，倉庫内のミカン全体を母集団と考えて母標準偏差を求めなさい。

問題 5.3　毎年，農場 A で出荷されるりんごを無作為に 10 個取り出してはその 1 個当たりの糖度(%)の平均を出した結果，その平均は正規分布 $N(11.6, 5.3)$ に従うことが分かった。このとき，農場 A で出荷されるりんご全体の糖度についてその平均 μ と分散 σ^2 を求めなさい。

3　中心極限定理

次の定理は中心極限定理と呼ばれ，統計学で最も重要な定理の 1 つといえる。

「母集団がどんな分布であっても，それから取り出した標本の平均(あるいは和)は標本数を十分大きくしたとき正規分布に従う」

さらに，平均 μ，分散 σ^2 を持つ集団から n 個の標本 $X_1, X_2, X_3, \cdots, X_n$ を取り出し，その平均 $\bar{X}$ を考える。この操作を繰り返し行うと，平均 $\bar{X}$ の分布ができる。このとき，「n が大きくなるにつれて $\bar{X}$ の分布は平均 μ，分散 σ^2/n の正規分布に近づくこと」を中心極限定理と呼ぶ。ここで，平均の作る分布であることに注意が必要である。

これをシミュレーションで確かめてみる。4 種類の数値 3, 4, 5, 6 からなる非常に大きな集団があり，ここから等確率(すなわち 1/4)で 1 個のサンプルを取り出すとする。このときの確率分布は，**図 5.4** に示すように各確率がすべて 1/4 の離散的な分布をしており，正規分布とは明らかに違うことがわかる。

この集団から毎回 3 個の標本を無作為に取り出してはその平均 $\bar{x}$ を得る(その標本は集団に再度戻す)という操作を数多く行うとする。例えば，1 回行った結果が，3, 3, 6 であったとすると，$\bar{x} = (3+3+6)/3 = 4$ となる。こうして得られた $\bar{x}$ の分布は中心極限定理によると正規分布となる。その平均 $\mu_{\bar{x}}$ と標準偏差 $\sigma_{\bar{x}}$ が得られる。この $\mu_{\bar{x}}$ と $\sigma_{\bar{x}}$ の値を実際に中心極限定理と数値シミュレーションで求め，比較してみる。

$\mu_{\bar{x}}$ は元の集団について平均の定義(例：サイコロの目)から $(3+4+5+6)\times 1/4 = 9/2$ となる。同様にその分散 σ^2 は定義に従い，

$$\sigma^2 = (3-9/2)^2\times 1/4 + (4-9/2)^2\times 1/4 + (5-9/2)^2\times 1/4 + (6-9/2)^2\times 1/4 = 5/4(=1.12^2)$$

となる。次に中心極限定理を適用すると $n=3$ であるから，得られた $\bar{x}$ の平均 $\mu_{\bar{x}}$ はそのまま $9/2(=4.5)$，標準偏差 $\sigma_{\bar{x}} = \sigma/\sqrt{3} = 0.645$ が得られる。

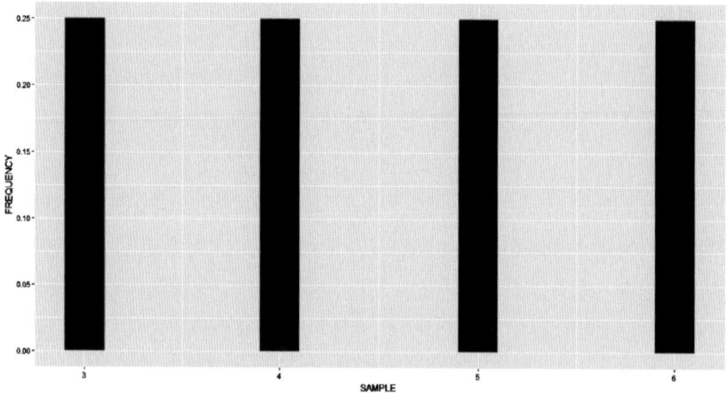

図 5.4　等確率でサンプルを取り出すときの確率分布

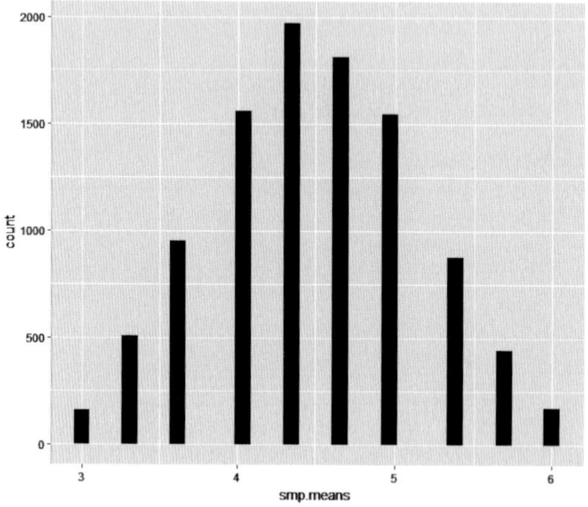

図 5.5　数値シミュレーションによる標本平均の分布

一方，数値シミュレーションでこれを確かめてみる。ここではRを使った例を示す。上記の集団から3個のサンプルをランダムに取り出し，その平均を求める操作を10,000回行った結果を**図 5.5** に示す。この図に示されるように，その分布は最頻値を中心にほぼ左右対称の正規分布に近いことがわかる。さらに,操作回数を増やすとさらに正規分布に近づく分布となる。

次に，このシミュレーション結果の標本平均と標本標準偏差を求めると，4.48 および 0.647 と計算され，上述した中心極限定理による値 4.5 および 0.645 と非常に近いことがわかる。この操作はブートストラップ法といわれる手法である。ブートストラップ法については，本書で後に解説する。このRのコードを**図 5.6** に示す。

このシミュレーションで得られた各平均の分布が正規分布を示すかは，qqnorm()という関数を使うと判断できる(詳細は割愛)。この例では図 5.6 の最後に qqnorm(smp.means)というコードを加えて実行させると，次の**図 5.7** のようなプロット(Q–Q プロット)が得られる。各点が直線状に並ぶと正規性が認められる。この例では階段状になるが，これは縦軸方向のサンプル側は離散的な値となるからである。つまり 3, 4, 5, 6 から3つを取り出すので，最も小さ

```
val<-c(3,4,5,6)         #CLT
prb<-c(1/4,1/4,1/4,1/4)
smp.means<-NULL
for(i in 1:10000){
  smp<-sample(x=val,prob = prb, size = 3, replace = TRUE)
  smp.means<-append(smp.means, mean(smp))
}
ggplot(NULL,aes(x=smp.means))+geom_histogram()
mean(smp.means)
sd(smp.means)
```

図 5.6　中心極限定理の R コード-1　R5.1 CLT

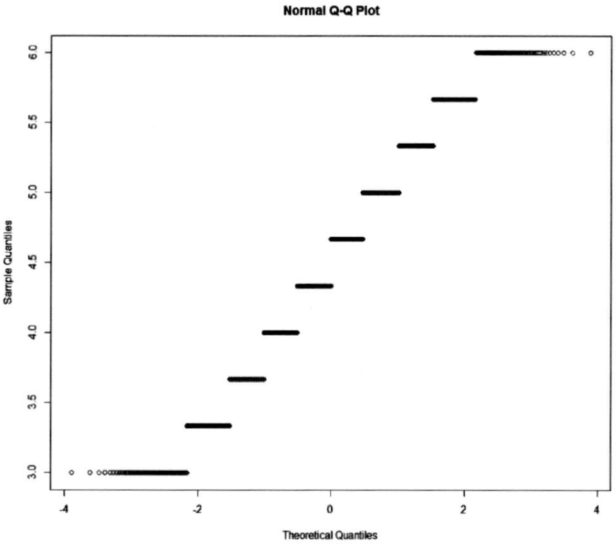

図 5.7　シミュレーション結果の Q-Q プロット

い平均は$(3+3+3)/3=3$，その次は$(3+3+4)/3=3.33$，$(3+3+5)/3=3.67$，…となり，その間の値は取れないからである。この例では全体として対角線上に右方向へ増加する直線性が認められるので，正規性が認められる。

参考

中心極限定理を集団自体が正規分布に従う場合について考えてみる。例えば，ある年の全国共通試験で中学理科のテストの点数が平均 72 点，標準偏差が 13 点の正規分布に従ったとする。この集団から 100 人ずつの点数を取り出し，その平均$\bar{x}$を求める操作を 10,000 回行ったとき，その平均$\bar{x}$の分布，つまり平均と標準偏差はどのようになるだろうか。

中心極限定理によると，この分布は平均 72 点，標準偏差 $13/\sqrt{100}=1.3$ 点の正規分布になると推定される。これをシミュレーションで確認してみる。R のコードは**図 5.8** のようになる。

このコードを実行すると，コンソール画面に例えば平均 72.003 および標準偏差 1.3004 と計算結果が現れた。これらの値は rnorm()で発生する乱数の値によりシミュレーションのたびに多少異なるが，中心極限定理による値と非常に近いことがわかる。また，10,000 回のシミュレーションの結果，**図 5.9** のような$\bar{x}$の出現頻度が現れ，正規分布の形状が認められる。なお，シミュレー

```
s.dist<-NULL    #Initialization
for(s.count in 1:10000){
  s.mean<-mean(rnorm(100,72,13))
  s.dist<-c(s.dist,s.mean)
}
mean(s.dist)
sd(s.dist)
s.frame<-data.frame(table(round(s.dist)))
colnames(s.frame)<-c("SAMPLE.MEAN","FREQUENCY")
ggplot(s.frame,aes(x=SAMPLE.MEAN,y=FREQUENCY))+geom_bar(stat = "identity")
```

図 5.8　中心極限定理の R コード-2　R5.2 CLT

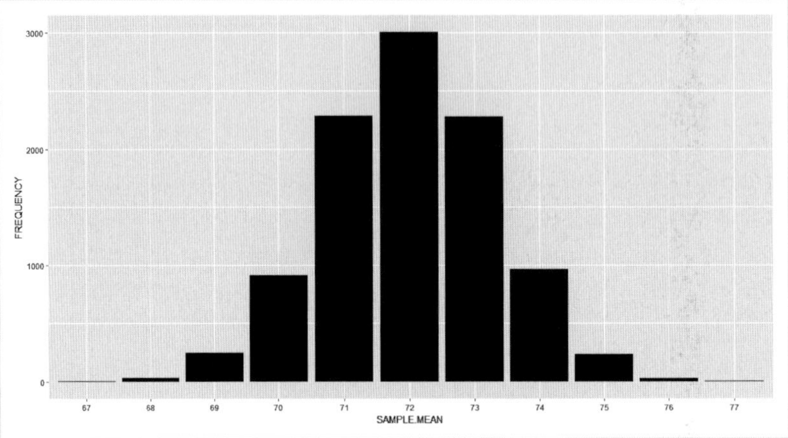

図 5.9　シミュレーションによる平均の出現頻度

ション回数を例えば 1,000 回に減らすと，標本平均 72.006 および標本標準偏差 1.2623 となり，標本平均の値にほとんど影響はないが，標本標準偏差の値が推測値から離れていく。

一方，サンプリングサイズ(毎回取り出すサンプル数)を 100 人から 10 人に減らすと，中心極限定理による標準偏差は $13/\sqrt{10}=4.111$ と増大する。10,000 回のシミュレーションの結果は例えば 4.1230 となる。

4　正規母集団

4.1　正規分布による近似

中心極限定理により 1 回のサンプリングでもその標本数 n が大きければ，得られた標本平均に対して中心極限定理が近似的に成り立つと考えることができる。そこで，変数 y が正規分布の確率密度関数に従うとき，式(5.4)を用いて標準化変換を行うと，確率変数 z は正規分布 $N(0, 1)$ に従うことになる。

$$z=\frac{y-\mu}{\sigma} \tag{5.4}$$

例題 5.2

製品 A の重量はこれまでの測定から平均が 456 g，分散が 69 g^2 であることがわかっている。この製品を無作為に 30 個取り出して重量を測定したとき，その標本平均はどのような確率分布を示すと考えられるか。また，このとき，標本平均が 460 g 以上となる確率を求めなさい。

解答　標本の大きさが 30 と比較的多いので，この標本平均は正規分布 $N(456, 69/30)$，すなわち $N(456, 23/10)$ に近似的に従うと考えられる。次に，標本平均が 460 g 以上となる確率は標準化変換すると，$Z=(460-456)/\sqrt{(23/10)}=4/1.517=2.64$ となる。したがって，求める確率 $P(Z \geqq 2.64)$ は正規分布表から 0.0041，または 0.41％と求められる。

一般には対象集団の母分散 σ^2 はわからないことが多く，その場合は標本分散の期待値 $E[S^2]$ と母分散の値との関係式(5.3)から，次の式(5.5)が成り立つ。

$$\sigma^2 = \frac{n}{n-1} E[S^2] \tag{5.5}$$

そこで母分散の代わりにこの式に使って中心極限定理を適用することができ，最終的に標本平均は分散が $\sigma^2/n = S^2/(n-1)$ の正規分布に従うと考えられる。次に，標準化変換(式(5.4))を行うと，次の Z は正規分布 $N(0, 1)$ に従うと考えられる。

$$Z = \frac{\bar{X}-\mu}{\dfrac{S}{\sqrt{n-1}}} \tag{5.6}$$

例題 5.3

同一ロットの製品 B から無作為に 40 個サンプルを取り出して重量の測定した結果，その標本平均と標本分散はそれぞれ 256 g と 78 g^2 であった。このとき，標本平均が 260 g 以上となる確率を求めなさい。

解答　標本平均が 260 g 以上となる確率は式 5.6 を使って標準化変換すると，$Z=(260-256)/(\sqrt{78}/\sqrt{39})=4/\sqrt{2}=2.83$ が得られる。したがって，求める確率 $P(Z \geqq 2.83)$ は正規分布表から 0.0023，約 0.23％となる。

問題 5.4　あるロットの製品の重量について平均が 249 g，分散が 89 g^2 とわかっている。この中から 10 個のサンプルを無作為に取り出したとき，その平均が 247 g から 252 g の範囲にある確率を求めなさい。

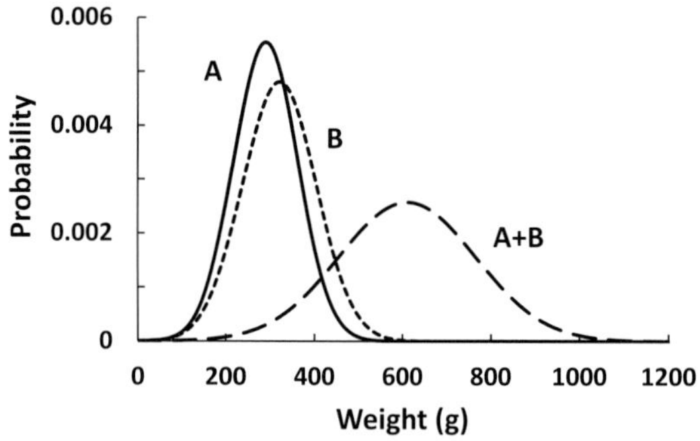

図 5.10　正規分布の重ね合わせ
農場 A と B から出荷されるりんごの重量分布

4.2　正規分布の重ね合わせ（1 次結合）

確率変数 X_1 と X_2 が互いに独立で，それぞれ正規分布 $N(\mu_1, \sigma_1^2)$ と $N(\mu_2, \sigma_2^2)$ に従うとき，その 2 つの確率変数の和である確率変数 X_1+X_2 の分布を考えると，この確率変数も正規分布に従い，その平均は両平均の和 $\mu_1+\mu_2$ で，分散も両分散の和 $\sigma_1^2+\sigma_2^2$ で表される。このように正規分布に従う確率変数は重ね合わせることができる。

例えば，農場 A と B から出荷されるりんご 1 個当たりの重量がそれぞれ正規分布 $N(290, 72)$ と $N(321, 83)$ に従うとき，農場 A と B から無作為に 1 個ずつ取ってそれらを合計した重量は正規分布 $N(290+321, 72+83)=N(611, 155)$ に従うことになる。この確率密度関数を**図 5.10** に示す。

この正規分布に従う確率変数の重ね合わせを一般化することができる。すなわち，確率変数 $X_i (i=1, 2, \cdots, n)$ を互いに独立な正規分布 $N(\mu_i, \sigma_i^2)$ に従う場合，次の確率変数 Y を考えてみる。

$$Y=a_0+a_1X_1+a_2X_2+\cdots+a_nX_n \tag{5.7}$$

ここで，$a_0, a_1, \cdots, a_n$ は定数である。この Y は次の正規分布に従う。

$$N(a_0+a_1\mu_1+a_2\mu_2+\cdots+a_n\mu_n, a_1^2\sigma_1^2+a_2^2\sigma_2^2+\cdots+a_n^2\sigma_n^2) \tag{5.8}$$

特に $a_0=0, a_1=\cdots=a_n=1/n$ とし，各 X_i をすべて同じ正規分布 $N(\mu, \sigma^2)$ から取り出すとき，重ね合わせにより Y は，

$$Y=(X_1+X_2+\cdots+X_n)/n$$

と表され，次の正規分布に従う。

$$N\left(\frac{1}{n}\mu+\frac{1}{n}\mu+\cdots+\frac{1}{n}\mu, \frac{1}{n^2}\sigma^2+\frac{1}{n^2}\sigma^2+\cdots+\frac{1}{n^2}\sigma^2\right)=N\left(\mu, \frac{\sigma^2}{n}\right)$$

すなわち，正規分布 $N(\mu, \sigma^2/n)$ に従う。したがって，次の定理が示される。

定理 5.1　正規分布 $N(\mu, \sigma^2)$ から n 個のサンプルを無作為に抽出したとき，その標本平均はサンプルサイズ n の大きさにかかわらず正規分布 $N(\mu, \sigma^2/n)$ に従う。

この定理はよく使われる定理である。また，中心極限定理と似ているが，近似ではない。

5　正規母集団から抽出される分布

対象の集団が正規分布を示す場合，そこから取り出したサンプルが示す分布について説明する。そのような分布の代表的な例として，χ^2 分布(カイ 2 乗と呼ぶ)，F 分布，t 分布がある。

5.1　χ^2 分布

標準正規分布 $N(0, 1)$ に従う集団から n 個の独立した確率変数 X を取り出すとき，それらの 2 乗和 Z の示す分布を χ^2 分布という(式(5.9))。χ^2 分布は連続型分布の 1 つである。

$$Z = {X_1}^2 + {X_2}^2 + {X_3}^2 + \cdots + {X_n}^2 \tag{5.9}$$

χ^2 分布を示す確率密度関数はガンマ関数を使って表されるが，複雑な形をしているため，ここでは割愛する。また，この確率密度関数の平均は n，分散は $2n$ と表される。Z は n 個の自由に動く確率変数 X から値が決まる関数であるので，自由度 n の χ^2 分布という。

自由度(Degree of freedom)とは，母集団から取り出した標本の大きさに関連し，自由に動ける確率変数の数を意味する。例えば，ある集団から n 個の確率変数 $X_1, X_2, X_3, \cdots, X_n$ を取り出し，その平均を $\bar{X}$ とする。このとき，平均との偏差 $Y_i = X_i - \bar{X}$ を考える。ただし，$i = 1, 2, 3, \cdots, n$ である。したがって，次の式が成り立つ。

$$(X_1 - \bar{X}) + (X_2 - \bar{X}) + \cdots + (X_n - \bar{X}) = \sum_{i=1}^{n} X_i - n\bar{X} = n\bar{X} - n\bar{X} = 0$$

すなわち，偏差の和は次のように 0 である。

$$Y_1 + Y_2 + \cdots + Y_n = 0$$

このように Y_i についてはその和が 0 という束縛があり，自由度は n ではなく，1 を引いた $n-1$ となる。

χ^2 分布に従う確率密度関数の形状を実際にみてみよう。**図 5.11** に n の各値に対する χ^2 分

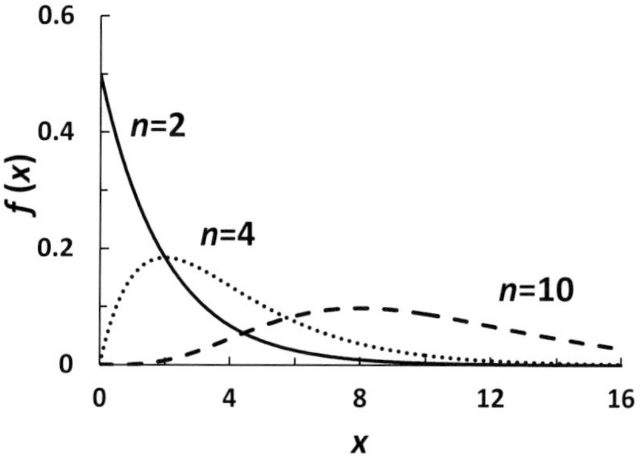

図 5.11　χ^2 分布に従う確率密度関数

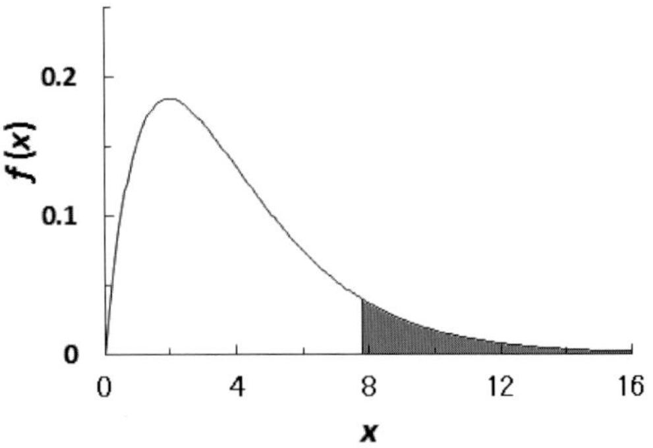

図 5.12　χ^2 分布（自由度 4）の確率密度関数
7.78≤x の部分を灰色で示している

布を示す。ただし，$x \leqq 0$ では常に $f(x)=0$ のため図では示していない。ここでは n が 2, 4, 10 の場合の分布を示した。n が小さい値の場合は右側に緩やかな裾野を持つ山型の曲線であるが，n が大きくなるに従い，左右ほぼ対称の低い山型の曲線となる。

この分布で 2 乗和がある値 x 以上である確率を求めてみる。例えば $n=4$ のとき，$x=7.78$ とすると，**図 5.12** の灰色の部分に相当する。巻末の χ^2 分布表を使うと，この部分の確率は 0.1 と求められる。すなわち，$P(7.78 \leqq x \leqq +\infty)=0.1$ と表せる。

また，χ^2 分布は正規分布と同様，重ね合わせができる。すなわち，確率変数 X と Y が独立でそれぞれ自由度 m と n の χ^2 分布に従うとき，両者の和 $X+Y$ は自由度 $m+n$ の χ^2 分布に従う。

例題 5.4

正規分布 $N(0, 1)$ から 6 個のサンプルを無作為に取り出したとき，その 2 乗和が 10.64 を超える確率を求めなさい。

解答　この 2 乗和は自由度 6 の χ^2 分布に従うと考えられる。巻末の χ^2 分布表を使うと，0.1 が該当する。したがって，$P(10.64 \leqq x \leqq +\infty)=0.1$ が得られる。

R　pchisq(10.64, 6) より 0.9 が得られる。ただし，この値は $P(-\infty \leqq x \leqq 10.64)$ の値であるから，$P(10.64 \leqq x \leqq +\infty)=1-0.9=0.1$ となる。

Ex　=CHISQ.DIST(10.64, 6, TRUE) より 0.9 が得られる。

また，確率変数 X を正規分布 $N(\mu, \sigma^2)$ から取り出すとき，次の定理が成り立つ。

定理 5.2　正規母集団分布 $N(\mu, \sigma^2)$ から確率変数 X_i を n 個無作為に取り出したとき，式(5.9) に示す確率変数 Z は自由度 n の χ^2 分布に従う。

$$Z=\frac{1}{\sigma^2}\{(X_1-\mu)^2+(X_2-\mu)^2+(X_3-\mu)^2+\cdots+(X_n-\mu)^2\} \tag{5.10}$$

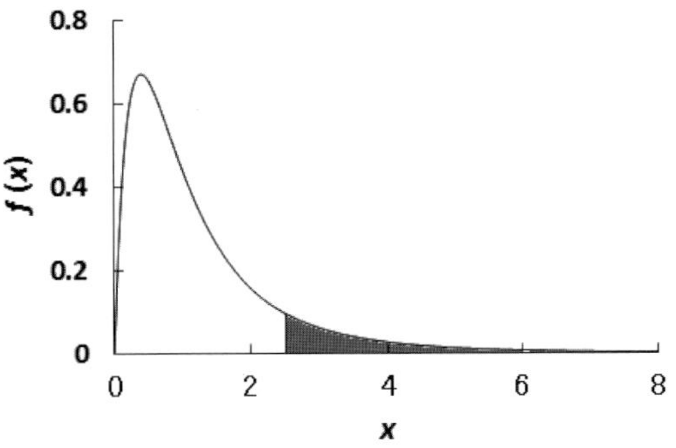

図 5.13　自由度 4, 8 の F 分布の確率密度曲線
$2.5 \leq x$ の部分を灰色で示している

母平均 μ がわからない場合，標本平均 $\bar{X}$ を用いると，次の定理が成り立つ。ただし，$\bar{X}$ が式の中に含まれているため，自由度は1つ減る。

定理 5.3　$N(\mu, \sigma^2)$ に従う正規母集団から大きさ n の標本 X を無作為に抽出したとき，その標本平均 $\bar{X}$ について次の関数 Z は自由度 $n-1$ の χ^2 分布に従う

$$Z = \frac{1}{\sigma^2}\{(X_1 - \bar{X})^2 + (X_2 - \bar{X})^2 + (X_3 - \bar{X})^2 + \cdots + (X_n - \bar{X})^2\} \tag{5.11}$$

ここで標本分散 S^2 を用いると，式(5.11)は次のように表せる。

$$Z = \frac{nS^2}{\sigma^2} \tag{5.12}$$

さらに，標本平均 $\bar{X}$ について定理 5.1 を使うと，最終的に次の定理が成り立つ。

定理 5.4　$N(\mu, \sigma^2)$ に従う正規母集団から大きさ n の標本を無作為に抽出したとき，その標本平均 $\bar{X}$ について次の関数 Z は自由度1の χ^2 分布に従う

$$Z = \frac{n}{\sigma^2}(\bar{X} - \mu)^2 \tag{5.13}$$

5.2　F 分布

F 分布は χ^2 分布に従う2つの確率変数の比に関する分布である。次の関係が成り立つ。

定理 5.5　χ^2 分布に従う互いに独立な2つの確率変数 X_1 と X_2 の自由度がそれぞれ m と n であるとき，X_1/m と X_2/n の比は F 分布に従う

$$X = \frac{X_1/m}{X_2/n} \tag{5.14}$$

F 分布に従う確率変数 X の密度関数のグラフを描くと，例えば**図 5.13** のようになる。ここ

では，自由度 4, 8 での F 分布のグラフを示す。右側にすそ野の広い山型の曲線を示す。なお，$x \leqq 0$ の範囲では $f(x)=0$ であるので，グラフでは省略して $x \leqq 0$ の部分を示している。図 5.13 で x が 2.5 以上の値をとる確率は 0.126 となり，$P(2.5 \leq x \leq +\infty)=0.126$ と表す。図の灰色の部分が該当する領域を示す。

R　pf(2.5, 4, 8)より 0.874 が得られる。ただし，この値は $P(0 \leqq x \leqq 2.5)$ の値であるから，$P(2.5 \leq x \leq +\infty)=1-0.874=0.126$ となる。

Ex　=F.DIST.RT(2.5, 4, 8)=0.126 が得られる。=F.DIST.RT()は X が指定した値から $+\infty$ にわたる範囲で確率を積分した値を示す。

母分散 σ^2 の正規母集団から m 個のサンプルを取り出し，標本分散 ${S_m}^2$ を得たとき，確率変数 $X_1=m{S_m}^2/\sigma^2$ は式(5.11)から自由度 $m-1$ の χ^2 分布に従うと考えられる。別の母分散 σ^2 の正規母集団から n 個のサンプルを取り出し，標本分散 ${S_n}^2$ を得たとき，同様に $X_2=n{S_n}^2/\sigma^2$ は自由度 $n-1$ の χ^2 分布に従うと考えられる。これらを式(5.14)に代入すると，次の式(5.15)が作られる。

$$X=\frac{m(S_m^2/\sigma^2)/(m-1)}{n(S_n^2/\sigma^2)/(n-1)} \tag{5.15}$$

この式を整理すると，次の定理が成り立つ。

定理 5.7　分散の等しい 2 つの正規母集団からそれぞれ大きさ m と n の標本 $X_1, X_2, \cdots, X_m$ と標本 $Y_1, Y_2, \cdots, Y_n$ を無作為抽出し，その標本分散 ${S_m}^2$ と ${S_n}^2$ をつくるとき，次の X は自由度 $(m-1, n-1)$ の F 分布に従う

$$X=\frac{m(n-1)S_m^2}{n(m-1)S_n^2} \tag{5.16}$$

例題 5.5

分散の等しい 2 つの正規母集団からそれぞれ 10 個と 6 個の標本を無作為抽出した結果，その標本分散は 6.3 と 5.9 であった。このような結果が生じる確率は 5%より大きいか。

解答　$m=10$, $n=6$, ${S_m}^2=6.3$ と ${S_n}^2=5.9$ として，式(5.16)を適用すると，$X=(10\times5\times6.3)/(6\times9\times5.9)=0.989$ が得られる。一方，X は自由度(9, 5)の F 分布に従うため，F 分布表(5%)から 4.77 が得られる。すなわち，$P(4.77 \leqq X \leqq +\infty)=0.05$ が成り立つ。$X=0.989$ は 4.77 より小さく，5%の領域より内側にあるため，この結果が生じる確率は 5%より大きいといえる。

R　pf(0.989, 9, 5)より 0.464 が得られ，$P(0.989 \leqq X \leqq +\infty)=1-0.464=0.536>0.05$ となる。

Ex　=F.DIST.RT(0.989, 9, 5)=0.536 となり，$P(0.989 \leqq X < +\infty)=0.536$ が得られる。

χ^2 分布に従う定理 5.4 の変数 Z(式(5.13))と定理 5.3 の変数 Z(式(5.11))について比をとると，最終的に次の定理が導かれる。

定理 5.8 正規母集団 $N(\mu, \sigma^2)$ から大きさ n の標本を無作為抽出し，その標本平均と標本分散をとるとき，次の X は自由度 $(1, n-1)$ の F 分布に従う

$$X = \frac{(n-1)(\bar{X}-\mu)^2}{S^2} \tag{5.17}$$

この式にはすでに母分散がなく，標本分散で表されていることに注意が必要である。

例題 5.6

母平均が 8.7 の正規母集団から 12 個の標本を無作為抽出した結果，標本平均が 7.9，標本分散が 8.2 であった。このような結果が生じる確率は 5%より小さいか。

解答 式(5.17)を適用すると，$X = (12-1) \times (7.9-8.7)^2/8.2^2 = 0.8585$ を得る。X は自由度(1, 11)の F 分布に従うため，F 分布表($\alpha=0.05$)から 4.84 が得られる。$X=0.8585$ は確率 5%の領域($4.84 \leqq X \leqq +\infty$)よりさらに内側にあるため，この結果が表れる確率は 5%より大きいといえる。

自由度(m, n)の F 分布に従う確率変数 X がある値から $+\infty$ までの範囲で起きる確率が a となるような X の値を $F_{m,n}(a)$ とする。ここで，$P(X \geqq F_{m,n}(a)) = a$ とも書き表せる。このとき，次の定理が成り立つ。

定理 5.9 X を自由度(m, n)の F 分布に従う確率変数とする。$P(X \geqq F_{m,n}(a)) = a$ のとき，

$$F_{m,n}(a) = \frac{1}{F_{n,m}(1-a)} \tag{5.18}$$

が成立する

例えば $F_{m,n}(a) = F_{4,8}(0.126) = 2.5$ を考えよう。この定理に従うと，$F_{n,m}(1-a) = F_{8,4}(1-0.126) = F_{8,4}(0.874)$ となる。この値を実際に求めると，$F_{8,4}(0.874) = 0.4$ となる。式(5.18)の右辺は $1/F_{8,4}(0.874) = 1/0.4 = 2.5$ となり，確かにこの定理が成り立つことがわかる。この定理を使うと，次の例題のように F 分布表にある値を使って表にない値が計算できる。

例題 5.7

次の値を求めなさい。① $F_{7,9}(0.05)$，② $F_{9,7}(0.95)$

解答 ① F 分布表($\alpha=0.05$)から $F_{7,9}(0.05)$ は $(m, n) = (7, 9)$ から 3.29 が得られる。
② $F_{9,7}(0.95)$ は F 分布表にはないので，定理 5.9 より $F_{7,9}(0.05)$ の値を使う。

$F_{7,9}(0.05)=3.29$ より，$F_{9,7}(0.95)=1/F_{7,9}(0.05)=1/3.29=0.30$ が得られる。

5.3　t 分布

t 分布も正規分布に従う集団から取り出したサンプルについて成り立つ分布である。この分布はあとで解説するように実際の統計処理によく使われ，特にサンプル数が比較的少ない場合に使われる分布である。t 分布は自由度$(1, n)$の F 分布と考えることができる。つまり，自由度$(1, n)$の F 分布に従う変数 X の平方根 T を考えたものである。t 分布について次の定理が F 分布の定理 5.8 から導き出される。

定理 5.10　正規母集団 $N(\mu, \sigma^2)$から大きさ n の標本を無作為抽出し，その標本平均と標本分散をとるとき，次の T は自由度 $n-1$ の t 分布に従う

$$T=\frac{\sqrt{n-1}(\bar{X}-\mu)}{S} \tag{5.19}$$

ただし，$X=T^2$ が成り立つ。この式(5.19)にも母分散が消え，標本分散で表されていることに注意が必要である。

t 分布に従う確率密度関数は，**図 5.14** のように確率変数 $x=0$ を中心とする左右対称のベル型の曲線となり，χ^2 分布および F 分布のような左右非対称な山型の曲線とは異なる。この図に示すように，t 分布の密度関数は正規分布よりもややなだらかな曲線を描く。また，サンプル数を増すと，標準化正規分布に近づくことがわかる。

t 分布においてある値以上あるいは以下の確率変数 x に対してそれが起こりうる確率を**図 5.15** に示す。例として $x=-1.5$ 以下の部分を灰色にしてあり，その部分の面積は 10％である。つまり，$P(-\infty \leq x \leq -1.5)=0.10$ である。したがって，$x=-1.5$ 以下となる事象が起きる確率は 0.1 以下と考えられる。

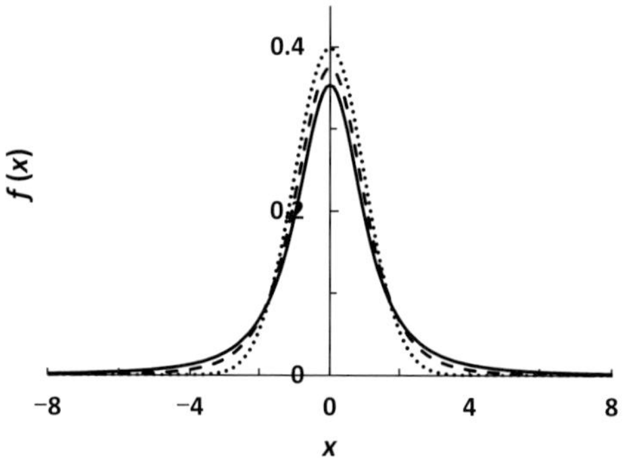

図 5.14　t 分布の確率密度曲線
実線は自由度 2，破線は自由度 4 の t 分布の確率密度曲線，点線は標準正規分布 $N(0, 1)$の確率密度曲線を示す

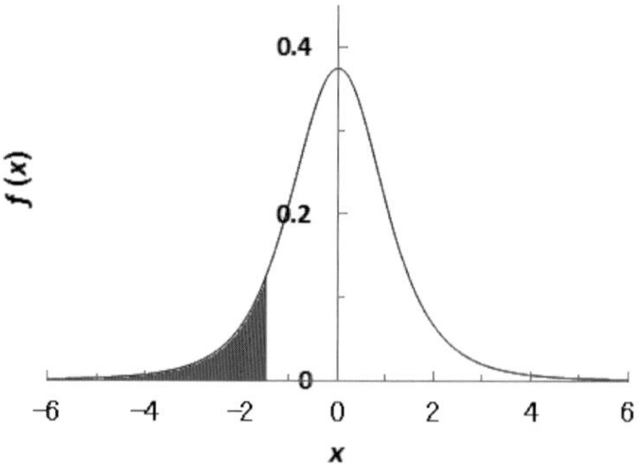

図 5.15　t 分布(自由度 4)のグラフ
$x=-1.5$ 以下の部分を灰色にしてある

例題 5.8

平均が10の正規母集団から16個の標本を無作為抽出した結果，標本平均が9.1，標本分散が4.6であった。このような結果が生じる確率は5%より小さいか。

解答　式(5.19)において $T=\sqrt{(16-1)}\times(9.1-10)/\sqrt{4.6}=\sqrt{15}\times(-0.9)/\sqrt{4.6}=-1.625$ と計算される。巻末の t 分布表($\alpha=0.05$)から，自由度15で両側5%(片側2.5%)以下の領域に入るのは T が2.13以上または−2.13以下の領域である。$T=-1.625$ はこの領域には入らないため，このような結果が生じる確率は5%より大きいと判断できる。

6 推　定

統計学が持つ重要な機能の1つに統計的推定(Statistical estimation)がある。つまり，測定や調査で得られた標本平均および標本分散から元の集団の特徴を表す平均，分散など母数の値を推定することである。統計学的推定には，点推定(Point estimation)と区間推定(Interval estimation)の2種類がある。

6.1　点推定

点推定では，母数の推定値を例えば製品Bの内容量(g)の推定した平均は317である，というように特定の値で示す。母集団の特徴を表す平均 μ や分散 σ^2 が標本から期待値として推定されるとき，次の式で推定される統計量を不偏推定量という。つまり，n 個のサンプルから得られた標本平均を $\bar{X}$，標本分散を S^2 とすると，式(5.1)および式(5.3)から次のように不偏推定量が得られる。

$$\text{母平均 } \mu \text{ の不偏推定量} = \bar{X} \tag{5.20}$$

$$\text{母分散 } \sigma^2 \text{ の不偏推定量} = \frac{n}{n-1}S^2 \tag{5.21}$$

ここで $\bar{X}$ と S^2 に対しては，サンプルから次の式を用いて得られた値(すなわち標本値)である $\bar{x}$ と s^2 の値をそれぞれ使う。

$$\bar{x}=(x_1+x_2+\cdots+x_n)/n \tag{5.22}$$

$$s^2=\frac{1}{n}\{(x_1-\bar{x}_1)^2+(x_2-\bar{x}_2)^2+\cdots+(x_n-\bar{x}_n)^2\} \tag{5.23}$$

例題 5.9

あるスーパーマーケットで売っているトマトのうち10個を無作為に選び，その重さ(g)を測った結果，次のとおりであった。

155　167　164　138　154　134　160　169　151　145

この店のトマト全体を母集団とし，これらのデータから母平均，母分散の不偏推定量を求めなさい。

解答　実際のデータから式5.22と5.23を用いて $\bar{x}=153.7$ と $s^2=127.6$ が計算できる。次に，式(5.20)と式(5.21)を用いて母平均の不偏推定量は154(g)，母分散の不偏推定量は，$10/9\times127.6$ より142(g^2)となる。

R　標本平均はmean()で，不偏分散はvar()で得られる。

Ex　標本平均は=AVERAGE()で，母分散の不偏推定量は=VAR.S()で得られる。

例題5.10

ある集団から9個のサンプルを無作為に取り出した結果，標本平均が2.4，標本分散が0.87であった。この集団の平均，分散の不偏推定量を求めなさい。

解答　平均の不偏推定量は標本平均と等しいので，2.4である。分散の不偏推定量は $0.87\times9/(9-1)$ より0.98となる。

母集団の分布を表す関数がわかっている場合，点推定を行う方法として最尤《さいゆう》推定(Maximum likelihood estimation)がある。次の例で考えてみる。

ポアソン分布で表される確率変数から成る集団から，無作為に3つのサンプルを取り出し，x_1, x_2, x_3 の3つの値を得たときの平均 μ を推定する。取り出した3つの確率変数が x_1, x_2, x_3 の値をとる確率を L とすると，L は3つのポアソン分布による確率の積になる(式(5.24))。

$$L=e^{-\mu}\frac{\mu^{x_1}}{x_1!}\cdot e^{-\mu}\frac{\mu^{x_2}}{x_2!}\cdot e^{-\mu}\frac{\mu^{x_3}}{x_3!}=e^{-3\mu}\frac{\mu^{x_1+x_2+x_3}}{x_1!x_2!x_3!} \tag{5.24}$$

次に確率 L を μ の関数 $L(\mu)$ と考え，L を最大にする μ の値を求める。式(5.24)のように推定値を求めるための関数を尤度《ゆうど》関数(Likelihood function)と呼ぶ。最大値を求めるため関数 L を変数 μ で微分すると，最終的に次のように表せる。

$$\mathrm{d}L/\mathrm{d}\mu=\frac{L}{\mu}(-3\mu+x_1+x_2+x_3) \tag{5.25}$$

式(5.25)を0にする μ の値は，式右辺のカッコに囲まれた部分の値を0にするので，次のようになる。

$$\mu=\frac{1}{3}(x_1+x_2+x_3) \tag{5.26}$$

式(5.26)において，$\mu<(x_1+x_2+x_3)/3$ のとき $\mathrm{d}L/\mathrm{d}\mu>0$，$\mu>(x_1+x_2+x_3)/3$ のとき，$\mathrm{d}L/\mathrm{d}\mu<0$ である。したがって，増減表を使うと，$\mu=(x_1+x_2+x_3)/3$ のとき L の値は極大，つまりここでは最大となることがわかる。以上から，$\mu=(x_1+x_2+x_3)/3$ が母平均と推定される。

この方法で得られた推定値を最尤推定量という。この例では，最尤推定量(式(5.26))は算術平均と一致したが，一般には必ずしも一致しない。

問題 5.5 ｜ 正規分布 $N(\mu, \sigma^2)$ で表される確率変数 X から成る集団から，無作為に３つのサンプルを取り出し，x_1, x_2, x_3 の３つの値を得たときの平均 μ を推定しなさい。

6.2　区間推定

点推定による値は１つの推定値であるが，それに対して区間推定では未知母数 θ がある確率で区間 $\Theta 1$ と $\Theta 2$ の間に存在すると考える。この確率を信頼水準(Confidence level)，$\Theta 1$ と $\Theta 2$ を信頼限界，$\Theta 1$ から $\Theta 2$ までの区間を信頼区間という。なお，区間推定では対象とする確率変数は正規分布に従うと仮定している。

6.2.1　母平均の推定

①　母分散が既知の場合

正規母集団 $N(\mu, \sigma^2)$ からサンプルを n 個無作為抽出して標本平均 $\bar{X}$ を得たとする。このとき，母分散が既知として母平均 μ を信頼水準 γ で区間推定してみる。

その標本平均 $\bar{X}$ は $N(\mu, \sigma^2/n)$ に従うので，次の式を使って標準化変換した Z は $N(0, 1)$ に従う。

$$Z = \frac{\bar{X} - \mu}{\sigma/\sqrt{n}} \tag{5.27}$$

Z は $z=0$ を中心とした左右対称のベル型曲線を示すので，信頼水準 γ から決まる信頼限界 $-z_1$ と z_1 を使って母平均を推定できる。例えば，信頼水準 γ を 0.95 と決めると，正規分布表において $\alpha=0.05$ より $Z_1=1.96$ が得られる。$-z_1$ と z_1 の値から次の関係が成り立つ。

$$-Z_1 < \frac{\bar{X} - \mu}{\sigma/\sqrt{n}} < Z_1 \tag{5.28}$$

この式から次の式が導き出される。

$$\bar{X} - \frac{\sigma}{\sqrt{n}} Z_1 < \mu < \bar{X} + \frac{\sigma}{\sqrt{n}} Z_1 \tag{5.29}$$

信頼水準は確率密度曲線と直線 $-Z_1$ と Z_1 で囲まれた灰色の部分の面積に当たる(**図 5.16**)。この図のように信頼水準 $\gamma=0.9$ の場合，図の両側にある該当しない白色部分の面積の和が 5% となる。信頼水準が 90% のときは $Z_1=1.65$ となり，信頼水準が小さいほど，信頼区間も狭くなることがわかる。最後に，式(5.29)に $\bar{X}$, σ, Z_1 および n の値をそれぞれ代入すれば，μ の区間推定ができる。

ただし，信頼区間で注意しなければいけない点は，例えば信頼水準を 0.95 としたとき母集団の対象とするパラメータ(ここでは平均)が 95% の確率で信頼区間に存在することではない点である。理解が難しいが，95% の信頼区間は「母集団からサンプルを取ってその平均から信頼区間を求めるという操作を 100 回行ったとき毎回得られる信頼区間は異なるが，95 回はその区間の中に母平均が含まれる」という意味になる。

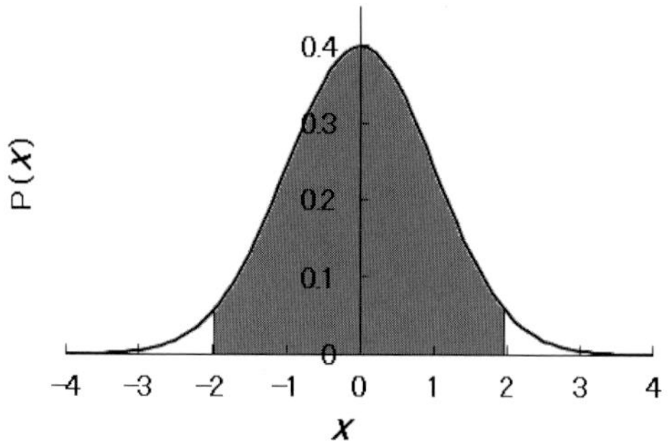

図 5.16　正規分布における信頼水準と信頼限界
信頼水準を 0.95 としたときの信頼限界 $-Z_1$ から Z_1 までを示してある。ここで，$Z_1=1.96$ である

例題 5.11

例題 5.9 においてこれらの標本から母平均(g)の信頼区間を信頼水準 95％で推定しなさい。ただし，母分散は 144(g^2)とする。

解答　信頼水準 95％から $Z_1=1.96$ である。式(5.28)に $\bar{X}=153.7$, $\sigma=\sqrt{144}=12$, $n=10$ を代入すると，信頼区間は $153.7-7.4<\mu<153.7+7.4$ より $146<\mu<161$ となる。

②　母分散が未知の場合

実際には分散 σ^2 が未知の場合が多く，式(5.28)が使えない。その場合，前述した定理 5.7 に基づき F 分布を用いた推定を行う。

信頼水準を γ としたとき，**図 5.17** に示すように，自由度$(1, n-1)$の F 分布の曲線で $0<X\leqq x_1$ に相当する面積が信頼水準となる。そこで $P(0<X\leqq x_1)=\gamma$ となるような x_1 を求める。その結果，次の関係が成り立つ。

$$\frac{(n-1)(\bar{X}-\mu)^2}{S^2}<x_1 \tag{5.29}$$

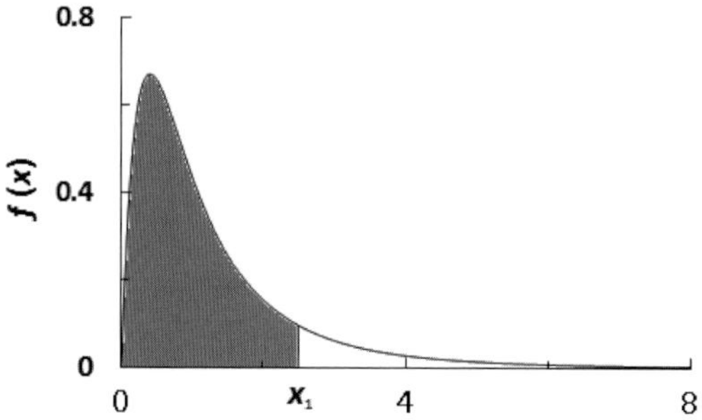

図 5.17　*F* 分布による母平均の推定
灰色部分が信頼水準 γ となる

この式を μ について解くと，最終的に次の信頼区間が得られる。

$$\bar{X}-\frac{S\sqrt{x_1}}{\sqrt{n-1}}<\mu<\bar{X}+\frac{S\sqrt{x_1}}{\sqrt{n-1}} \tag{5.30}$$

この式に $\bar{X}$, S, x_1 および n の値をそれぞれ代入すれば，μ の区間推定ができる。

例題 5.12

例題 5.9 で取り出した 10 個のトマトについて母分散の値がわからないとき，母平均の信頼区間を信頼水準 95％で推定しなさい。ただし，F 分布を用いること。

解答　式(5.30)において，$\bar{X}=153.7$，$S^2=127.6=11.3^2$，$n=10$ である。x_1 は自由度 $(1, n-1)$ の F 分布表(95％)から 5.12 が得られる。したがって，これらの数値をこの式に代入して，$153.7-8.52<\mu<153.7+8.52$ より $145<\mu<162$ が得られる。

また母分散が未知の場合，自由度 $(1, n-1)$ の F 分布は自由度 $n-1$ の t 分布で置き換えられるので，t 分布でも推定できる。すなわち，t 分布は平均値 $t=0$ を中心にして左右対称のベル型曲線を示すので，$t=-t_1$ と t_1 の間の部分の面積が信頼水準 γ となるような $t_1(>0)$ の値を求めればよいわけである。t 分布表からこの t_1 の値を求めると，次の関係が成り立つ。

$$-t_1<\frac{\sqrt{n-1}(\bar{X}-\mu)}{S}<t_1 \tag{5.31}$$

これを μ について解くと，次の式が成り立つ。

$$\bar{X}-\frac{St_1}{\sqrt{n-1}}<\mu<\bar{X}+\frac{St_1}{\sqrt{n-1}} \tag{5.32}$$

この式に $\bar{X}$, S, t_1 および n の値をそれぞれ代入すれば，μ の区間推定ができる。

例題 5.13

例題 5.9 で取り出した 10 個のトマトについて母分散の値がわからないとき，母平均の信頼区間を信頼水準 95％で推定しなさい。ただし，t 分布を用いること。

解答　式(5.32)において，$\bar{X}=153.7$，$S^2=127.6=11.3^2$，$n=10$ である。t_1 の値は自由度 $n-1$ の t 分布表(95％)から 2.26 が得られる。したがって，これらの数値をこの式に代入して，$145<\mu<162$ が得られる。これは上記の F 分布による範囲と同じになる。

問題 5.6　数多く飼育している実験用マウスから任意に 13 匹を取り出し，その体重(g)を測った結果，標本平均が 23.2，標本分散が 10.2 であった。母分散の値がわからないとき，母平均の信頼区間を信頼水準 95％で推定しなさい。

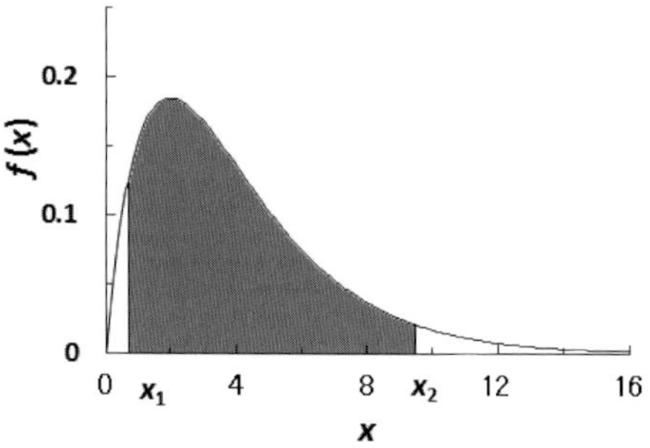

図 5.18　χ^2 分布(自由度 4)による母分散の推定
灰色部分の面積の全体に対する比率が信頼水準 γ になるように x_1 と x_2 の値を決める

6.2.2　母分散の推定

正規母集団 $N(\mu, \sigma^2)$ から大きさ n の標本を無作為抽出したとする。その標本分散から母分散を信頼水準 γ で区間推定してみよう。そのため，以前解説した定理 5.4 が必要となる。

母分散を推定するには母平均と同様に，**図 5.18** に示すように，χ^2 分布の確率密度曲線と直線 $x=x_1$ と $x=x_2$ で囲まれた灰色の部分の面積が信頼水準となるような x_1 と x_2 の値を求めればよいことになる。ここで，図の灰色部分の両側の部分(共に白抜き部分)，つまり $0<x\leqq x_1$ の範囲と $x_2\leqq x<+\infty$ の範囲の面積は等しくする。すなわち，各面積が共に $(1-\gamma)/2$ となるように x_1 と x_2 の値を決める。この図では灰色の面積は 90％となるようにした。そのため，両側の白色部分の面積は共に 5％となり，χ^2 分布表から自由度 4 で $x_1=0.71$ と $x_2=9.49$ が決まる。

x_1 と x_2 から式(5.12)を用いて確率変数 $X(=nS^2/\sigma^2)$ について次の式が成り立つ。

$$x_1<\frac{nS^2}{\sigma^2}<x_2 \tag{5.33}$$

これを σ^2 について解くと，次の式が得られ，この範囲が母分散の信頼区間となる。

$$\frac{nS^2}{x_2}<\sigma^2<\frac{nS^2}{x_1} \tag{5.34}$$

例題 5.14

例題 5.9 で示した 10 個のトマトについて，母分散の信頼区間を信頼水準 95％で推定しなさい。

解答　式(5.34)において $S^2=127.6=11.3^2$ と $n=10$ である。信頼水準 95％であるから，両端でそれぞれ 2.5％となるような x_1 と x_2 を χ^2 分布表から自由度 9 で読み取る。その結果，x_1 と x_2 は 2.70 と 19.0 となる。母分散の信頼区間は，式(5.34)を用いて，$10\times127.6/19.0<\sigma^2<10\times127.6/2.70$ より $67.2<\sigma^2<473$ と推定される。

第6章

検　定

統計学的検定(Statistical test)は，前述した集団のパラメーター推定とともに大きな統計学的分野の1つである。対象とするデータに対して検定を行うには，まず仮説を立て，次に決められた手順に従って判定する。ここでは，その基礎を解説する。また，R と Excel を使った検定例も示す。

1 統計学的仮説

統計学的検定は，対象とする集団のパラメーターについて仮説を立て，それが成り立つか否かを確率的に判定する。そのため，その集団からサンプルを取り出し，得られた統計量を使って判断する。その結果，立てた仮説を採択するか棄却する。ここでの統計量は前述した Z 値や t 値を指し，特に検定統計量ともいう。この検定統計量の値が確率的にほとんど起こりえない領域(これを棄却域という)に入れば，その仮説は棄却される。また，棄却域に入らず，比較的起こりうる領域に入れば，棄却されない(採択となる)。この棄却されるかどうかを判定する基準を有意水準(Significant level)または危険率と呼ぶ。ただし，仮説が採択されても仮説が全く正しいとはいえない。厳密には，「仮説が正しくないとはいえない」を意味する。

例えば，ある同一の集団から2つのサンプル A と B が取り出されたとする。元来，2つのサンプル A と B の各平均は本質的な差はないはずである。そこで，この2つの平均 μ_A および μ_B に差があるかどうかを検定するとき，本質的な差はない，つまり両者は等しいと仮定するのが帰無仮説(Null hypothesis, H_0)と呼ばれる仮説で，「$H_0: \mu_A = \mu_B$」と表す。帰無仮説は棄却されると意味を持つので，一般にこのような肯定的な内容となる。これに対応する仮説を対立(あるいは代替)仮説(Alternative hypothesis, H_1)という。対立仮説には，この場合2つの平均が異なる，すなわち「$H_1: \mu_A \neq \mu_B$」という仮説と大小関係がある，すなわち「$H_1: \mu_A < \mu_B$ または $\mu_A > \mu_B$」という2種類がある。

検定では，統計量に生じた差が単なるサンプルによる偶然的な誤差によるのか，あるいは2つのサンプルがそれぞれ別の集団から取り出されたことによる本質的な差によるのかを判定する。上述のようにたとえ同一の集団から取り出されたサンプルも当然確率的なばらつき，つまり変動性があるので，この2つのサンプルの平均の差もまれに例えば20回に1回(すなわち0.05)未満程度の確率で異なる集団から取出したと判断しうると考える。この値が上述した危険率あるいは有意水準である。一般に危険率は0.05または0.01を使う。危険率を0.01としたときは，元々同じ集団から取り出した2つのサンプルでも100回に1回は異なる集団から取り出されたと判定されることがある，と考える。ただし，危険率としてどのような値にするのかは明確な根拠はなく，経験的に決められている。

2 検定の手順

通常，統計学的検定は次の手順で行う。

① 仮説 H_0 を立てる。例えば，「サンプル m は集団 C に属する」を仮説 H_0 とする。

② 有意水準を決める。ここでは5%とする。

③　検定統計量を計算する。ここではサンプル m の検定統計量を M とする。

④　判定をする。この例では集団は正規分布に従うとする。正規分布で棄却域は両側にあるため，片側に 2.5％ずつとなる（**図 6.1**）。図に示すように，$M=M_1$ となったとき，M は棄却域に入らない（採択域に入る）ので，H_0 は採択される。一方，$M=M_2$ となったとき，M は棄却域に入るので，H_0 は棄却される。すなわち，「サンプル m は集団 C に属さない」となる。

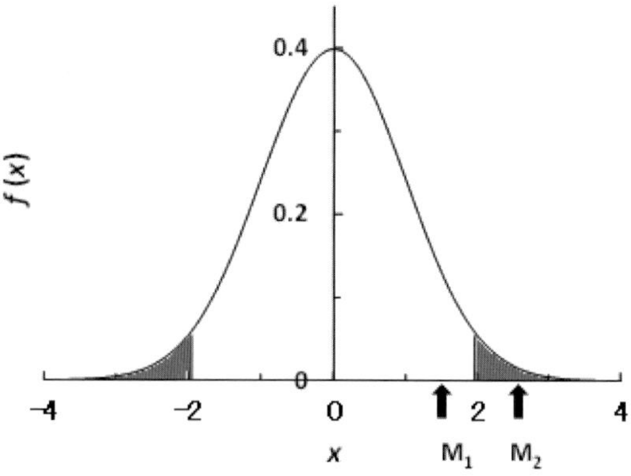

図 6.1　棄却域

この例では片側 2.5％ずつ両側で計 5％を棄却域（灰色部分）とする。曲線は標準化した正規分布を示す

また，検定は上記のように統計量がよく起こりうる範囲にあるか否かを確率に基づいて推定して判定するため，判定に誤りをおかす可能性が常にある。その誤りには次の 2 種類がある。

①　第 1 種の誤り：仮説が正しいにもかかわらず，それを棄却する誤り。

この誤りを犯す確率が上記の危険率である。

②　第 2 種の誤り：対立仮説が正しいにもかかわらず，仮説の方を採択する誤り。

3　片側検定と両側検定

検定では，危険率とともにその棄却域に注意が必要である。対立仮説で 2 つの集団のある統計量（例えば平均）の大小関係を判定する場合は片側検定（One-sided test）を，統計量が等しいかどうかを判定するときは両側検定（Two-sided test）をする。例えば帰無仮説 H_0 が「この集団の平均 μ は 5.7 である」としたとき，「$\mu<5.7$ または $\mu>5.7$」を対立仮説とおく場合は片側検定を，「μ は 5.7 ではない」を対立仮説とおく場合は両側検定をする。片側検定では棄却域はその分布の片方にのみあるが，両側検定では分布の両端にある。そのため，同じ危険率，例えば 5％でも両側検定では片側 2.5％ずつとなる。

例題 6.1

あるサイコロを 600 回振ったところ，5 の目が 86 回出た。このサイコロは公平な（偏りのない）サイコロであるか。ただし，危険率 0.05 とする。

解答　帰無仮説として H_0:「このサイコロは正常である」を立てる。すなわち，このサイコロで 5 の目が出る確率を p とすると，H_0 は「$p=1/6$ である」である。対立仮説 H_1 は「p は 1/6 でない」となる。したがって，両側検定を行うことになる。仮説 H_0 の下で，5 の目が出る回数は 2 項分布 Bin(600, 1/6) に従うと考えられる。ここがポイントである。したがって，その平均と分散は次のようになる。

$\mu = 600 \times (1/6) = 100$　　　　$\sigma^2 = 600 \times (1/6) \times (1 - 1/6) = 83.3\cdots \approx 9.13^2$

一方，サイコロを振る回数は600回と非常に多いので，出る目は正規分布に従うとみなせる。したがって，次の標準化変換をした統計量Zは$N(0, 1)$に従う。

$$Z = \frac{X - \mu}{\sigma}$$

この統計量を使って検定をする。$X = 86$なので，$Z = (86 - 100)/9.13 = -1.53$となる。正規分布表を見ると，標準化した正規分布関数曲線で両側の棄却域の面積の和が5%となるのは(片側2.5%より)，$Z = 1.96$以上および$Z = -1.96$以下のときである。$-1.96 < Z = -1.53 < 1.96$より，図6.1で示されるように$Z = -1.53$は棄却域に入らないので，この仮説は棄却されない。危険率5%でこのサイコロは正常でないとはいえない，となる。

R　標準正規分布関数を使ってpnorm(−1.53, 0, 1)より0.0630が得られる。これは，$P(-\infty < Z < -1.53) = 0.063$を意味する。したがって，$Z = -1.53$は分布の左側の棄却域$(-\infty < Z < -1.96)$に入らないことがわかる。

Ex　標準正規分布関数を使って，=NORM. S. DIST(−1.53, TRUE) = 0.063となる。

このように正規分布に従う統計量を用いて検定する方法をz検定(z test)と呼ぶことがある。この例題では事象が二項分布に従うことから対象集団の平均と分散が得られ，また試行回数が多いので正規分布が適用でき，最後に標準化変換ができた。

問題6.1　あるコインを400回トスしたところ，表が183回出た。
①このコインはトスに関して正常なコインであるか。
②このコインは表が出にくいといえるか。
ただし，危険率0.05とする。

4　正規母集団における母数の検定

対象とする集団が正規母集団と考えられる場合，以下の母数の検定ができる。

4.1　母平均に関する検定

(1)母分散が既知の場合

帰無仮説として，H_0:「母平均は○○○である」を立てる。次に再掲する定理5.1を用いて，標準化を行い，検定する。

定理5.1　正規分布$N(\mu, \sigma^2)$からn個のサンプルを無作為に抽出したとき，その標本平均はサンプルサイズnの大小にかかわらず$N(\mu, \sigma^2/n)$に従う

例題 6.2

昨日，農場 A から生産されたリンゴから 20 個を無作為に選び，その糖度を測定した結果，平均 11.1％であった。通常農場 A のリンゴの平均は 12.2％，標準偏差 3.2％の正規分布に従っているとすると，昨日の平均は通常の値と離れているか，危険率 5％で検定しなさい。

解答　帰無仮説として H_0「この日の平均は通常の平均と等しい」を立てる。定理 5.1 を用いて次の標準化した Z を計算する。

$$Z=\frac{\bar{X}-\mu}{\sigma/\sqrt{n}}$$

その結果，$Z=(11.1-12.2)/(3.2/\sqrt{20})=-1.54$ となる。$-1.96<Z=-1.54$ より，Z は 5％棄却域には入らない。その結果，仮説は棄却されず，「通常の平均と異なる」とはいえない。

R　pnorm(－1.54, 0, 1) から p＝0.0618＞0.05 が得られる。

Ex　＝NORM. S. DIST(－1.54, TRUE)＝0.0618 となる。

(2) 母分散が未知の場合

帰無仮説 H_0「母平均は○○○である」を立て，検定する。標本平均，標本分散を用い，下に再掲する定理 5.9 を使って t 検定を用いる。

定理 5.9　正規母集団 $N(\mu, \sigma^2)$ から大きさ n の標本を無作為抽出し，その標本平均と標本分散をとるとき，次の T は自由度 $n-1$ の t 分布に従う

$$T=\frac{\sqrt{n-1}(\bar{X}-\mu)}{S}$$

例題 6.3

昨日，養鶏場 Q で 21 個の鶏卵を無作為に選び，1 個当たりの重さを測定した結果，平均 59.8 g，標準偏差 5.8 g であった。通常この養鶏場での平均は 62.3 g の正規分布に従っているとすると，昨日の平均は通常の値と離れているか，危険率 5％で検定しなさい。

解答　帰無仮説として H_0「昨日の平均値は通常の平均と等しい」を立てる。定理 5.9 を用いて T の値を計算すると，$T=\sqrt{20}\times(59.8-62.3)/5.8=-1.93$ となる。t 分布表から危険率 5％，自由度 20 で棄却域は $2.086<T$ および $T<-2.086$ とわかる。$-2.086<T=-1.93$ より，この値は採択域に入ることがわかる。したがって，仮説は棄却されず通常の平均と異なるとはいえない。

R　pt(－1.93, 20) から 0.0340 より片側 0.025 を超えた値になっていることがわかる。

Ex =T. DIST(− 1.93, 20, TRUE) より 0.0340 が得られる。

4.2 母分散に関する検定

標本分散 S^2 を使って χ^2 検定を行う。下に再掲する定理 5.4 を用いる。

定理 5.4 $N(\mu, \sigma^2)$ に従う正規母集団から大きさ n の標本を無作為に抽出したとき，次の関数 Z は自由度 $n-1$ の χ^2 分布に従う。

$$Z = \frac{nS^2}{\sigma^2}$$

例題 6.4

例題 6.3 で通常は標準偏差が 6.2 g である。昨日の標準偏差は通常の値からはずれているか。危険率 5%で検定しなさい。

解答 帰無仮説で H_0「昨日の標準偏差は通常(母標準偏差)の値と等しい」とする。定理 5.4 に基づいて Z を求めると，$Z = 21 \times 5.8^2/6.2^2 = 18.4$ と計算される。自由度 20，危険率 5%で χ^2 分布表から棄却域は 31.4 以上の領域となる。$Z = 18.4 < 31.4$ なので，Z の値は採択域に入り，棄却されない。したがって，昨日の標準偏差は通常の値からはずれているとはいえない。

R pchisq(18.4, 20) で 0.439 となり，$P(0 < Z \leqq 18.4) = 0.439 < 0.95$ であるから，採択域にあることがわかる。

Ex =CHISQ. DIST(18.4, 20, TRUE) = 0.439 となる。

2つの母集団の分散の比に関する検定は2つの正規母集団から取り出した標本について，帰無仮説「2つの母集団の分散は等しい」を立て検定する。2つの母分散が等しいとき，次に再掲する定理 5.6 が使える。

定理 5.6 分散の等しい2つの正規母集団からそれぞれ大きさ m と n の標本 $X_1, X_2, \cdots, X_m$ と標本 $Y_1, Y_2, \cdots, Y_n$ を無作為抽出し，その標本分散 $S_m{}^2$ と $S_{\mathrm{n}}{}^2$ をつくるとき，次の X は自由度 $(m-1, n-1)$ の F 分布に従う。

$$X = \frac{m(n-1)S_m^2}{n(m-1)S_n^2}$$

ここで求めた X の値が棄却域に入れば，仮説を棄却する。

例題 6.5

工場 A で昨日製造された製品から無作為にサンプルを 10 個取り出し，体積を測ると平均 503 mL，標準偏差 2.9 mL であった。今日は 9 個取り出した結果，その平均は 508 mL，標準偏差は 2.4 mL となった。両サンプルは共に正規分布に従うとして，2 つの母分散は等しいといえるか。危険率 2% で検定しなさい。

解答　仮説 H_0「2 つの母集団の母分散は等しい」を立てる。定理 5.6 の X の値は，$X=(10\times 8\times 2.9^2)/(9\times 9\times 2.4^2)=1.44$ と計算される。一方，危険率 2% であるので，F 分布曲線において両端の 1% 棄却域を求める。F 分布表から $F_{9,8}(1\%)=5.91$ および $F_{9,8}(99\%)=1/F_{8,9}(1\%)=1/5.47=0.18$ が得られるので，採択域は $0.18<X<5.91$ となる。$X=1.44$ はこの採択域に入るので，仮説は棄却されず，母分散は等しくないとはいえない，となる。

R　pf(1.44, 9, 8) より 0.691 となり，$P(0<X\leqq 1.44)=0.691$ であるから，採択域に入る。

Ex　=F. DIST(1.44, 9, 8, TRUE) = 0.691 となる。

4.3　2 つの集団の平均の検定

（1）母分散が既知の場合

2 つの正規母集団から抽出したサンプルから得られたデータを使って母平均の差を検定する。すなわち，正規母集団 $N(\mu_x, \sigma_x^2)$ から m 個のサンプルを取り出し，その標本平均を $\bar{X}$ とする。一方，$N(\mu_y, \sigma_y^2)$ から n 個のサンプルを取り出し，その標本平均を $\bar{Y}$ とする。$\bar{X}$ と $\bar{Y}$ の差 $\bar{Y}-\bar{Y}$ は正規分布の 1 次結合により，次の正規分布に従う。

$$N(\mu_x-\mu_y, \sigma_x{}^2/m+\sigma_y{}^2/n)$$

そこで次の標準化変換を用いると，統計量 Z は $N(0, 1)$ に従うことがわかる。

$$Z=\frac{(\bar{X}-\bar{Y})-(\mu_x-\mu_y)}{\sqrt{\sigma_x{}^2/m+\sigma_y{}^2/n}} \tag{6.1}$$

したがって，各母分散が既知の場合は，帰無仮説として $\mu_x-\mu_y=0$ を立てる。次に $\bar{X}$ と $\bar{Y}$，$\sigma_x{}^2$ と $\sigma_y{}^2$ の値を使って Z を計算する。標準化した正規分布において危険率を例えば 5%（片側 2.5% ずつ）とすれば，その棄却域と Z の値から検定をする。

（2）母分散が未知の場合

2 つの母集団の分散が未知の場合はそれらが等しいと認められたとき，各母集団の平均の差を検定できる。つまり，2 つの正規母集団からそれぞれ m 個と n 個の標本を取り出し，標本平均 $\bar{X}$ と $\bar{Y}$ および標本分散 $S_x{}^2$ と $S_x{}^2$ を得たとする。両母集団の母分散について F 検定によって両者は等しくないとはいえないと仮説が採択された場合，次の T は自由度 $m+n-2$ の t 分布に従うことが知られている。

$$T=\frac{(\bar{X}-\bar{Y})-(\mu_x-\mu_y)}{\sqrt{\left(\dfrac{1}{m}+\dfrac{1}{n}\right)S^2}} \tag{6.2}$$

ここで，S^2 は2つの標本分散の平均で，次の式で定義される。

$$S^2=\frac{(m-1){S_x}^2+(n-1){S_y}^2}{m+n-2} \tag{6.3}$$

この統計量 T を使って検定，すなわち t 検定を行う。この検定を2標本 t 検定という。

4.4　母比率の検定

集団の中で特定の性質を持っている個体の比率を母比率という。ある集団の母比率 p がわかっている場合，そこから n 個のサンプルを取り出した結果，x 個がその性質を持っていたとする。例えば，製品Aを無作為に100個取り出し，ある項目について検査したとする。結果が陽性の場合を1，陰性の場合を0とする確率変数 X を考えると，X の確率分布はベルヌーイ分布になる。検査で陽性となる確率を p とすると，X の平均は p，分散は $p(1-p)$ となる。大きさ n のサンプルを取り出し，検査結果に X の標本平均 $\bar{X}$ を次のように求める。

$$\bar{X}=\frac{X_1+X_2+\cdots+X_n}{n} \tag{6.4}$$

n が十分大きければ，中心極限定理より $\bar{X}$ の分布は平均 p，分散 $p(1-p)/n$ の正規分布で近似できる。同時に n が十分大きい場合，標本比率 x/n について次の式のように標準化変換した統計量 z は正規分布 $N(0, 1)$ に従うと考えられる。

$$z=\frac{\frac{x}{n}-p}{\sqrt{p(1-p)/n}} \tag{6.5}$$

この z を用いて母比率の検定を行う。

例題 6.6

メンデルの法則によって，あるエンドウを交配すると3:1の比率で黄色と緑色のエンドウの種子が生ずると考えられるとき，実際の結果は179個の黄色と47個の緑色の種子が得られた。この結果は，メンデルの法則に矛盾するか。危険率5%で検定しなさい。

解答　帰無仮説としてこの結果はメンデルの法則に従うとする。緑色の種子についてサンプルサイズも $n=179+47=226$ と十分大きく，式(6.5)の z は $N(0, 1)$ に従うと考えられる。$p=1/4$ として式(6.5)に各数値を代入すると，$z=1.46$ が得られる。両側検定5%の棄却域は正規分布表から $z<-1.96$ および $z>1.96$ であるから，$z=1.46$ は採択域に入る。したがって，この結果はメンデルの法則に矛盾するとはいえないと判断される。

起きる確率 p が非常に小さく，ポアソン分布に従う事象に対して，試行数(またはサンプルサイズ) n が十分大きい場合，正規分布を適用することができ，z 検定を行うことができる。その事象が起きる確率は，$\mu=\sigma^2=np$ のポアソン分布に従うと考えられる。n が十分に大きいときは正規分布 $N(np, np)$ に従うと考えられる。さらに，試行数 n の中で実際に起きた回数をXとおくと，次の統計量zは標準正規分布$N(0, 1)$に従う。ここでλは母比率とする。

$$z=\frac{X/n-\lambda}{\sqrt{\lambda/n}} \tag{6.6}$$

この統計量を使って検定を行うことができる。

例題 6.7

製品Aの不合格率が0.0021とわかっているとき，あるロットのサンプル200個について調べた結果，1個が不合格であった。この結果は製品Aの不合格率と一致するか。棄却率は両側で5%とする。

解答　帰無仮説としてこの200個について不合格率が0.0021とする。サンプルサイズも200個と大きいので，式(6.6)で表されるzは$N(0, 1)$に従うと考えられる。ここで$z=0.895$と計算され，標準正規分布で両側検定5%の棄却域は正規分布表から$z<-1.96$および$z>1.96$であるから，z＝0.895は採択域に入り，このサンプルの不合格率は通常の値と異なるとはいえないと判断される。なお，式(6.5)に数値を代入すると，$z=0.896$となり，式(6.6)による値と(1$-p$がほぼ1と等しいので)非常に近い順になる。

5　RとExcelを使った統計検定

実際の検定には大量の計算が必要となり，その計算を処理するには統計用ソフトウェアが不可欠である。ここでは，RとExcelを使って検定の手順と要点を説明する。

5.1　検定の手順と要点

実験，調査で得られたデータを使って各種の検定を行う際には，次のような手順に従って行う。各手順でのポイントを再度確認する。

① 検定の最初に仮説，一般には帰無仮説を立てる。帰無仮説は否定されたときに重要な意味を持つので，「比較する両者に差はない」，「両者は等しい」など一般に肯定的な仮説にする。

② どの検定，つまりt検定かz検定をするのかなどを決める。その結果，検定統計量は何かが決まる。ここで検定の種類を誤ると得られた解析結果も意味はないので，十分な注意が必要である。例として，2集団の平均の差を検定する手順を下のフローチャート(**図6.2**)に示した。これに従い，以下に説明をする。

③ 危険率を決める。通常5%あるいは1%が使われる。また，対立仮説が単に等しいかどうかを見るときは両側検定，大小関係を見るときは片側検定をする。

④ 検定統計量を計算する。母平均，母分散などの母数の値が既知の場合はそれらを用いて

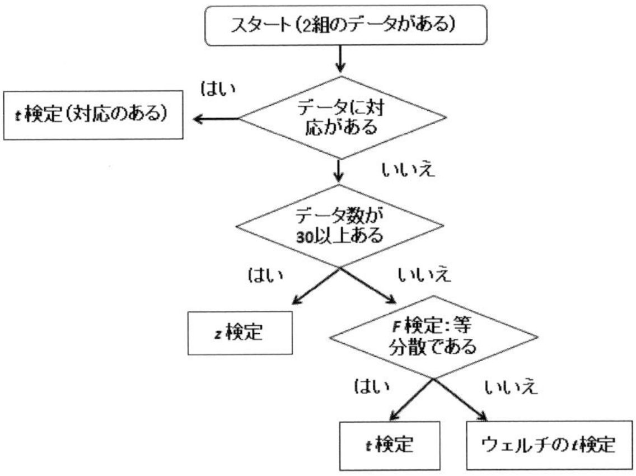

図 6.2　2 集団の平均の差を検定する方法を決めるフローチャート

計算するが，実際には未知の場合が多い。その場合，母分散，母標準偏差の代わりにそれらの母分散の不偏推定量である不偏分散，不偏標準偏差を使う。不偏分散，不偏標準偏差は実際のデータから計算して求めるが，統計解析用ソフトウェアを使うと，瞬時に正確な計算結果が得られる。

⑤　得られた検定統計量の値が棄却域か採択域かを判定する。統計量が分布曲線全体のどこに位置するかを棄却域の領域を確認して判定する。各分布によってその形状が異なる。例えば，正規分布および t 分布では平均値 0 を中心とした左右対称のベル型（釣鐘型）の曲線である。χ^2 および F 分布では確率変数が正の値で（つまり 0 から $+\infty$ の範囲）定義され，しかも左側にひずんだ曲線となる。そこで，棄却域がどこからどこまで積算（積分）した値かに注意が必要である。つまり，確率変数が $+\infty$（あるいは $-\infty$）から積分した値か，または平均値 0 から積分した値なのかに注意が必要である。通常，統計ソフトウェアの解析結果も棄却域を領域としては表していないので，検定統計量の値と棄却域とを数直線上で確認する必要がある。

5.2　2 つの集団の平均の検定

実際の実験や調査では対象とする 2 集団の母分散は未知である場合が多いと考えられる。そこで，そのような場合に対して平均の検定を説明する。

①　対応のないサンプルの場合

対象とする 2 集団からそれぞれ無作為にサンプリングした場合，個々のデータに対応はない。例えば，両集団で No. 6 という同じ番号の付いたサンプルにお互いの関連はない。このような 2 つの集団の平均を検定してみる。

実際の実験や調査でサンプルサイズが十分に大きい場合は，両サンプルが共に正規分布に従うと考え，z 検定を行う。

例題 6.8

食品 A と B について各種メーカーの製品をそれぞれ 32 個ずつ無作為に集め，その水素イオン濃度 pH を測った。その結果，平均と不偏分散は食品 A で 4.9 と 2.5，食品 B で 5.3 と 3.1 になった。食品 A と B の pH に有意差はあるか。危険率 5%で検定しなさい。

解答　帰無仮説として「食品 A と B の平均 pH は等しい」と立てる。2 つの集団とも標本数が多いので，食品 A と B の標本平均の分布はそれぞれ N(4.9, 2.5/32) と N(5.3, 3.1/32) の正規分布に従うと考えられる。したがって，この 2 つの平均値の差は正規分布の 1 次結合の定理から正規分布 $N(4.9-5.3,\ 2.5/32+3.1/32)$，すなわち $N(-0.4,\ 0.422)$ に従う。次にこの正規分布に対して標準化変換をすると，$Z=(-0.4-0)/0.42=-0.95$ と計算される。有意水準は両側合わせて 5%であるから，棄却域は正規分布表から $Z<-1.96$ および $Z>1.96$ の領域である。$-1.96<Z=-0.95$ は棄却域にはないため，仮説は棄却されない。したがって，この 2 つの食品に有意差があるといえない。

R　*z* test に関する関数は元来ない。コードを使って組み立てることはできるが，ここでは割愛する。

Ex　「データ」の「データ分析」を使い，各種の統計学的な分析ができる。ここでは，「*z* 検定：2 標本による平均の検定」を選ぶ。実際のデータ値を入力した後，例えば次の図のようにデータの範囲，不偏分散，危険率などを入力する。

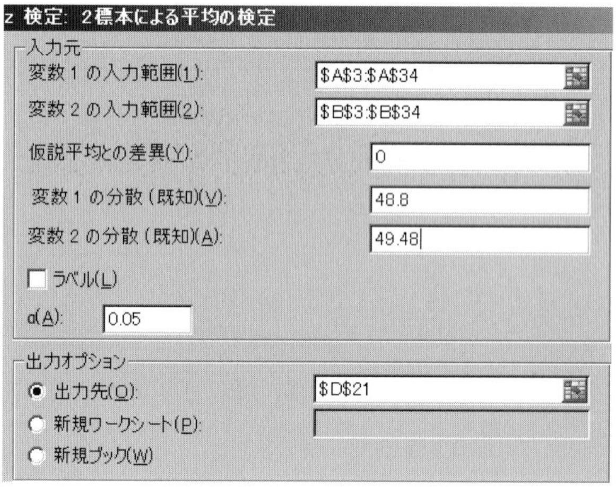

対応のないサンプルでサンプルサイズが十分に大きくない場合，次の例に示すように *t* 検定を行う。

例題 6.9

養鶏場 A と B から本日運ばれた鶏卵からそれぞれ 9 個ずつ無作為に取り出し，その重量(g)を測った結果，次の表のようになった。養鶏場 A と B の鶏卵の重量平均に差はあるか。危険率 5%で検定しなさい。

A	69	57	50	70	66	63	58	55	51
B	71	67	59	55	52	66	75	61	56

解答　R 次のコードに従い，分散の検定と平均の検定を行う（R6.2 EGG）。なお，養鶏場AとBのデータはこの表のそれぞれAおよびB列に入れ，EGGというファイルネームのcsv形式ファイル（EGG. csv）に保存してある。2および3行目で各データをベクトルdataAとdataBに収納する。4行目で両サンプルの分散を比率1（等しい）と帰無仮説を立て，両側検定をする。続けて5行目では分散が等しいTRUEと仮定して，両平均の差はない（mu＝0）と帰無仮説を立て，t 検定（両側検定）を行う。

```
1  testdata<-read.csv("H:/R statistics/EGG.csv")
2  dataA<-testdata$A
3  dataB<-testdata$B
4  var.test(dataA,dataB,ratio = 1,alternative = "two.sided")
5  t.test(dataA,dataB,var.equal = TRUE, alternative = "two.sided",mu=0)
```

解析結果は次のように示される。分散について，分散比（ratio of variances）は0.91877と1に近く，p 値も0.9076と高いため，有意差はなく，両分散は等しいと判断される。次に，平均について両平均に差はないと仮定すると，t 検定の結果，$t=-0.711$ と小さく，p 値（p-value）も0.4871と0.05よりも十分高いため，両平均に差はないと判定できる。p 値は，対象とする変数が持つ確率分布の中で，その変数が取った値の上方または下方に占める確率を表す。例えば p 値が0.05未満であれば，有意な差があると考えられる。

```
        F test to compare two variances

data:  dataA and dataB
F = 0.91877, num df = 8, denom df = 8, p-value = 0.9076
alternative hypothesis: true ratio of variances is not equal to 1
95 percent confidence interval:
 0.2072448 4.0731465
sample estimates:
ratio of variances
        0.9187701


> t.test(dataA,dataB,var.equal = TRUE, alternative = "two.sided",mu=0)

        Two Sample t-test

data:  dataA and dataB
t = -0.71141, df = 16, p-value = 0.4871
alternative hypothesis: true difference in means is not equal to 0
95 percent confidence interval:
 -10.170803   5.059692
sample estimates:
mean of x mean of y
 59.88889  62.44444
```

Ex　「データ」というタブから「データ解析」を選び，さらに分散を検定するために「F検定：2 標本を使った分散の検定」を選ぶ。次に，下の図のように各データのセルを指定し，危険率 α を指定する。

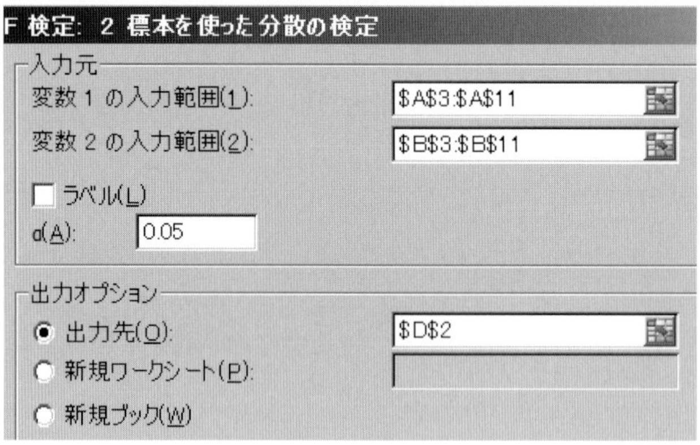

その結果，次のような解析結果が得られる。A と B から取り出したサンプルの分散比は 0.91877 と 1 に近く，p 値も（R と同じ）0.9076 と非常に高いため，分散に差があるとは認められない。

F 検定：2 標本を使った分散の検定

	変数 1	変数 2
平均	59.8889	62.4444
分散	55.6111	60.5278
観測数	9	9
自由度	8	8
観測された分散比	0.91877	
$P(F<=f)$ 片側	0.45378	0.90756
F 境界値 片側	0.29086	

次に平均を検定するためには「データ解析」から「t 検定：等分散を仮定した 2 標本による検定」を選ぶ。

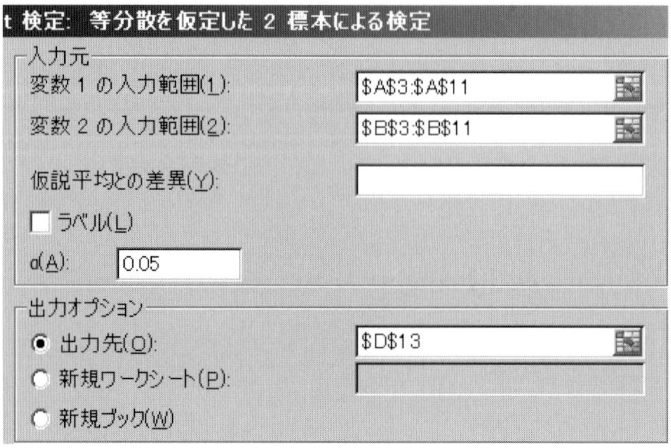

その結果，次のような解析結果が得られる。すなわち，Rと同じ t 値(-0.711)と p 値(0.487)が得られ，両平均に差はないと判定できる。

***t* 検定：等分散を仮定した２標本による検定**

	変数 1	変数 2
平均	59.8889	62.4444
分散	55.6111	60.5278
観測数	9	9
プールされた分散	58.0694	
仮説平均との差異	0	
自由度	16	
t	−0.7114	
$P(T<=t)$ 片側	0.24354	
t 境界値 片側	1.74588	
$P(T<=t)$ 両側	0.48708	
t 境界値 両側	2.11991	

2つの集団から得たサンプルについて両分散が等しいか F 検定した結果，棄却されて等しくないと判定した場合はウェルチ(Welch)の t 検定を使って平均の検定を行う。ウェルチの t 検定での統計量は次の式で表される。

$$t=\frac{\bar{X}_1-\bar{X}_2}{\sqrt{{S_1}^2/n_1+{S_2}^2/n_2}} \tag{6.7}$$

ここで，$\bar{X}_1$ と $\bar{X}_2$ は各グループの標本平均，${S_1}^2$ と ${S_2}^2$ は不偏分散，n_1 と n_2 は標本数を示す。

R　上の例では var. test(dataA, dataB, ratio = 1, alternative = “two. sided”)で分散が等しいかを検定し，等しくないと判定した場合は次のようなコードで t 検定をする。t. test(dataA, dataB, var. equal = FALSE, alternative = “two. sided”, mu = 0)

Ex　「データ分析」を選び，次に t 検定で「分散が等しくないと仮定した２標本による検定」を選ぶ。

問題 6.2　養鶏場ＡとＢから本日運ばれた鶏卵からそれぞれ９個ずつ無作為に取り出し，その重量(g)を測った結果，次の表のようになった(csv 形式ファイル EGG2. csv)。養鶏場ＡとＢの鶏卵の重量平均に差はあるか。危険率 5%で検定しなさい。

A	74	57	50	86	76	63	58	46	45
B	71	67	59	60	62	66	75	60	56

② 対応のあるサンプルの場合

対応のある(paired)サンプルでは，両集団で同じ番号の付いたサンプルはお互いに関連がある。例えば，ある治療効果を見るため，疾病Zの患者グループについて治療前と治療後の検査データは対応したサンプルである。次の例題を考えてみる。

例題 6.10

高コレステロール LDL 血症の患者 9 名にある薬剤を与えて，その効果を調べた。この薬剤の投与前 Before と後 After のコレステロール濃度(mg/dL)は次の表のようになった(csv 形式ファイル Chole data. csv)。この薬剤は効果があると認められるか。危険率 5%で検定しなさい。

Before	190	231	188	201	179	223	208	197	184
After	161	187	179	181	180	200	187	193	184

解答　帰無仮説として H_0「投薬の前後で血中 LDL 濃度(mg/dL)の平均に差はない」を立てる。つまり，投薬前の平均濃度から投薬後の平均濃度を引いた値は 0 となる，とする。また，治療効果を検定するので対立仮説は「投薬によって血中 LDL 濃度(mg/dL)の平均は低下した」とし，ここでは片側検定とする。各患者について投薬前の濃度から投薬後の濃度を引いた値を求めると，1 番目の患者から 29, 44, …と計算できる。その平均と標本標準偏差を求めると，16.56 および 14.06 となる。これらの数値から次の T の値を計算すると，3.33 となる。ここで $\mu=0$ である。

$$T=\frac{\sqrt{n-1}(\bar{X}-\mu)}{S}$$

自由度 9－1＝8，危険率 5%(片側)での棄却域は t 分布表より 1.86 であるから，$1.86<T=3.33$ より，この検定統計量 T は棄却域に入る。したがって，この仮説は棄却され，この薬剤の効果はあったと判定される。

R　次のようなコードで t 検定をする。4 行目で対立(代替)仮説を less とし，対応 paired をあり TRUE とする。

```
1  testdata<-read.csv("H:/R statistics/Chole data.csv")
2  dataA<-testdata$A
3  dataB<-testdata$B
4  t.test(dataA,dataB, alternative = "less", paired=TRUE)
```

その結果，次のように $t=-3.33$ となり，棄却域に入る。p 値も非常に小さい値となっている。

```
        Paired t-test

data:  dataA and dataB
t = -3.3313, df = 8, p-value = 0.005182
alternative hypothesis: true difference in means is less than
0
95 percent confidence interval:
      -Inf -7.314232
sample estimates:
mean of the differences
              -16.55556
```

Ex　「データ解析」から「t-検定：一対の標本による平均の検定ツール」を選んで解析すると，次のような結果が得られる。$t=3.33$ となり，p 値も非常に小さい値となっている。

t 検定：一対の標本による平均の検定ツール

	変数 1	変数 2
平均	200.111	183.556
分散	313.111	116.528
観測数	9	9
ピアソン相関	0.54279	
仮説平均との差異	0	
自由度	8	
t	3.33132	
$P(T<=t)$ 片側	0.00518	
t 境界値 片側	1.85955	
$P(T<=t)$ 両側	0.01036	
t 境界値 両側	2.306	

6　適合度と独立性

これまでは母集団から取り出したサンプルは単一と考え，いくつかのクラスに分割して検定することはしなかった。しかし，調べる要因が複数ある場合はサンプルをその要因によって複数のクラスに分けて検定することがある。

6.1　期待度数と観測度数

母集団が互いに独立なクラス $A_1, A_2, \cdots, A_n$ に分けられているとする。例えば市販のりんごを大きさ別に S, M, L, LL のクラスに分けて，その度数分布を調べる場合などが考えられる。各クラスに属する確率は $p_1, p_2, \cdots, p_n$ であるとすると，各確率の総和は 1 である。この母集団から n 個のサンプルを抽出したとき，各クラスに属する個数は $p_1n, p_2n, \cdots, p_nn$ と期待される。

これを期待度数と呼ぶ。一方，各クラスで実際に観測した個体数 $x_1, x_2, \cdots, x_n$ を観測度数という。

6.2　適合度の検定

期待度数と観測度数とを比較することを適合度の検定という。ここで，各クラスで(観測度数−期待度数)^2/期待度数を求め，その総和(式(6.8))を考える。その総和 X はサンプルサイズ n が大きいとき，自由度 $n-1$ の χ^2 分布に従う。ここで各分母は観測度数でなく，期待度数であることに注意が必要である。

$$X=\frac{(x_1-p_1n)^2}{p_1n}+\frac{((x_2-p_2n)^2}{p_2n}+\cdots+\frac{(x_n-p_nn)^2}{p_nn} \tag{6.8}$$

また，各クラスの期待度数は5以上であることが必要である。あるクラスの期待度数が4以下である場合は，隣のクラスと合わせて5以上にする。

各クラスの適合度を検定するためには，まず帰無仮説として，H_0「試料がクラス $A_1, A_2, \cdots, A_n$ に属する確率はそれぞれ $p_1, p_2, \cdots, p_n$ である」を立てる。次の例題で考えてみる。

例題 6.11

植物Sの種子のある遺伝的形質は4つのクラスA, B, C, Dに分かれ，その発現の比率はメンデルの法則に従い3:2:2:1となることが理論的にわかっている。実際の観察ではそれぞれ96個，52個，59個，33個であった。この4つのクラスに対する期待度数はそれぞれいくつか。また，この観察結果はメンデルの法則に従っているといえるか。危険率5%で検定しなさい。

解答　各クラスに対する確率がメンデルの法則で3:2:2:1に従うと仮定すると，例えばクラスAの場合, 3/(3+2+2+1)=3/8となる。したがって, 帰無仮説として「サンプルがクラスA, B, C, Dに属する確率はそれぞれ3/8, 2/8, 2/8, 1/8である」を立てる。また，全試料数は96+52+59+33=240個であるから，各期待度数を求めることができる。例えばAでは240×(3/8)=90個と求められる。したがって，期待度数と観測度数は下の表のようになる。

	A	B	C	D	計
期待度数	90	60	60	30	240
観測度数	96	52	59	33	240

次に，(観測度数−期待度数)^2/期待度数を求めると，Aでは0.4と計算され，式(6.8)の総和 X は1.78となる。一方，自由度4−1=3で5%の棄却域は χ^2 分布表から $X>7.81$ となる。$X=1.78<7.81$ は採択域に入り，この仮説は棄却されないため，この観察結果はメンデルの法則に従っていると判断される。

問題 6.3 あるサイコロを180回振って出た目を記録した結果，次のような結果を得た。このサイコロは公平な（偏りのない）サイコロといえるか。危険率5%で検定しなさい。

目の数	1	2	3	4	5	6	計
観測度数	23	29	41	31	26	30	180

6.3 分割表

適合度の検定では母集団の1つの特性についてクラス分けをしたが，さらに複数の特性について検定する場合を考える。例えば，ある母集団の持つ2つの特性AとBについてそれぞれ m 個と n 個のクラスに分けられているとする。この母集団から N 個の標本を抽出してAおよびBの各クラス別に振り分けた表を「分割表」と呼ぶ。**図 6.3** にAを4クラスにBを4クラスに分けた例を示す。x_{ij} はAがクラス i，Bがクラス j である観測度数である。ここで i と j は正の整数である。

	B1	B2	B3	B4	計
A1	x_{11}	x_{12}	x_{13}	x_{14}	$\mathbf{a_1}$
A2	x_{21}	x_{22}	x_{23}	x_{24}	$\mathbf{a_2}$
A3	x_{31}	x_{32}	x_{33}	x_{34}	$\mathbf{a_3}$
A4	x_{41}	x_{42}	x_{43}	x_{44}	$\mathbf{a_4}$
計	$\mathbf{b_1}$	$\mathbf{b_2}$	$\mathbf{b_3}$	$\mathbf{b_4}$	**N**

図 6.3　分割表の例（m＝4とn＝4）

分割表を用いて特性AとBが独立であるかを検定することを独立性の検定と呼ぶ。特性Aの中で A_i の持つ確率を p_i とする。つまり，$p_i = a_i/N$ となる。同様に性質Bの中で B_j の持つ確率をそれぞれ q_j とする。つまり，$q_i = b_i/N$ である。したがって，例えばA1かつB1に該当するクラスの期待度数は $p_i q_i N$ となる。

特性AとBが独立であるとき，分割表から作った次の X は自由度 $(m-1)(n-1)$ の χ^2 分布に従うことが知られている。

$$X = \frac{(x_{11} - p_1 q_1 N)^2}{p_1 q_1 N} + \frac{(x_{21} - p_2 q_1 N)^2}{p_2 q_1 N} + \cdots + \frac{(x_{mn} - p_m q_n N)^2}{p_m q_n N} \tag{6.9}$$

独立性の検定については，帰無仮説 H_0「特性AとBは独立である」を立て，χ^2 検定を行う。次の例題で考えてみる。

例題 6.12

あるパーティ会場で食中毒事件が起きた。メニューの中の食品Aについて出席者全員134人から喫食と発症の有無を聞き取り調査した結果，次の表のようになった。例えば，食品Aを食べた69人のうち，発症した客は39人，発症しなかった客は30人であった。このとき，この食品Aはこの食中毒事件と関連するか，危険率5%で検定しなさい。

	発症	非発症	小計
喫食	39	30	69
喫食せず	21	44	65
小計	60	74	134

解答　帰無仮説 H_0「食品Aはこの事件と関係がなかった（独立である）」を立てる。この仮説では食品Aの喫食・非喫食に関係なく，発症者は同じ確率で現れると考えられる。この事件で発症者の比率は $60/134 \approx 0.448$，非発症者の比率は $74/134 \approx 0.552$ である。したがって，食品Aがこの事件と関係がなかったとすると，喫食者全体（69人）のうち，発症者は $69 \times 0.448 = 30.9$ 人，非発症者は $69 \times 0.552 = 38.1$ 人と推定される。これが期待度数となる。一方，喫食/非喫食の比率から考えると，喫食の比率は $69/134 = 0.515$ である。したがって，発症者の中で喫食者の期待度数は $60 \times 0.515 = 30.9$ 人となり，同じ値が得られる。このようにして次の期待度数の表ができる。

	発症	非発症	小計
喫食	30.9	38.1	69
喫食せず	29.1	35.9	65
小計	60	74	134

次に各該当する項目について式(6.9)に基づいて統計量 X を求める。例えば，喫食して発症した客については，$(39-30.9)^2/30.9 = 2.123$ となる。これを全クラスについて計算すると，その和 X は7.94となる。一方，この自由度は $(2-1) \times (2-1) = 1 \times 1 = 1$ であるから，χ^2 分布表で5％棄却域は $X > 3.84$ である。したがって，$3.84 < X = 7.94$ は棄却域に入るため，帰無仮説は棄却され，食品Aはこの事件との関係が疑われる。

この分割表を用いた手法は，実際に食中毒事件が発生した場合，保健所で原因食品の推定するために使われている。ただし，この結果は統計学的推定である。原因食品の判定には，実際の食品から病原微生物あるいは有害物質が検出されることも重要である。

問題 6.4　市販のソフトクリーム 20 品目の乳脂肪分(%)と無脂乳固形分(%)を測定し，その結果を下の表のようにそれぞれ 4 クラスと 2 クラスに分けた。このとき，乳脂肪分と無脂乳固形分の間に関連があるか危険率 5%で検定しなさい。

	乳脂肪率			
無脂乳固形分	0–4	4–6	6–8	>8
0–10	2	2	3	0
10–15	1	5	3	4

参　考

リスク比とオッズ比

例題 6.12 において複数の喫食食品中で原因食品と推定する指標にリスク比とオッズ比がある。リスク比は，例えば食品 A に関して喫食者の発症率(リスク)と対照者(非喫食者)の発症率についての比率を表す。分割表から前者は 39/69，後者は 21/65 であるから，リスク比は(39/69)/(21/65) = 1.75 となる。喫食者の発症率は，非喫食者の発症率の 1.75 倍高いことになる。

一方，オッズ Odds とはある事象が起きる確率を p としたとき，比率 $p/(1-p)$ を指す。$p=0.5$ の場合，オッズは $0.5/(1-0.5)=1$ である。上の例では p は発症率と考えられる。食品 A の影響を評価するため喫食者群と対照群(非喫食者群)でオッズを求めると，それぞれ 39/30 と 21/44 になる。したがって，両者の比，オッズ比(Odds ratio)は(39/30)/(21/44) = 2.72 となる。これを他の食品の値と比べ，特に高い値を示した食品が原因食品である可能性が高くなる。特にオッズ比は公衆衛生学上よく使われる指標である。

参　考

***p* 値**

上述した p 値は同じデータであっても，そのサンプル数によって影響を受ける。例えば，集団 1 と 2 がそれぞれ {5, 4, 7, 6} と {4, 6, 8, 7} という 4 つの要素から成り立っているとする。両集団の平均が等しいかを危険率 5%で検定してみる。次に，各集団から要素を無作為に復元抽出して 30 個のデータを得，そのデータを同様に検定してみる。

ここでは R を使って下のコードに示すように，検定を行う。

1 行目：集団 1 は data1，集団 2 は data2 とする。

2 行目：各要素にそれぞれ等しい確率 1/4 を与える。

3 ～ 4 行目：各集団から復元抽出を 30 回繰り返し，それらを smp1 と smp2 というベクトルとする。

5 ～ 6 行目：元の集団 1 と 2 について，分散(F 検定)と平均(t 検定)を検定する。

7 ～ 8 行目：復元抽出したデータについて，分散(F 検定)と平均(t 検定)を検定する。

```
data1<-c(5,4,7,6);data2<-c(4,6,8,7)        #p-value
prb<-c(1/4,1/4,1/4,1/4);
smp1<-sample(x=data1,prob = prb, size = 30, replace = TRUE)
smp2<-sample(x=data2,prob = prb, size = 30, replace = TRUE)
var.test(data1,data2,ratio=1,alternative="two.sided")
t.test(data1,data2,var.equal = TRUE)
var.test(smp1,smp2,ratio=1,alternative="two.sided")
t.test(smp1,smp2,var.equal = TRUE)
```

解析結果①

```
> var.test(data1,data2,ratio=1,alternative="two.sided")

        F test to compare two variances

data:  data1 and data2
F = 0.57143, num df = 3, denom df = 3, p-value = 0.6571
alternative hypothesis: true ratio of variances is not equal to 1
95 percent confidence interval:
 0.03701158 8.82238993
sample estimates:
ratio of variances
         0.5714286


> t.test(data1,data2,var.equal = TRUE)

        Two Sample t-test

data:  data1 and data2
t = -0.70065, df = 6, p-value = 0.5098
alternative hypothesis: true difference in means is not equal to 0
95 percent confidence interval:
 -3.369263  1.869263
sample estimates:
mean of x mean of y
     5.50      6.25
```

解析結果②

```
> var.test(smp1,smp2,ratio=1,alternative="two.sided")

        F test to compare two variances

data:  smp1 and smp2
F = 0.57538, num df = 29, denom df = 29, p-value = 0.1426
alternative hypothesis: true ratio of variances is not equal to 1
95 percent confidence interval:
 0.2738604 1.2088702
sample estimates:
ratio of variances
         0.5753796


> t.test(smp1,smp2,var.equal = TRUE)

        Two Sample t-test

data:  smp1 and smp2
t = -3.2972, df = 58, p-value = 0.001671
alternative hypothesis: true difference in means is not equal to 0
95 percent confidence interval:
 -1.7678141 -0.4321859
sample estimates:
mean of x mean of y
 5.433333  6.533333
```

その結果，解析結果①のように元の集団1と2については分散と平均についてそれぞれ $p=0.6571$ と $p=0.5098$ が得られ，どちらも >0.05 が得られる。したがって，この2集団について危険率を0.05とすると，分散と平均に有意差は認められない。

一方，無作為に復元抽出したデータでは下の解析結果②に示すように，分散と平均についてそれぞれ $p=0.1426$ と $p=0.00167$ が得られ，元のデータより明らかに低い値となる。特に平均では2つの集団に有意差が認められることになる。復元抽出したサンプル数を例えば50個に増やすと，さらに各 p 値はさらに低くなり，共に <0.05 となる。

アメリカ統計協会ASAは「科学的な結論や，ビジネス，政策における決定は，p 値がある値(有意水準)を超えたかどうかにのみ基づくべきではない」と忠告している[1)]。すなわち，p 値だけを使って判断する場合は十分な注意が必要である。

文　献

1) 日本計量生物学会：統計的有意性と P 値に関するASA声明.
http://biometrics.gr.jp/news/all/ASA.pdf

第7章

統計学的データ解析方法

これまで統計学の基礎，統計量の推定，検定について説明したが，統計学では推定や検定以外にもデータを解析するさまざまな手法がある。ここでは，その中で代表的な手法を解説する。

1　一般線形モデルと一般化線形モデル

統計学的な解析方法として混乱しやすいが，統計モデルには一般線形モデル（General linear model）と呼ばれる統計モデルと一般化線形モデル（Generalized linear model）がある。一般線形モデルでは誤差，すなわち実測値とモデルによる推定値との差が正規分布に従うと仮定されている。一方，一般化線形モデルでは誤差が正規分布以外の二項分布やポアソン分布などの確率分布も設定できるので，一般化した（Generalized）と呼ばれている。一般線形モデルは最小２乗法を使って係数の値を求めるが，一般化線形モデルでは最尤法を用いて求められている。この章では，よく使われる統計解析法として回帰分析（特に直線回帰分析）とロジスティック回帰モデルについて説明する。直線回帰分析は一般線形モデルに含まれ，ロジスティック回帰モデルは一般化線形モデルに含まれる。

2　回帰分析

第１章で対応のある（一対となった）2つの変数の間の関係について，散布図と相関関係を使って解析した。対象とする２変数について一方の変数（説明変数または独立変数）の値から他方の変数（目的変数または従属変数）の値を推定する方法を回帰分析という。特に両者に直線関係が認められるときは線形（または直線）回帰分析と呼ばれる。

例えば，ある小学校のクラスで生徒６人の身長 y（cm）とその母親の身長 x（cm）とを調べた結果，次の**表**に示す結果となった。

表 7.1　あるクラスでの生徒の身長 y とその母親の身長 x

x	148	152	155	159	164	169
y	119	121	128	130	131	137

この母親の身長 x と生徒の身長 y をグラフに表すと，**図 7.1** になる。この図から母親の身長が高いほど，生徒の身長も高くなる傾向が見られ，両者の間には破線で示すような直線関係があるように見られる。この関係を表す直線を回帰直線（Regression line）と呼ぶ。

回帰とは元に戻るという意味であるが，この例ではまさに母親の子供に対する関係を示している。回帰直線が決まれば，母親の身長からクラスの子供の身長が推定できる。ここでは母親の身長が独立変数（または説明変数），推定される子供の身長が従属変数（または目的変数）である。上の身長の例のようなある目的変数を１つの説明変数で表す回帰分析を単回帰といい，2つまたはそれ以上の説明変数（例えば父親の身長と母親の身長など）で表す回帰分析を重回帰という。単回帰でも説明変数を２次式あるいはべき乗で表す場合もある。

次に，どのようにして回帰分析を行うか，基本となる単回帰で線形の場合を説明する。2つ

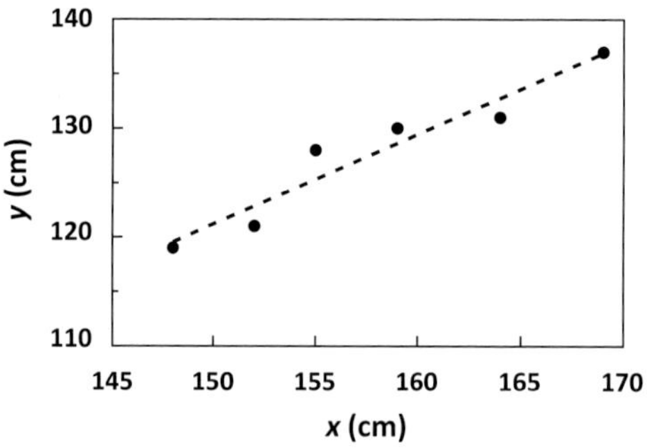

図7.1　母親 x の身長に対する生徒 y の身長
破線は両者の関係を示すと考えられる直線を表す

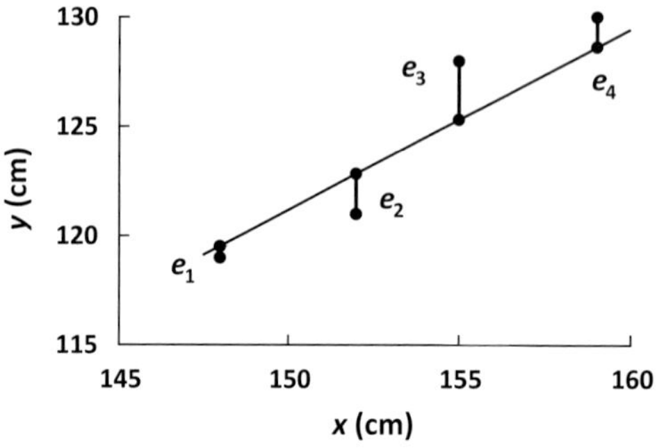

図7.2　回帰直線と実測値との誤差
図7.1の4点に関する回帰直線と実測値との誤差を示す

の変数 x と y の組が n 個あり，y が x による次の式(7.1)で近似的に表されるとする。a と b はそれぞれ直線の傾きと y 切片である。

$$y=ax+b \tag{7.1}$$

このとき，$x=x_i$ での測定値 y_i とこの回帰直線上の値 ax_i+b の間には当然，誤差が見られる。この誤差を e_i とすると，e_i は次の式で表される。

$$e_i=y_i-(ax_i+b) \tag{7.2}$$

前述した生徒の身長 y とその母親の身長 x との例で誤差は，**図7.2**のように表される。ここでは，身長の最も低い母親から1, 2, 3, 4と番号を付け，それに対応した誤差を示している。

この誤差は正の値の場合もあり，負の値の場合もある。一方，誤差の2乗は常に0以上の正の値であるから，その和 Q を式(7.3)のように定義する。ここで n はサンプルの大きさ(親子の組の数)を示す。

$$Q=\sum_{i=1}^{n}e_i^2=e_1^2+e_2^2+\cdots+e_n^2 \tag{7.3}$$

この $Q(\geq 0)$ を最小にするような係数 a と b の値を求め，これらの値から回帰直線の式(7.1)

を決めることができる。この方法は以前説明した最小 2 乗法である。なお, この方法で誤差は, 測定点とそこから回帰直線に下した垂線の距離ではないので, 注意が必要である。

参　考

回帰直線の求め方

係数 a と b を求めるため, 式(7.3)に式(7.2)を代入すると, 次の式(7.4)のようになり, Q は変数 a と b の関数となっている。

$$Q=\{y_1-(ax_1-b)\}^2+\{y_2-(ax_2-b)\}^2+\cdots+\{y_n-(ax_n-b)\}^2 \tag{7.4}$$

Q が最小となる a と b の値は, 以前説明したように Q を a と b でそれぞれ偏微分した $\partial Q/\partial a$ と $\partial Q/\partial b$ がそれぞれ 0 となるようにして求めることができる。その詳細はここでは割愛する。

一方, 第 2 章で解説した x の標本平均 $\bar{x}$ と標本分散 $s_x{}^2$ および y の標本平均 $\bar{y}$ と共分散 s_{xy} を使って, 回帰直線を次の式(7.5)のように表すこともできる。

$$y=\frac{s_{xy}}{s_x^2}x+\left(\bar{y}-\frac{s_{xy}}{s_x^2}\bar{x}\right) \tag{7.5}$$

さらに標本相関係数 $r(=s_{xy}/(s_x s_y))$ を使うと, 式(7.5)は次の式(7.6)のように表せる。ここで, s_y は y の標本分散 $s_y{}^2$ の正の平方根である。

$$y=\frac{s_y}{s_x}rx+\left(\bar{y}-\frac{s_y}{s_x}r\bar{x}\right) \tag{7.6}$$

表 7.1 とは別の 6 組の親子の母親と子供の身長をプロットすると, **図 7.3** のような結果が得られたとする。この例では, 母親の身長と子供の身長の間には相関関係が弱く, 明らかな直線関係は見られない。図 7.3 に示すように, 回帰直線を引いても母親の身長から子供の身長を推測することは無理があると考えられる。したがって, 回帰直線がどの程度目的変数を表す能力があるかを知っておく必要がある。その指標となるのが決定係数 R^2 である。決定係数は第 2 章で説明した相関係数の 2 乗と等しく, 0 以上 1 以下の値をとる。1 に近いほど目的変数を表わす能力があると考えられる。

表 7.1 に示した母親と子供の身長のデータについて, Excel および R を使って回帰直線を求めることができる。

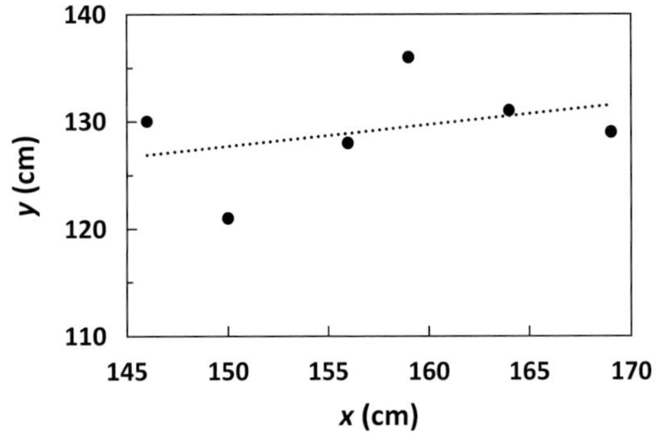

図 7.3　6 組の母親とその子供の身長

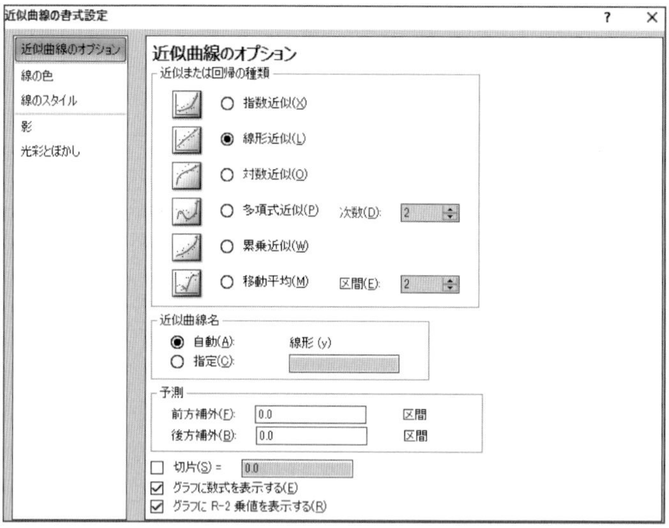

図 7.4　Excel での回帰直線分析

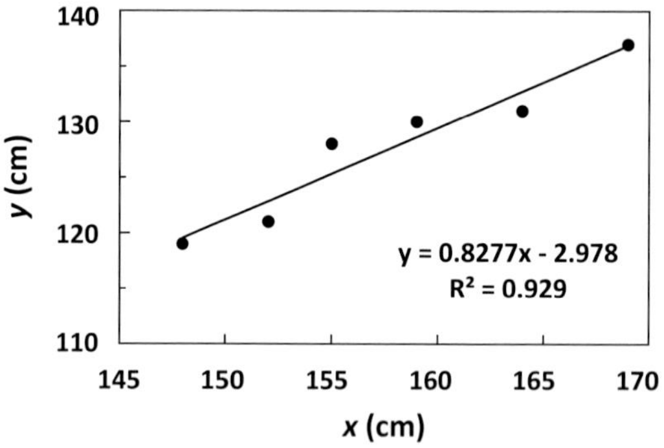

図 7.5　Excel による直線回帰分析の結果　Ex7.1 Regression

Ex 最も手軽なグラフ作成機能を使った解法例を示すと次のようになる。最初にシート上で列方向にそれぞれ母親と子供の身長のデータを入力する。それら 2 列をカーソルで指定後，「挿入」—「散布図」を使ってグラフを作る。次に「グラフツール」—「レイアウト」—「近似曲線」と進み，**図 7.4** のように「近似曲線のオプション」で線形近似を選択し，数式と相関係数(ここでは R)の 2 乗値を表示させる。

その結果，**図 7.5** のようにグラフ上に回帰直線とその式および相関係数の 2 乗が表示される。なお，Excel では図 7.4 に示されているように，線形以外に指数，対数，多項式などによる回帰分析または近似もできる。

1	Mother	Child
2	148	119
3	152	121
4	155	128
5	159	130
6	164	131
7	169	137

図 7.6　母親と子供の身長データ
R7.1data Height. csv

R 解析する前にデータファイルを csv 形式で作る(**図 7.6**)。この例のような少量のデータでは必要ないかもしれないが，ここでは練習として行う。

```
1 test.data<-read.csv("H:/R statistics/Height.csv")
2 Mother<-test.data$Mother
3 Child<-test.data$Child
4 ggplot(NULL,aes(x=Mother,y=Child))+geom_point()+geom_smooth(method = lm)
5 test.reg<-lm(Child~Mother,data = test.data)
6 summary(test.reg)
7 
```

図 7.7　R での回帰直線分析コード　R7.1 Height

```
Call:
lm(formula = Child ~ Mother, data = test.data)

Residuals:
       1        2        3        4        5        6 
-0.52724 -1.83819  2.67859  1.36764 -1.77105  0.09026 

Coefficients:
            Estimate Std. Error t value Pr(>|t|)   
(Intercept)  -2.9780    18.0709  -0.165  0.87710   
Mother        0.8277     0.1144   7.237  0.00193 **
---
Signif. codes:  0 ‘***’ 0.001 ‘**’ 0.01 ‘*’ 0.05 ‘.’ 0.1 ‘ ’ 1

Residual standard error: 1.99 on 4 degrees of freedom
Multiple R-squared:  0.929,	Adjusted R-squared:  0.9113 
F-statistic: 52.37 on 1 and 4 DF,  p-value: 0.001935
```

図 7.8　R での単回帰直線分析結果

次に，**図 7.7** のコードを入力する。

1 行目：ファイル Height のデータを test. data に入れる。

2 行目：test data ファイルの列 Mother の数値データを変数 Mother に入れる。

3 行目：test data ファイルの列 Child の数値データを変数 Child に入れる。

4 行目：ggplot を使って散布図を描く。なお，パッケージの ggplot2 にチェックを入れておく。さらに＋geom_smooth(method＝lm) を加えると，回帰直線の周りの 95％信頼区間を示す。

5 行目：lm は線形回帰を表す関数である。チルダ～は変数と変数をつなぐ記号で，Child(従属変数) に対する Mother(独立変数) の関係を求めるため，この順序で記述する。

6 行目：この直線回帰分析結果の要約を表す。

分析結果の要約は，**図 7.8** のように残差 Residuals，次にパラメーター Coefficients およびその他の統計指標の 3 つの部分に分かれている。パラメーターはこの例では 1 次回帰式の傾き (ここでは Mother) 0.8277 と切片 Intercept－2.978 が示され，その他の統計指標では残差の標準誤差 1.99，R－2 乗値 0.929 などが示される。これらの数値は Excel での解析結果と一致している。**図 7.9** に R による回帰直線を示した。

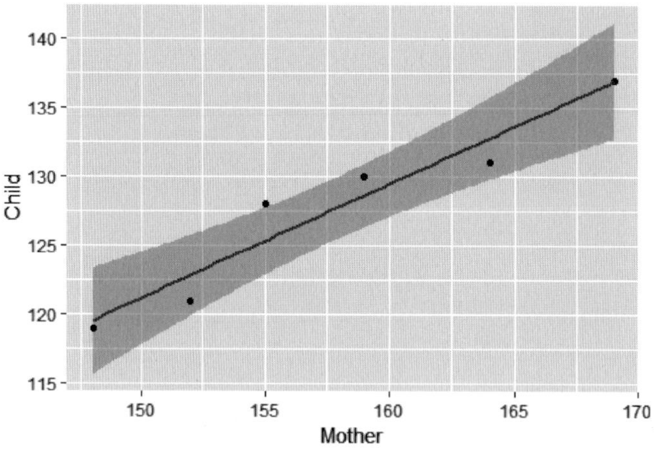

図 7.9　R での回帰直線とその 95%信頼区間

信頼区間は灰色部分として示されている

```
1  #lm cars93
2  ggplot(Cars93,aes(x=MPG.city,y=MPG.highway))+geom_point()+geom_smooth(method = lm)
3  carslm<-lm(MPG.highway~MPG.city,data = Cars93)
4  summary(carslm)
5  |
```

図 7.10　ガロン当たりの走行距離（R での直線回帰分析コード）　R7.2 Cars

R には豊富なデータが揃っている。その 1 つを使って回帰分析を行ってみる。まず，そのデータを取り出すために，Packages 画面の System Library 中の MASS にチェックを入れる。ここでは，その中のデータ Cars93 について，自動車の市街地でのガロン当たりの走行距離 MPG.city と高速道路での走行距離 MPG.highway との直線回帰分析を行う。**図 7.10** にそのコードを示す。

2 行目：散布図を描いた後，geom_smooth(method = lm) を使って回帰直線とその 95%信頼区間を描く。

3 ～ 4 行目：直線回帰分析を行い，それを表示する。

その結果，**図 7.11** のグラフと**図 7.12** の解析結果が現れる。

図 7.12 の中央部に回帰直線の傾き MPG.city は 0.896，切片 Intercept は 9.06 であり，これらの値は Pr(>|*t*|) が非常に小さく (***)，有意であることが示されている。

問題 7.1　あるクラスの生徒の身長 y とその父親の身長 x を測定した結果，次の表のようになった。Excel 等を使って独立変数 x の従属変数 y に対する回帰式および相関係数を求めなさい。

x(cm)	159	163	169	174	176	184
y(cm)	119	121	128	125	131	137

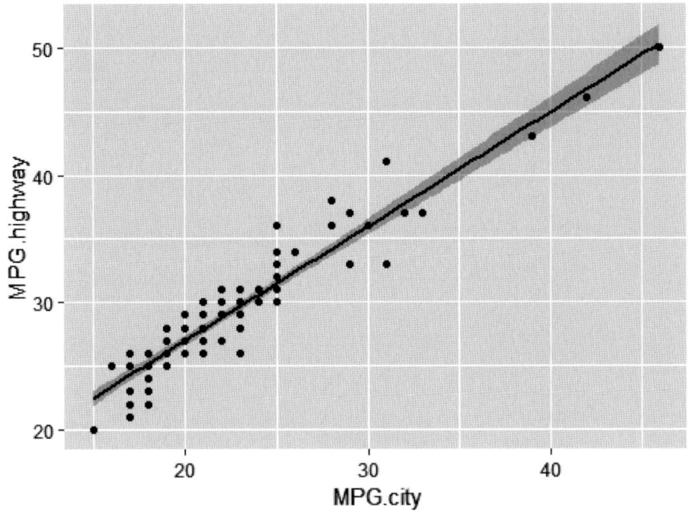

図 7.11　ガロン当たりの市街地と高速道路での走行距離の回帰直線とその 95%信頼区間

```
Call:
lm(formula = MPG.highway ~ MPG.city, data = Cars93)

Residuals:
    Min      1Q  Median      3Q     Max
-3.8185 -1.1764  0.1369  1.3458  4.5547

Coefficients:
            Estimate Std. Error t value Pr(>|t|)
(Intercept)  9.05658    0.75691   11.96   <2e-16 ***
MPG.city     0.89555    0.03283   27.28   <2e-16 ***
---
Signif. codes:  0 ‘***’ 0.001 ‘**’ 0.01 ‘*’ 0.05 ‘.’ 0.1 ‘ ’ 1

Residual standard error: 1.77 on 91 degrees of freedom
Multiple R-squared:  0.891,     Adjusted R-squared:  0.8898
F-statistic:   744 on 1 and 91 DF,  p-value: < 2.2e-16
```

図 7.12　ガロン当たりの市街地と高速道路での走行距離の直線回帰分析結果

重回帰分析はある 1 つの従属変数を複数の独立変数で表すときに用いる。単回帰分析と同様に一般線形モデルの 1 つである。例として，前述した生徒の身長 y を母親の身長 x と父親の身長 z の 2 つの要因で表わす場合を考えると，回帰式として次の式(7.7)が考えられる。

$$y = cx + dz + e \tag{7.7}$$

ここで c, d, e はそれぞれ係数である。各係数の値は単回帰分析と同様に最小 2 条法で求められる。

例えば，あるクラスの父母と生徒 6 組の身長(cm)を測った結果，**表 7.2** になった。父母の身長から子供の身長を重回帰分析で推定してみる。そのために，式(7.7)において実測値と推測値の偏差の 2 乗和が最小となるように，係数 c, d, e の値を求める。

表 7.2　あるクラスの父母と生徒 6 組の身長（cm）

母親の身長	父親の身長	子供の身長
148	162	119
152	166	121
155	171	128
159	168	130
164	174	131
166	182	137

```
1 test.data<-read.csv("H:/R statistics/R7.1data2 Height.csv") #Cor Height"
2 Mother<-test.data$Mother
3 Father<-test.data$Father
4 Child<-test.data$Child
5 test.reg<-lm(Child~Mother+Father,data = test.data)
6 summary(test.reg)
7
```

図 7.13　R での重回帰分析コード　R7.1-2 Height

```
Call:
lm(formula = Child ~ Mother + Father, data = test.data)

Residuals:
      1       2       3       4       5       6 
-0.4871 -1.9214  2.1082  2.0553 -1.4350 -0.3200 

Coefficients:
            Estimate Std. Error t value Pr(>|t|)
(Intercept) -10.3462    25.5150  -0.405    0.712
Mother        0.6612     0.3763   1.757    0.177
Father        0.1973     0.4197   0.470    0.670

Residual standard error: 2.218 on 3 degrees of freedom
Multiple R-squared:  0.9339,	Adjusted R-squared:  0.8899 
F-statistic:  21.2 on 2 and 3 DF,  p-value: 0.01699
```

図 7.14　R での重回帰直線分析結果

R　図 7.13 に示すコードのようにして各係数の値が得られる。

1 行目：表 7.2 のデータファイル　R7.1 data2 Height を呼び出す。

2 ～ 4 行目：母親，父親，子供のデータをそれぞれ収納する。

5 行目：子供の身長（従属変数）に対して母親と父親の身長（独立変数）を解析する。

6 行目：結果の要約を出力する。

解析結果は図 7.14 のようになり，式（7.7）において各係数の値 $c = 0.6612$，$d = 0.1973$，$e = -10.3462$ が得られる。これをグラフに表すと図 7.15 になる。各点が等量線の近傍にあり，良い推定ができていることがわかる。

Ex　Excel ではソルバーを使って各係数の最適値を求められる。ここでは，図 7.16 に示すように係数 c, d, e の数値を入れるセルを作り，Estimate に式（7.7）を組み込み，子供の

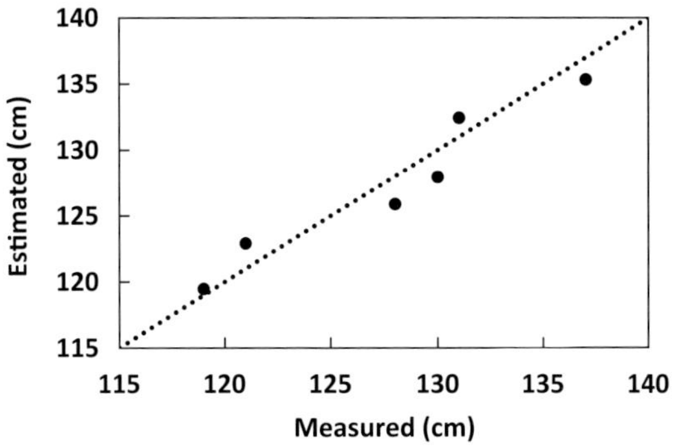

図 7.15　子供の身長の測定値と回帰分析による推定値

図中の点線は等量線(測定値と推測値が一致する線)を示す

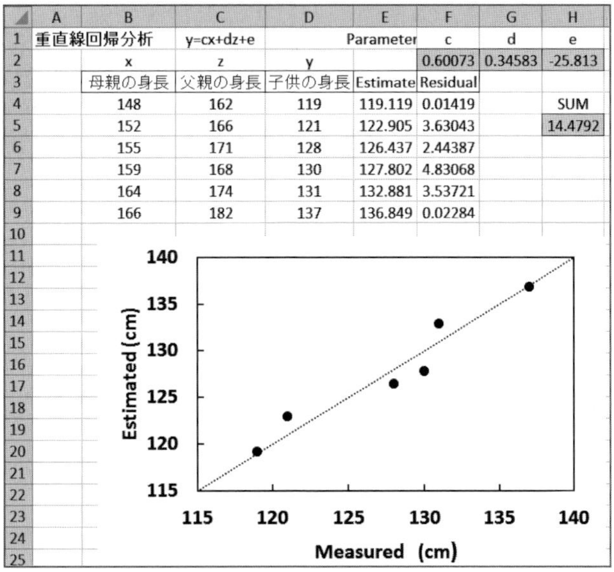

	A	B	C	D	E	F	G	H
1	重直線回帰分析		y=cx+dz+e		Parameter	c	d	e
2		x	z	y		0.60073	0.34583	-25.813
3		母親の身長	父親の身長	子供の身長	Estimate	Residual		
4		148	162	119	119.119	0.01419		SUM
5		152	166	121	122.905	3.63043		14.4792
6		155	171	128	126.437	2.44387		
7		159	168	130	127.802	4.83068		
8		164	174	131	132.881	3.53721		
9		166	182	137	136.849	0.02284		

図 7.16　あるクラスの父母と生徒の身長の回帰分析　Ex7.2 Multiple

身長 y との差の 2 乗を Residual とする。その総和 SUM が最小となるようにソルバーを使って各係数の最適値を求める。その結果，図に示す係数値が得られる。これらの値と両親の身長を式(7.7)に代入すると，y の推定値が得られる。ただし，図 7.14 に示す R で得られた係数値とは異なり，得られた推定値もわずかに異なる。理由は不明であるが，計算のアルゴリズムに違いがあるかもしれない。

3　モンテカルロ法

数学的な問題の解を求めるために，乱数を使ってその判定結果から近似的な解を得る方法を一般にモンテカルロ法(Monte Carlo method)という。通常では解析解が得られないような難解な数式も，モンテカルロ法によって比較的簡単に解ける場合がある。しかも，現在ではパーソナルコンピューターでも乱数を使って十分速い計算ができる。この方法はコンピューターの生みの親の一人であるアメリカのフォン・ノイマンらが最初に開発した方法と言われている。モンテカルロ法では数多くの乱数を用い，計算した結果が条件に合う乱数のみをカウントし，その比率を求める。この比率が求める推定値となる。

例えば，関数 $y=x^2$ で x が[0, 1]での積分値を求める。この積分は次のように簡単に1/3と求められる。グラフとしては，x が[0, 1]の区間で曲線 $y=x^2$ と x 軸に囲まれた部分の面積になる。

$$\int_0^1 x^2 dx = \left[\frac{x^3}{3}\right]_0^1 = \frac{1}{3} \tag{7.8}$$

モンテカルロ法では0から1までの範囲で乱数を0.261, 0.813, …のように例えば500個発生させる。それを x の値とする。y についても同様に500個の乱数を発生させる。こうして (x, y) の組が500組できる。これらの組を2次元座標の点として考えてみる。次に各組で x^2 を計算し，y が x^2 以下であれば条件に合うのでカウントし，x^2 以上である組はカウントしない。ある組 (x, y) を2次元平面上の1つの点と考えると，**図7.17** のようにイメージができる。ここで1辺が1の正方形の中で $y=x^2$ の曲線より下の条件に合う点の数が全部の点の数に占める比率が求める値となる。500組の判定結果から，例えば比率0.338が得られたとすると，この値は上記の積分による値0.333…とかなり近い値である。

Ex　関数＝RAND()を使って[0, 1]の区間で乱数が得られる(**図7.18**)。F9のキーを押すとそのたびに計算され，新しい比率が得られる。

R　そのコードは**図7.19** のようになる。実際に動かすと例えば0.340のような推定値が得

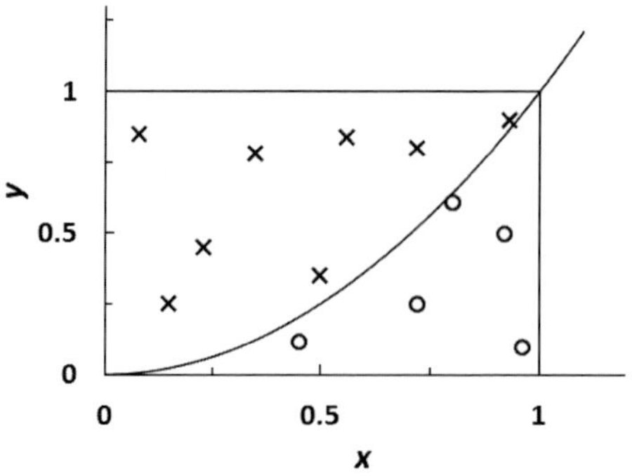

図7.17　関数 $y = x^2$ のグラフ
条件に合う点を○で，合わない点を×で示す

				Ratio of Yes
				0.334
No.	x	y	x^2	Yes or No
1	0.70797	0.31613	0.50122	1
2	0.2226	0.1684	0.04955	0
3	0.32617	0.29774	0.10639	0
4	0.97108	0.91469	0.94299	1
5	0.63355	0.46241	0.40138	0

図7.18　モンテカルロ法による解法の例　Ex7.3 MonteCarlo

られる。

1～2行目：ccで繰り返し操作を10,000回行うように指定する。

3～4行目：xとyに対して乱数を発生させる。[0, 1]の区間で一様に乱数を発生させるための関数としてrunif()がある。カッコ内に正の整数を引き数として入力すると，その数だけの乱数を発生させる。

5～6行目：条件を作成し，それに合う場合はカウントし，sに1つ足す。

9行目：比率s/ccを求める。

```
1  s<-0;i<-0;cc<-10000
2  for(c in 1:cc){
3    x<-runif(1)
4    y<-runif(1)
5    if(x^2>y){
6      s<-s+1
7    }
8  }
9  i<-s/cc
10 i
```

図7.19　モンテカルロ法による解法の例（Rコード）

R7.3 MonteCarlo

4　ブートストラップ法

ブートストラップ法は，実際の限られたサイズのデータから乱数を使って復元抽出を数多く繰り返し，得られた分布から標準偏差などの各パラメーター値を推定する方法であり，B. Efronによって開発された。B. Efronの命名は，"Pulling yourself up by your bootstraps"（自分の靴紐で自分自身を引き上げる，すなわち独力で状況を打開する）という考え方に由来している。ブートストラップ法は，乱数の発生方法からノンパラメトリック・ブートストラップ法とパラメトリック・ブートストラップ法の2つの方法に大別される。

ノンパラメトリック・ブートストラップ法は何の条件もつけずにサンプリングを行う。すなわち，実際の個々のデータに番号を割り当て，それに乱数を当てはめる。もしサンプルサイズがn個であれば，データ$\{x_1, x_2, \cdots, x_i, \cdots, x_n\}$に対してまず，区間(0, 1)を$n$等分した各区間の値を1対1で対応させる。次に，$n$個の乱数を等しい確率で生成させる。その乱数の値に対応するxをx_i^*とすると，新しい1組のサンプルデータ$\{x_1^*, x_2^*, \cdots, x_i^*, \cdots, x_n^*\}$が作られる。このサンプルから例えば平均$\bar{x}_1^*$のような推定値を求める。この操作を繰り返し行う。こうして元のデータから復元抽出を繰り返すことになり，大量の推定値に関するデータが取り出される。このデータからその推定値の分布が得られ，それから平均や分散など各種のパラメーターが得られる。

パラメトリック・ブートストラップ法ではある分布に従う乱数を考えてサンプリングを行う。この方法ではサンプルデータ$\{x_1, x_2, \cdots, x_i, \cdots, x_n\}$に対して平均$\bar{x}$，標準偏差$s$を計算する。例えば正規分布$(\bar{x}, s^2)$に従う$n$個の乱数を発生させ，新しい1組のデータ$\{x_1^*, x_2^*, \cdots, x_i^*, \cdots, x_n^*\}$が作られる。このデータからある統計量，例えば平均を求める。この操作を繰り返し行う。

ノンパラメトリックまたはパラメトリック・ブートストラップ法によって得られた分布から，不偏標準偏差，95%信頼区間などが求められる。解析する推定値が平均であれば，前述した中心極限定理によりこの分布は正規分布に従うことがわかる。

例えば，あるロットの製品から5個のサンプルを無作為に取り出して食塩濃度(%)を測定した結果，2.3, 2.4, 1.8, 1.9, 2.2となったとする。この結果から「ノンパラメトリック・ブートストラップ法」を用いて平均，不偏標準偏差，2.5％および 97.5％タイル値を求めてみる。

R を使うと次のようなコードになる(**図 7.20**)。手法は第 5 章の中心極限定理の説明で使用した手法と同じになる。

1 行目：使うベクトルを初期化する。

2 行目：このサンプルサイズは 5 と小さいので，データはそのままベクトルとして書き込む(もっと大きなサイズでは csv データファイルとした方がよい)。

3 行目：5 つの値が等しい確率で選ばれるように，対応する確率 prb もすべて等しくする。ここでは 1/5 となる。

4 ～ 7 行目：実測値からその標本平均と標本標準偏差を求め，それらを表示する。

8 ～ 11 行目：データから復元抽出で等しい確率で無作為にサンプルを取り出し，その平均を求める。それを smp.means に格納していく。これを 10 万回繰り返す。

12 行目：smp.means に格納したデータのヒストグラムを書く。

13 ～ 18 行目：smp.means に格納したデータの統計量(平均，不偏分散，2.5％および 97.5％パーセンタイル)を求める。

```
1  smp<-NULL;smp.means<-NULL  #Nonparametric Bootstrap
2  salt<-c(2.3,2.4,1.8,1.9,2.2)
3  prb<-c(1/5,1/5,1/5,1/5,1/5)
4  m<-mean(salt)   #Measured mean
5  s<-sd(salt)      #Measured sd
6  m
7  s
8  for(i in 1:100000){
9    smp<-sample(x=salt,prob = prb, size = 5, replace = TRUE)
10   smp.means<-append(smp.means, mean(smp))
11 }
12 ggplot(NULL,aes(x=smp.means))+geom_histogram()
13 M<-mean(smp.means)
14 S<-sd(smp.means)
15 M
16 S
17 quantile(smp.means,probs = (0.025))
18 quantile(smp.means,probs = (0.975))
19
```

図 7.20　ノンパラメトリック・ブートストラップ法　R7.4-1 Boot nonpara

結果として，例えば**図 7.21** のようなヒストグラムが描かれ，標本平均 2.12，不偏標準偏差 0.103，2.5％パーセンタイル 1.92，97.5％パーセンタイル 2.32 が得られる。なお，元の 5 個のサンプルについての平均は 2.12，不偏標準偏差は 0.259 となる。

次に，同じ食塩濃度データに対して正規分布を用いた「パラメトリック・ブートストラップ法」を適用する。R を使うと**図 7.22** のようなコードになる。図 7.20 のノンパラメトリック・ブートストラップ法と比較すると 9 行目で正規分布を用いた乱数を発生させている。

結果として，例えば**図 7.23** のようなヒストグラムが描かれ，標本平均 2.12，不偏標準偏差 0.112，2.5％パーセンタイル 1.89，97.5％パーセンタイル 2.35 が得られる。この結果をノンパラメトリック・ブートストラップ法と比較すると，平均は等しく，分散がやや大きくなった。

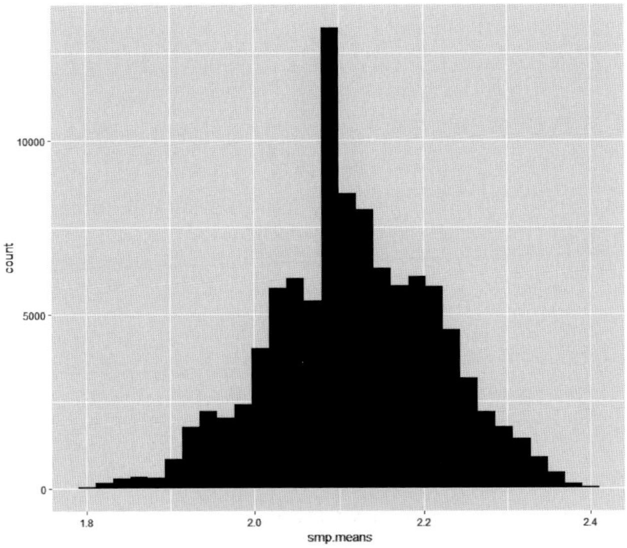

図 7.21　ノンパラメトリック・ブートストラップ法による解析例

```
ss<-NULL;st<-NULL      #Parametric Bootstrap
salt<-c(2.3,2.4,1.8,1.9,2.2)
m<-mean(salt)
s<-sd(salt)
m
s
smp.means<-NULL
for(i in 1:100000){
  ss<-rnorm(5,m,s)
  smp.means<-append(smp.means, mean(ss))
  }
ggplot(NULL,aes(x=smp.means))+geom_histogram()
M<-mean(smp.means)
SD<-sd(smp.means)
M
SD
quantile(smp.means,probs = (0.025))
quantile(smp.means,probs = (0.975))

```

図 7.22　パラメトリック・ブートストラップ法　R7.4-2 Boot para

5　ロジスティック回帰モデル

食品の試験には定性試験と定量試験がある。定量試験においてもその値が基準値以下かあるいは以上かで陽性か陰性かに分ける場合がある。ロジスティック回帰モデル(Logistic regression model)は，このように各種条件下での定性データ，すなわち陽性(＋)と陰性(－)を解析するときに使われる手法である。このモデルで解析すると，新たな条件で陽性となる確率を推測できる。本モデルは一般化線形モデルの 1 つである。

ロジスティック回帰モデルをデータを使いながら説明する。例えば，ある一定温度下の食品中で各種の食塩濃度 S(%)に対して黄色ブドウ球菌が増殖できる(陽性)か否か(陰性)をロジス

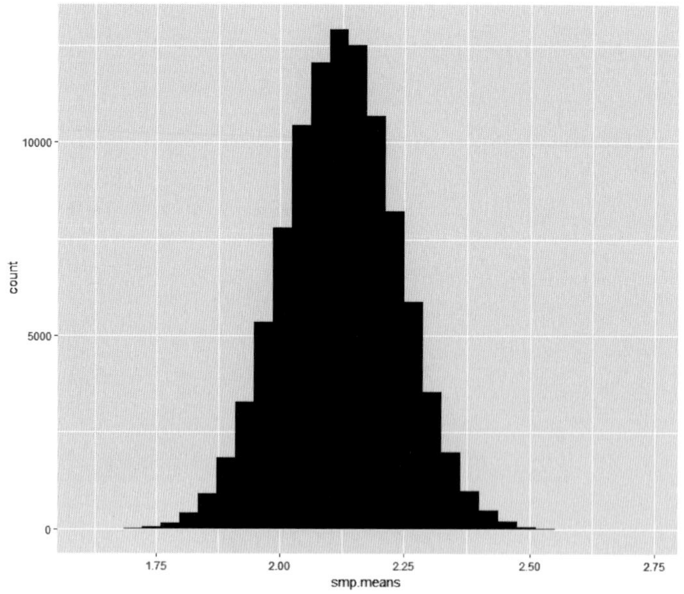

図 7.23　パラメトリック・ブートストラップ法による解析例

ティック回帰モデルを用いて解析してみる。ある条件下のサンプルについてそれが陽性となる確率を p とすると $(0 \leq p \leq 1)$，陰性となる確率は $1-p$ である。この両者の比率 $p/(1-p)$ を前述したようにオッズという。式(7.9)に表すように，このオッズの自然対数を取った変数 z をロジット(logit)関数と呼ぶ。

$$z = logit(p) = ln\left(\frac{p}{1-p}\right) \tag{7.9}$$

なお，この式を確率 p について解いた式をロジスティック関数といい，次の式(7.10)で表される。

$$p = \frac{1}{1+exp(-z)} \tag{7.10}$$

式(7.9)の変数 z は個々の条件に対して線形の形をとって表せる。例えば，各種食塩濃度での増殖/非増殖を解析するのであれば，次の 1 次線形の式(7.11)で z を表すことができる。ここで S は要因(ここでは食塩濃度%)，a_1 と a_2 は係数である。

$$z = a_1 S + a_2 \tag{7.11}$$

一方，ある条件下で個々の試料が陽性となる事象は二項分布に従うと考えられ，その確率を p とする。したがって，n 個の試料中で x 個が個々のサンプルが陽性となる確率を P とすると，陰性の数は $n-x$ であるから，確率 P は次の式で表される。

$$P = {}_nC_x p^x (1-p)^{n-x} \tag{7.12}$$

例として各食塩濃度で 10 個のサンプルを使って調べ，増殖した場合を 1，非増殖の場合を

0 として表した結果を**表 7.3** のように示す。ここでは各食塩濃度(A 列)に対して 10 サンプルの増殖の有無 gng，すなわち growth, g または non-growth, ng を判定し，その結果を増殖であれば 1，非増殖であれば 0 として B 列に記載する。最後に，R で解析するために csv としてファイルを保存する。

図 7.24 に R を使ったロジスティック回帰モデルによる解析のコードを示す。

1 行目：増殖の csv データファイルを読み込む。

2 ～ 3 行目：増殖データを dg，非増殖データを dng として取り込む。

4 行目：式 7.11 を使ったロジスティック回帰解析をする。

5 行目：解析結果を表す。

図 7.25 に R によるロジスティック回帰モデルによる解析結果を示す。図中央部の(Intercept)と salt の値から $a_1 = -0.9942$, $a_2 = 16.1609$ が得られる。なお，モデルの適合度を示す赤池情報量基準(Akaike information Criteria, AIC)は 30.048 である。

Excel では**図 7.26** に示すようにして解析できる。A 列では各データごとに 1 を，B 列には食塩濃度を，C 列には結果，すなわち 1 または 0 を入力する。D 列には食塩濃度とセル C4 と D4 の

表 7.3　各種食塩濃度での黄色ブドウ球菌の増殖/非増殖データ(一部)

R7.2 data Logistic

	A	B
1	salt	gng
2	0.5	1
3	0.5	1
4	0.5	1
5	0.5	1
6	0.5	1
7	0.5	1
8	0.5	1
9	0.5	1
10	0.5	1
11	0.5	1
12	2.5	1
13	2.5	1

```
1  df<-read.csv("H:/R statistics/R7.2data Logistic.csv")
2  dg<-subset(df,gng=="1")
3  dng<-subset(df,gng=="0")
4  fit<-glm(gng~salt,family=binomial, data=df)
5  summary(fit)
```

図 7.24　ロジスティック回帰モデル　R7.5 Logistic

```
Call:
glm(formula = gng ~ salt, family = binomial, data = df)

Deviance Residuals:
     Min        1Q    Median        3Q       Max
-1.73237   0.00056   0.00526   0.06307   1.72743

Coefficients:
            Estimate Std. Error z value Pr(>|z|)
(Intercept)  16.1609     4.5620   3.543 0.000396 ***
salt         -0.9942     0.2795  -3.556 0.000376 ***
---
Signif. codes:  0 '***' 0.001 '**' 0.01 '*' 0.05 '.' 0.1 ' ' 1

(Dispersion parameter for binomial family taken to be 1)

    Null deviance: 95.347  on 89  degrees of freedom
Residual deviance: 26.048  on 88  degrees of freedom
AIC: 30.048

Number of Fisher Scoring iterations: 8
```

図 7.25　ロジスティック回帰解析結果

	A	B	C	D	E	F	G	H
1	S.aureus		Growth	Salt				
2							Sum	13.0242
3			a_1	a_2				
4			-0.994	16.16				
5								SQ:Sum
6								4.32671
7	N	Salt	Positive	z	P	likelihoo	ln	meas P
8	1	0.5	1	15.66	1	1	2E-07	2.5E-14
9	1	0.5	1	15.66	1	1	2E-07	2.5E-14
10	1	0.5	1	15.66	1	1	2E-07	2.5E-14
11	1	0.5	1	15.66	1	1	2E-07	2.5E-14
12	1	0.5	1	15.66	1	1	2E-07	2.5E-14
13	1	0.5	1	15.66	1	1	2E-07	2.5E-14

図 7.26　Excel を用いたロジスティック回帰モデルによる解析　Ex7.4 Logistic

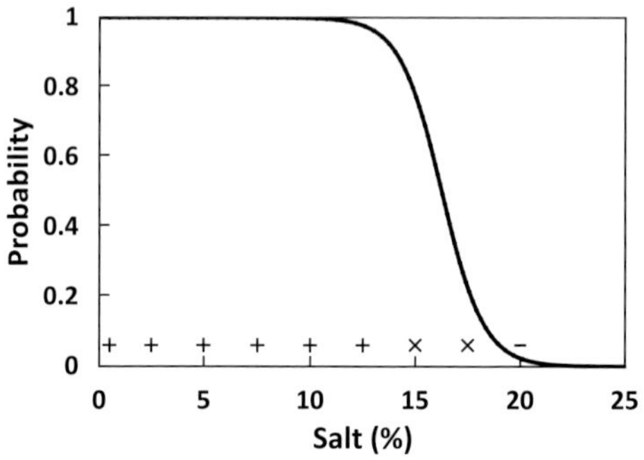

図 7.27　ロジスティック回帰モデルによる食塩濃度に対する黄色ブドウ球菌の増殖確率

係数を使って計算した式(7.11)の z の値を示す。E 列では D 列の値を使って式(7.10)の確率 p を計算する。F 列では個々に陽性(B 列)となる確率(E 列)を使い，各サンプル(A 列)について陽性となる確率(尤度)を二項分布を用いて計算する。最尤法では各尤度の積が最大になるような係数を求めるが，各尤度の自然対数をとり(G 列)，その総和を最小になるようにする。ここでは，Excel のソルバーを使って総和 Sum(セル H2)を最小にする係数(セル C4 と D4)を求める。

図 7.25 および 26 に示すように上記の微生物データから R と Excel で求めた a_1 と a_2 の値は等しく，それらを使って食塩濃度に対する陽性となる，すなわち増殖できる確率を表した曲線は**図 7.27** のように描ける。図 7.27 には各食塩濃度での測定結果も示す。＋は 10 個中すべて陽性，－は 10 個中すべて陰性，×は一部陽性を表す。

一方，この解析方法を使ってある増殖確率を示すときの食塩濃度を推測できる。例えば，増殖する確率が 0.5 となる食塩濃度を求めてみる。$p=0.5$ を式(7.9)に代入して z の値が得，その値を式(7.11)に代入すると，食塩濃度 S が求められる。計算すると，16.3％となる。この値は図 7.27 の曲線からもおおよその値が得られる。

さらに，要因の数が増した場合，各要因の 2 次式が使われる[1)]。例えば温度と食塩濃度の 2 つ場合，z は次に示す 2 次式(7.13)が考えられる。この式には温度について 2 次の項 T^2 があり，食塩濃度と温度の相互作用の項 ST がある。なお，$a_1, a_2, \cdots, a_5$ は係数である。

$$z = a_1T^2 + a_2ST + a_3S + a_4T + a_5 \tag{7.13}$$

黄色ブドウ球菌のエンテロトキシン産生の有無についても，式(7.13)を使ってロジスティック回帰モデルによる解析ができる[2)3)]。ただし，データによっては不要な項もあり得るので，AIC 等の指標を使って吟味が必要である。

ここまで一般化線形モデルの1つであるロジスティック回帰モデルで解析したが，一般化線形モデルにはポアソン回帰モデルもよく知られている。これはデータが0以上の正の整数を解析する場合に使われるが，ここでは割愛する。

6　微生物学分野における解析方法

6.1　最確数法

最確数(Most Probable Number, MPN)法とは，サンプル中の低濃度の微生物濃度を確率的に推定する手法である。サンプル中の対象微生物数は通常，寒天平板上のコロニー数から算定する。しかし，微生物濃度が低い場合は平板上のコロニー数も非常に少ないかまたは0個のため，算定できない。このような場合，確率論に基づいた微生物濃度推定方法である最確数法が使われる。

一般に，この方法は食品，飲料水中の低濃度の主に病原細菌の菌数推定に用いられる。操作としてはサンプル(10％食品乳剤または液状食品)10 mL, 1 mL, 0.1 mL を選択培地の入った複数の試験管(例：5本あるいは3本ずつ)に接種する。場合によってはさらに連続希釈し，乳剤0.01 mL 相当量などを培地に接種する。培養後，微生物試験の結果，各希釈段階での陽性試験管数が低い倍率の試料から例えば5本法で 3, 2, 0 本のように得られる。この組合せから最確数表を用いて最確数を求める。最確数は試料単位量(通常 100 mL または 100 g)当たりの推定細胞数として表される。この推定方法では当然死菌は影響を与えない。

6.1.1　最確数法の原理

最確数法にはいくつかの方法があるが，ここでは de Man による最尤法に基づいた基本的な方法を説明する[4)5)]。すなわち，サンプル中に低濃度の対象微生物が存在する場合，その濃度はポアソン分布に従うと考えられる。そこで，濃度(ポアソン分布の平均)を μ(cell/g または cell/mL)とし，a をその試験管に入れたサンプル量(g または mL)とすると，その試料に対象微生物が r 個の細胞が存在する確率 $f(r)$ は式(7.14)で表される。

$$f(r) = \frac{(\mu \times a)^r}{r!}\exp(-\mu \times a) \tag{7.14}$$

このとき，試験管に対象微生物が存在しない確率は，この式に $r=0$ を代入して，$\exp(-\mu a)$ である。したがって，その試験管に対象微生物が1個以上存在する確率は，1から存在しない確率を引いて $1-\exp(-\mu a)$ となる。対象微生物が1個以上存在する試験管が陽性となるので，希釈段階 i である試験管が陽性となる確率 p_i は式(7.15)で表される。

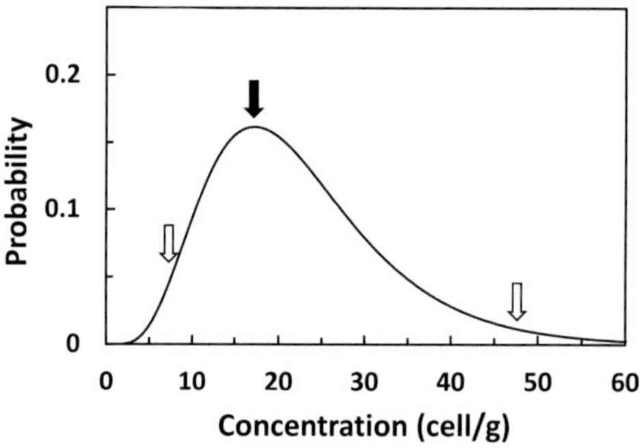

図7.28　MPN法における確率曲線

矢印(黒色)は確率が最大の値を示す。矢印(白色)は確率がそれぞれ片側2.5%の位置を示す

$$p_i = 1 - \exp(-\mu \times a_i) \tag{7.15}$$

微生物試験によってある試験管は陽性か陰性かの結果しかないので，希釈段階iで総試験管数n_iの中で陽性試験管数がx_iとなる事象は二項分布に従うと考えられ，その確率p_iは式(7.16)で表される。

$$p_i = {}_{n_i}C_{x_i}[(1-\exp(-\mu \times a_i)]^{x_i}[\exp(-\mu \times a_i)]^{n_i - x_i} \tag{7.16}$$

Cは組合せCombinationを示す。n_iは通常3あるいは5(本)である。

さらに全希釈段階で，ある陽性試験管数の組合せとなる確率は各希釈段階での確率p_iの積であるから，式(7.17)のように表される。

$$p = \prod_{i=1}^{m} {}_{n_i}C_{x_i}[(1-\exp(-\mu \times a_i)]^{x_i}[\exp(-\mu \times a_i)]^{n_i - x_i} \tag{7.17}$$

ここで$\prod$は積を示す。mは連続した希釈段階の数を表し，通常3である。

式(7.17)で示される確率pは，各希釈段階iでの陽性試験管数x_iおよびその試料の微生物濃度μの関数と考えられる。次に最尤法に従い，得られた陽性試験管数x_iから最も高い確率pを与える濃度μが求める推定濃度，すなわちMPNとなる。

例として3段階希釈-5本法でMPNを考えてみる。各試験管に10%乳剤試料を1 mL (0.1 g), 0.1 mL (0.01 g)および0.01 mL (0.001 g)ずつ接種したとする。陽性試験管数の結果が低希釈倍率の試験管から順に5-4-1となったとする。この場合の各濃度μに対する確率を表すと**図7.28**のような確率曲線が表される。この図に示すように微生物濃度μが17 cells/gのときが最大の確率を示すため，この濃度がMPNとなる。この推定値はアメリカFood and Drug Administration (FDA)の示す値と一致する。

6.1.2　信頼区間

信頼区間はDe Manの方法では次のようにして求められる[4)5)]。この場合，正規分布を仮定して例えば95%の場合その平均から標準偏差の±1.96倍した範囲を考えるのではない。すなわちこの手法では信頼区間が95%の場合，確率密度曲線において微生物濃度が0から確率を積算していき，その和がそれぞれ2.5％と97.5％となる濃度が信頼区間に相当する。図7.28の例では95％信頼区間は2本の白い矢印の間の区間，すなわち8と48の区間となる。なお，MPN信頼区間はその解析方法によってやや値が異なることがアメリカFDAでも報告されている。なお，FDAのソフトウェアによる信頼区間は6.6から45.2の間となる。

以上説明したde Manの方法によるMPNとその95％信頼区間の推定法は，筆者が一般ユーザー用に無償で開発したプログラムがある[6]。また，上述したFDAのソフトウェアはインターネットから無償でダウンロードできる。

6.2　定性試験データからの微生物濃度推定[7)8)]

微生物学的定性試験では一定量のサンプルについてサルモネラなど主に病原微生物の有無を調べるが，実際の製品で定性試験が陽性となることは稀である。その場合，あるロットからサンプルを複数取り出し，それぞれについて定性的な微生物学試験を行い，得られた陽性数からロット中の微生物濃度を推定することができる。その推定方法は上述したMPN法を基にした方法で，ここではその推定法を説明する。

すなわち，対象ロットからn個の製品を無作為に取り出し，そこから分析サンプルa(g/個またはmL/個)を取り出して微生物試験を行った結果，x個が陽性となったとする。1個の製品に対象微生物が存在する確率はポアソン分布に従い，式(7.15)で表される。したがって，n個中x個が陽性となる確率は二項分布に従い，式(7.16)で表される。ただし，$i=1$である。さらに，図7.28で説明した方法を用いて，陽性数からそのロットの微生物濃度とその95％信頼区間も推定できる。ただし，サンプルサイズnは5, 10, 20のように適宜変えることができる。

このようにして，定性試験結果から**表7.4**のような推定値が得られる。この表を用いると，例えば下線を引いた$a=25$ g/個で$n=10$個中，陽性数が$x=7$個であった場合，推定濃度5 cells/100 gが得られる。また，その95％信頼区間は2–10 cells/100 gと推定できる。

実際に乳児用粉ミルク中に接種したサルモネラをこの方法で細菌濃度を推定すると，接種濃度から推定した値と良い一致が見られた[8]。

6.3　殺菌工程での生残菌濃度推定[9)]

食品を加熱殺菌する場合，対象微生物の死滅速度すなわちD値(生残菌数が1桁減少するのに必要な時間)を求めることは，その加熱工程を評価する上で非常に重要である。D値を求めるには2つの主な方法がある。1つは食品に対象微生物を接種し，加熱後，食品中の微生物濃度を生残したコロニー数を測定して求める方法である。この詳細は拙著(『Excelで学ぶ食品微生物学』)等で解説がある。もう1つの方法は確率論に基づいた方法である。すなわち，対象微生物を接種した複数のサンプルをある時間加熱処理し，その後サンプルをそのまま微生物増殖に適した温度で保存する。次にそのサンプル中の微生物汚染を定性的に調べ，対象微生物が生残しているか死滅しているかで生残菌濃度を推定する終点法(End point technique)である。すなわち，この方法では全サンプル中の陰性サンプル数から生残菌濃度を確率的に推定する。この方法は最初HavorsoとZieglerが開発し，その後Stumboが缶詰等を汚染する耐熱性芽胞に対して加熱処理後の生残数を推定するために応用した方法である。

表 7.4　定性微生物試験データからの推定微生物濃度とその 95%信頼区間[8)]

Aliquot(g)		10			25		
	n	5	10	20	5	10	20
x	0	0–0–6	0–0–2	0–0–0	0–0–1	0–0–0	0–0–0
	1	1–2–12	1–1–5	1–1–2	1–1–4	1–1–1	1–1–1
	2	2–5–18	1–2–7	1–1–3	1–2–7	1–1–2	1–1–1
	3	3–9–28	1–4–10	1–2–4	1–4–11	1–1–3	1–1–1
	4	7–16–52	2–5–12	1–2–5	3–6–20	1–2–4	1–1–1
	5	ND	3–7–16	1–3–6	ND	1–3–6	1–1–1
	6		4–9–20	2–4–7		2–4–7	1–1–2
	7		6–12–26	2–4–8		2–5–10	1–2–3
	8		8–16–36	3–5–9		3–6–14	1–2–3
	9		12–23–59	3–6–11		5–9–23	1–2–4
	10		ND	4–7–12		ND	2–3–4
	11			5–8–14			2–3–4
	12			5–9–16			2–4–5
	13			6–11–18			3–4–6
	14			7–12–20			3–5–7
	15			8–14–23			3–6–9
	16			10–16–28			4–6–10
	17			12–19–33			5–8–12
	18			14–23–43			6–9–15
	19			18–30–65			7–12–23
	20			ND			ND

分析サンプル量 Aliquot が 10 g と 25 g についてサンプルサイズ n 個中で x 個が陽性の場合の推定濃度を示す。なお，各数値の前後の数値はそれぞれ 2.5%と 97.5%の信頼区間を示す。
単位：cells/100 g.　ND：決定不能。

その推定は次のように行う。対象微生物を接種した食品を封入した同一ロットのサンプル n 個(容量 a mL/個)をある時間加熱処理し，その後検査した結果，対象微生物陰性のサンプルが q 個であったとする。サンプル中の生残菌数を s(1/mL)とし，その値はポアソン分布に従うと考えると，式(7.13)に当てはめられ，陽性数が $n-q$ 個となる確率は次の式(7.18)で表される。

$$p={}_nC_{n-q}[(1-\exp(-s\times a)]^{n-q}[\exp(-s\times a)]^q \tag{7.18}$$

最尤法によってこの確率 p が最大となる s を求めればよいことになる。そこで，この確率の自然対数をとり，それを z とする。また，$y=\exp(-s\times a)$ とする。ただし，$0<y<1$ の値をとる。このとき z は次の式で表される。

$$z=\ln({}_nC_{n-q})+(n-q)\ln(1-y)+q\ln y \tag{7.19}$$

次に，z を y で微分すると，次の式が得られる。

$$\frac{\delta z}{\delta y}=-\frac{n-q}{1-y}+\frac{q}{y} \tag{7.20}$$

この式の値を 0 とする y の値が増減表より z を最大にする。その値を求めると，$y=q/n$ となる。すなわち，$\exp(-s\times a)=q/n$ のとき，z が最大となる。この両辺の自然対数をとると，$-s\times a=\ln(q/n)$ が得られ，さらに常用対数をとって整理すると s(1/mL)の推定値が式(7.21)として得られる。

$$s=\frac{2.303}{a}\log\frac{n}{q} \tag{7.21}$$

実際にこの式を適用すると，例えば容量 100 mL/個のサンプル 50 個をある時間加熱処理し，その後培養試験をした結果，微生物の生残が認められたサンプルが 7 個あったとする。このとき生残した微生物濃度を求めると，陰性サンプル数は 43 個であるから，$s=2.303/100\times\log(50/43)=1.5\times10^{-3}$ (1/mL)と推定される。

さらに，この方法を異なる加熱時間で処理したサンプルでの生残菌濃度推定に使うと，各加熱時間での生残菌濃度が求まる。こうして得られた各処理時間(分)とその生残菌濃度(対数値)をプロットすると熱死滅曲線が描ける。その直線的死滅部分の傾きを直線回帰分析によって求め，その値から D 値が求められる。

問題 7.2　耐熱芽胞菌をある濃度で接種した食品材料を缶詰に封入し(200 g/個)，その缶詰 30 個をある時間加熱処理した。その後，その耐熱芽胞菌について定性試験を行った結果，27 個が陽性となった。このときの生残菌濃度を推定しなさい。

参　考

ランダムウォーク

これまで確率論に基づいた統計学的手法について解説してきたが，液体や気体中の微粒子(分子，細菌など)の一見不規則な運動を「ランダムウォーク」という粒子の動きとして単純化して考えることができる。1 次元に単純化して，数直線上で左右に動く粒子を考えてみる。時刻 $t=0$ のとき原点にいた粒子が次の時刻 $t=1$ のとき右または左に 1 歩移動するとする。ここで，正の方向に移動する確率を p とすると，負の方向に移動する確率は $1-p$ となり，次の**図 7.29** のように表せる。つまり，時刻 $t=1$ でこの粒子は確率 p で数直線上 1 の位置に，確率 $1-p$ で -1 の位置にいる。このような確率によって移動する粒子をランダムウォーク(Random walk)あるいは酔歩と呼ぶ。このように時間とともに変化する確率変数(ここでは粒子の位置)で表される確率的現象を確率過程(Stochastic process)という。ランダムウォークは確率過程の代表的な例である。

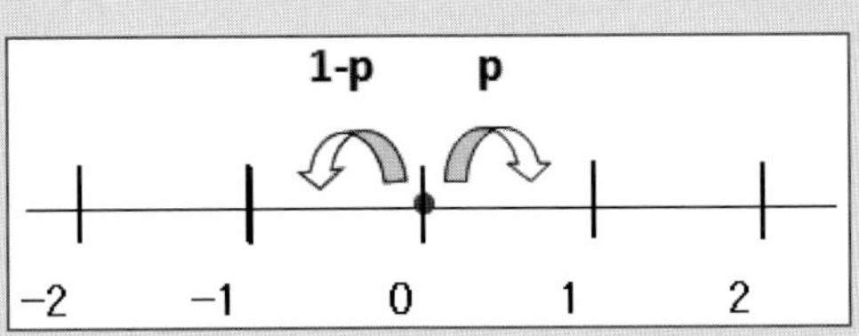

図 7.29　ランダムウォークの模式図

この粒子は時刻 $t=2$ でどこにいるであろうか。時刻 $t=1$ で 1 にいた粒子は確率 p で 2 の位置に，確率 $1-p$ で 0 の位置にいる。ここで p の値は一定とする。この粒子が時刻 $t=2$ で原点にいる確率は $p(1-p)$ となる。一方，時刻 $t=1$ で -1 にいた粒子は時刻 $t=2$ のとき，確率 p で正の

表 7.5　ランダムウォーク粒子の各時刻での存在確率（$p=1/2$）

ただし，確率が 0 より大きい位置のみを表示してある

時刻＼位置	−4	−3	−2	−1	0	1	2	3	4
0					1				
1				1/2		1/2			
2			1/4		1/2		1/4		
3		1/8		3/8		3/8		1/8	

方向の 0 の位置に，確率 $1-p$ で負の方向の -2 の位置にいるので，この粒子が時刻 $t=2$ で原点にいる確率は$(1-p)p$ となる。したがって，時刻 $t=2$ で粒子が 0 の位置にいる確率は 2 つの確率の和になり，$p(1-p)+(1-p)p=2p(1-p)$である。一方，時刻 $t=2$ で粒子が 2 の位置にいる確率は p^2，-2 の位置にいる確率は$(1-p)^2$ である。これら 3 つの確率の和は$(1-p)^2+2p(1-p)+p^2=1-2p+p^2+2p-2p^2+p^2=1$ であり，時刻 $t=2$ でほかの位置にいる確率は 0 となる。このようにして，次の時刻 $t=3$ とそれ以後も同様に各位置に存在する確率を求めることができる。時刻 $t=3$ まで各位置にこの粒子が存在する確率をまとめた表が**表 7.5** である。この確率分布は離散的で，物質の拡散の原理を表わしている。例えば，インクの液を 1 滴水中に落としたときのインク粒子濃度の時間的な変化を表している。

一方で，実際にランダムウォークする粒子が例えば 30 歩の間にどのように動くか，その軌跡をシミュレーションしてみる。当然，シミュレーションのたびに結果は異なる。例えば $p=0.5$ のときは正負のどちらに移動する確率も等しくなる。このとき 0 から 1 の間の正数で乱数を 1 個発生させ，例えば 0.342 のときは 0.5 より小さいので粒子は負の方向へ 1 歩進み，0.5 と 1 の間の値が得られたときは正の方向へ 1 歩進む。この規則に従い，30 歩まで行なった 1 例を**図 7.30** に示す。

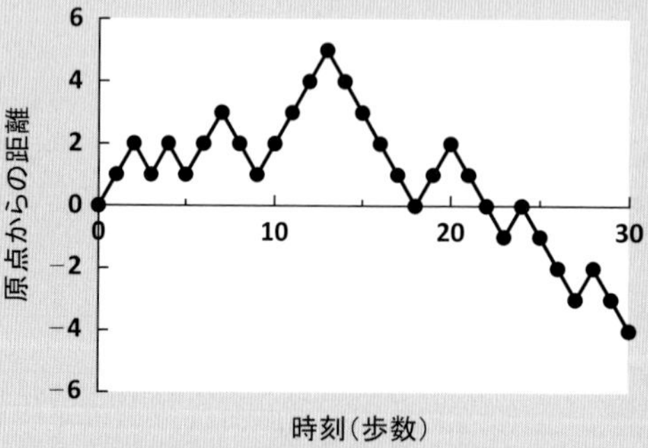

図 7.30　数直線上のランダムウォークの例（$p=1/2$）

$p=2/3$ のときは正の方向に移動する確率がやはり高くなる。さらに，ランダムウォーク粒子を X 軸方向と Y 軸方向の 2 次元平面でシミュレーションすることもできる。

このように，ある時刻の状態がその前の状態にだけ依存する確率過程をマルコフ過程（Markov process）という。特に，直前の時刻の状態にだけ依存する場合を単純マルコフ過程という。ランダムウォーク粒子はその典型的な例である。

問題 7.3　確率 p で＋1 の方向へ 1 ステップ，確率 1−p で−1 の方向へ 1 ステップ動く 1 次元上のランダムウォーク粒子を考える。この動きを確率変数 X_i として考えると $P(X_i=1)=p$ および $P(X_i=-1)=1-p$ と表せる。ここで i は正の整数である。このとき，各ステップでの平均 $E[X_i]$ と分散 $V[X_i]$ を求めなさい。

参　考

クロマトグラフィーの分離原理

カラムクロマトグラフィーでの物質の分離はその物質のカラム内の移動相と固定相への相互作用によって行われる。特に分配クロマトグラフィーでは，カラムに充填した担体粒子表面の固定相と移動相（気体，液体）との分配平衡を利用して，試料中の各種の物質を分離する。すなわち，対象物質の移動相と固定相への分配率の違いによって溶出パターンが異なることを利用している。カラムクロマトグラフィーではもう 1 つの要因である移動相の移動がある。したがって，クロマトグラフィー中の各ステップで分配と移動の組合せによって物質の分離が行われる。さらにこの各分離ステップに確率論が適用できる[10]。

表 7.6 のような分離過程を考える。ステップは分配と移動の単位時間を表し，時間と共に下方向に進展する。段（またはプレート plate）はカラム内の分配と移動の単位長さと考え，移動相と共に右方法へ進む。また，各段は移動相と固定相の組からなると考える。対象物質 A を量として 1 だけカラムに添加する。物質 A はこの移動相と固定相に $p:q$ の分配率で分配されるとする（ステップ 0，段 0）。なお，$p+q=1$ である。

次のステップ 1 で，移動相は右隣の段 1 に移動する。そこで分配率に従って移動相と固定相に $p:q$ の比率で分配される。したがって段 1 の移動相には p^2 が，固定相には pq の量が存在する。段 0 の固定相には物質 A が q 含まれていたが，そのうち比率 p は段 0 の移動相に移る。そのため，段 0 の移動相に量 pq が，固定相には q^2 が存在することになる。ステップ 1 で物質 A の全量は $p^2+pq+pq+q^2=(p+q)^2=1$ となり，保持されている。なお，移動相にある量の合計は p^2+pq

表 7.6　物質 A の各段での分配

		段数					
ステップ		0	1	2	3	4	5
0	移動相	p					
	固定相	q					
1	移動相	pq	p^2				
	固定相	q^2	pq				
2	移動相	pq^2	$2p^2q$	p^3			
	固定相	q^3	$2pq^2$	p^2q			
3	移動相	pq^3	$3p^2q^2$	$3p^3q$	p^4		
	固定相	q^4	$3pq^3$	$3p^2q^2$	p^3q		
4	移動相	pq^4	$4p^2q^3$	$6p^3q^2$	$4p^4q$	p^5	
	固定相	q^5	$4pq^4$	$6p^2q^3$	$4p^3q^2$	p^4q	
5	移動相	pq^5	$5p^2q^4$	$10p^3q^3$	$10p^4q^2$	$5p^5q$	p^6
	固定相	q^6	$5pq^5$	$10p^2q^4$	$10p^3q^3$	$5p^4q^2$	p^5q

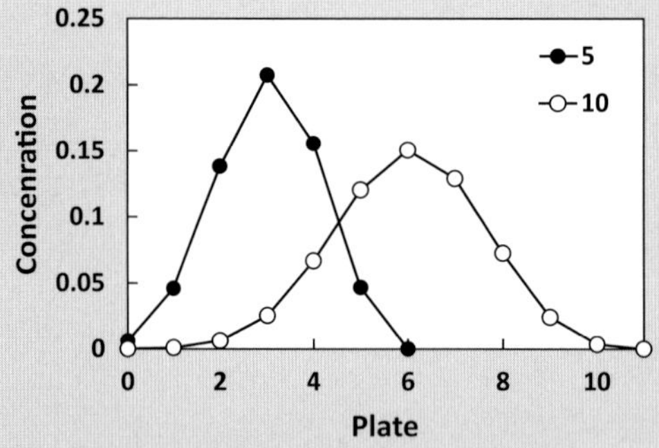

図 7.31　ステップ 5 および 10 における物質 A の各段（移動相）での濃度分布

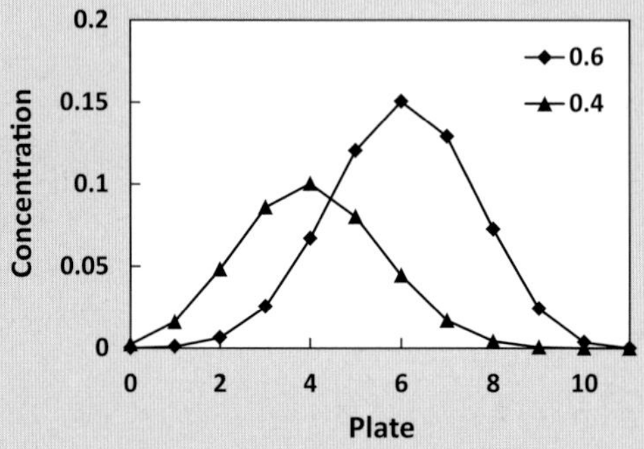

図 7.32　分配率による濃度分布への影響（ステップ 10）

$=p(p+q)=p$ となり，分配率は保たれている。

ステップ 2 で段 1 の移動相には段 0 からの移動量 pq のうちの比率 p と段 1 の固定相にあった量 pq のうち比率 p が分配され，両者の和すなわち量 $2p^2q$ が存在する。段 1 の固定相はステップ 1 の段 0 の移動相 pq のうちの比率 q とステップ 1 の段 0 の固定相 pq のうちの比率 q の和である $2pq^2$ となる。段 2 の移動相はステップ 1 の段 1 の移動相 p^2 のうちの比率 p である p^3 となる。段 2 の固定相はステップ 1 の段 1 の移動相 p^2 のうちの比率 q である p^2q となる。なお，段 0 の固定相は q^2 のうちの比率 q である q^3 が残り，移動相にはそのうちの比率 p である pq^2 となる。このようにして分配率と移動を各ステップと段に適用して物質の分離過程を表すことができる。

クロマトグラフィーでは対象物質の移動相の濃度を測定するため，表 7.6 の物質 A の移動相での分離パターンを見るとこれは二項分布に従っていることがわかる。すなわち，ステップ数が試行数，段数が成功数，成功確率を移動相の分配率 p とする二項分布の起きる確率に分配率 p を乗じた値で表すことができる。例えば，表 7.6 ではステップ 5 の段 4 における濃度は表 7.6 からは $5p^5q$ である。二項分布を用いると ${}_5C_4p^4q^{5-4}p=5p^5q$ となり，両者は等しくなる。

例えば，物質 A の分配率を $p=0.6$ とすると，ステップ 5 での移動相での濃度は上記の 2 項分布の関係を用いて**図 7.31** のように表される。段 plate が 3 でピークをもつほぼ左右対称の分布を示すことがわかる。ステップが進んでいくとこのパターンは正規分布に近づく。図 7.31 ではステップ 10 でのパターンがさらに正規分布に近づいていることがわかる。

また，分配率 p の低い物質はピークが遅れて溶出されることを示すこともできる。例として**図 7.32** では分配率が 0.6 と 0.4 の物質のステップ 10 での濃度分布を示している。

参考文献

1) Valero, A., Rerez-Rodriguez, F., Carrasco, E., Fuentes-Alventosa, J. M., Garcia-Gimeno, and Zurera, G. 2009. Modelling the growth boundaries of *Staphylococcus aureus* : Effect of temperature, pH, and water activity. *International Journal of Food Microbiology*, *133*, 186–194.
2) Ding, T., Yu, Y.-Y., Hwang, C.-H., Dong, Q.-L., Chen, S.-G., Ye, X.-Q., and Liu, D.-H. (2016). Modeling the effect of water activity, pH, and temperature on the probability of enterotoxin production by *Staphylococcus aureus*. *Journal of Food Protection*, *79*, 148–152.
3) Elahi, S. and H. Fujikawa, H. 2019. Comprehensive Study of the Boundaries of Enterotoxin A Production and Growth of *Staphylococcus aureus* at Various Temperatures and Salt Concentrations. Journal of Food Science. 84 : 121–126.
4) de Man, J. C. 1977. MPN tables for more than one test. European Journal of Applied Microbiology. 4, 307–316.
5) de Man, J. C. 1977. MPN tables, corrected. European Journal of Applied Microbiology. 17, 301–305.
6) 藤川浩 2017 最確数(MPN)の計算方法およびその推定プログラムの開発. Japanese Journal of Food Microbiology. 34, 131–134.
7) Fujikawa, H. 2017. Estimation of microbial concentration in food products from qualitative, microbiological test data with the MPN technique. Food Hygiene and Safety Science. 58, 173–179.
8) Fujikawa, H. 2019. Application of an estimation method of microbial concentration of a food sample from qualitative data. Food Hygiene and Safety Science. 60, 16–21.
9) Stumbo, C. R. 1973. Thermobacteriology in Food Processing 2nd ed. pp. 106–111. Academic Press.
10) Chiristian, G. D., Dasgupta, P. K., and Schug, K. A. 2017. クリスチャン Excel で解く分析化学 pp. 109–113. 丸善.

第8章

ベイズ統計学基礎

ベイズ統計学(Bayesian Statistics)はトーマス・ベイズによって1763年に発表されたベイズの定理が基本となって生まれた統計学である。近年，この統計学はさまざまなデータの統計的解析および解釈に使われている。この章ではベイズ統計学の基礎を説明する。

1　ベイズ統計学とは何か

ベイズ統計学では本書でこれまで説明してきた頻度論による統計学，すなわち頻度主義統計学とは大きく考え方が異なる点がある。その点に十分注意しながら学習する必要がある。頻度主義統計学では，サンプルの持つ特性値，例えばあるロットの食品から取り出したサンプルの食塩濃度を確率変数Xとしたとき，そのロットのパラメーター(例：平均濃度)は決まった値，すなわち定数と考える。それを模式的に表すと，図 8.1(a)に示すように横軸は確率変数であり，縦軸がその確率$f(x)$となる。複数のサンプルの測定値は当然ばらつき，つまり変動があるので，例えば確率変数Xは平均μ(定数)の周りに正規分布していると考える。測定データから平均，分散などのパラメーターを求める。

一方，頻度論では定数として扱っていたパラメーターをベイズ統計学では確率分布をもつ確率変数として扱う。食塩濃度の例では，図 8.1(b)に示すように平均μがある確率分布$f(\mu)$をもっていると考える。つまりベイズ統計学では図 8.1(b)の横軸は対象とするパラメーター(ここでは平均μ)である点に注意が必要である。

ベイズ統計学は条件付き確率を使って，“結果からその原因を推定する”統計学ともいえる。現在，さまざまな科学，技術分野で注目されて発展している統計学である。後述するように，ヒトの健康および安全に対するリスクアセスメントにも適用されている。

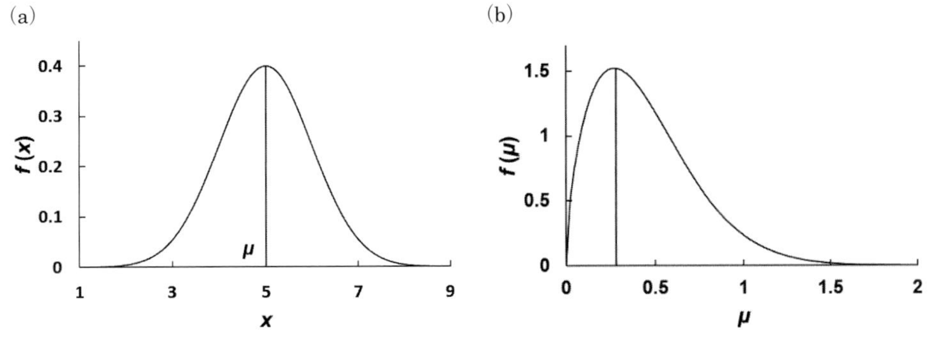

図 8.1　頻度主義統計学(a)とベイズ統計学(b)の考え方の比較

2　ベイズの定理

第3章で説明したように，事象Aの起こる条件下で事象Bの起こる確率を条件付き確率と呼び，$P(B|A)$と表す。このとき事象Aかつ事象Bが起こる確率$P(A \cap B)$について次の関係式が成り立つ。

$$P(A \cap B) = P(B)P(A|B) = P(A)P(B|A)$$

この式から次の式(8.1)が導き出され，これをベイズの定理(Bayes'theorem)という。

$$P(A|B) = \frac{P(B|A)P(A)}{P(B)} \tag{8.1}$$

この式でAを原因(または仮説)H，Bを結果(または得られたデータ)Rと置き換えると次の式(8.2)，すなわちベイズの基本公式が得られる。

$$P(H|R) = \frac{P(R|H)P(H)}{P(R)} \tag{8.2}$$

この公式を用いると，結果Rが起きたとき原因Hに起因する確率$P(H|R)$を求められる。この確率を「事後確率」と呼ぶ。また，$P(R|H)$を「尤度」，$P(H)$を「事前確率」，$P(R)$を「周辺尤度」という。事前確率とは，結果(またはデータ)が得られる前の確率を意味する。尤度$P(R|H)$とは，原因Hから結果Rが起こる確率を示す。周辺尤度$P(R)$は，その結果Rが起きる全確率を表す。事後確率$P(H|R)$は尤度$P(R|H)$の逆確率とも呼ばれる。

ベイズの基本公式は今後も多くでてくる公式である。数学記号ではなく，用語で表すと次のようになる。

(事後確率)＝(事前確率)×(尤度)/(周辺尤度)　　(8.3)

ベイズの基本公式を用いて事後確率を求めることをベイズ推定(Bayesian inference)という。

例題 8.1

ある国で肉牛の牛海綿状脳症BSEの感染率は$1/1{,}000{,}000 = 10^{-6}$である。その検査法は感度が十分に高くないため，感染牛の検査陽性率は90%である。一方，この検査法で非感染牛の1%を陽性と誤判定してしまう。ある肉牛をこの方法で検査した結果，陽性と判定された。この牛がBSEに実際に感染している確率はどのくらいか。

解答　陽性という検査結果から実際に感染しているという事実(原因)がどの程度の確率かを推定する。感染と検査結果について，次の図のように(i)感染していて検査が陽性，(ii)感染していて検査が陰性，(iii)非感染で検査が陽性，(iv)非感染で検査が陰性という4つの場合が考えられる。

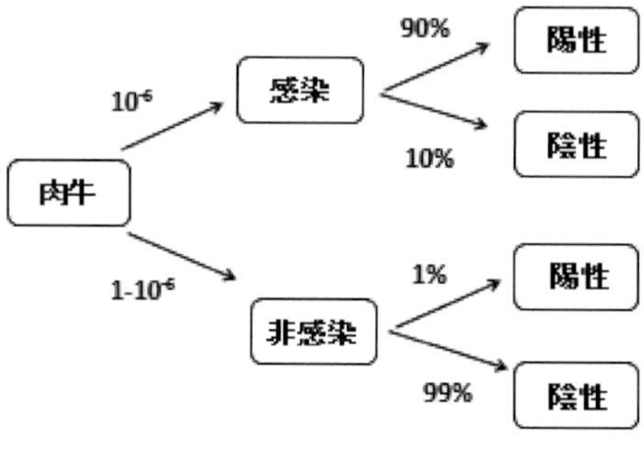

感染と検査陽性という事象をそれぞれIとYとすると，求める確率は陽性という検査結果の上で感染している確率であるから，$P(I|Y)$となり，ベイズの定理より次の式で表される。

$$P(I|Y)=\frac{P(Y|I)P(I)}{P(Y)}$$

ここで，求める確率$P(I|Y)$は事後確率であり，感染していて陽性となる確率$P(Y|I)$は尤度，検査前のデータによる感染確率$P(I)$は事前確率，検査で陽性となる確率$P(Y)$は周辺尤度である。

$P(Y|I)$は感染牛の検査陽性率であるから0.9，$P(I)$は検査前のこの牛の感染率であるが，この国の感染率から0.000001である。周辺尤度$P(Y)$は検査で陽性となる全事象の確率の和である。したがって，上記の(i)感染牛の90%と(iii)非感染牛の1%の和となり，$P(Y)=10^{-6}\times 0.90+(1-10^{-6})\times 0.01=0.010001$である。これらの値を上の式に代入して，$P(I|Y)=0.9\times 0.000001/0.010001=0.000090$より0.0090%となる。この数字自体は非常に低い値であるが，感染確率は検査前の0.000001から0.000090に90倍上がったと考えられる。

問題 8.1　ある地域で疾病Sの感染率は現在0.00001である。Sに対する検査法では感染者の90%が陽性となる一方，非感染者の5%も陽性と判定されてしまう。Aさんがこの検査を受けた結果，陰性と判定された。Aさんが実際に感染していない確率を求めなさい。

1つの結果に対して原因が数多くあることも考えられる。例えば，**図8.2**のように結果Rが互いに重複のない(背反な)原因A, B, Cから起こるとき，結果Rが原因Aによって起こる確率$P(A|R)$を推定してみる。ベイズの定理に従うと，$P(A|R)$は次のように表される。

$$P(A|R)=\frac{P(R|A)P(A)}{P(R)}$$

この例では原因は3つあるので，図8.2からわかるように$P(R)$は次のように3つの確率の和として表される。

$$P(R)=P(A\cap R)+P(B\cap R)+P(C\cap R) \tag{8.4}$$

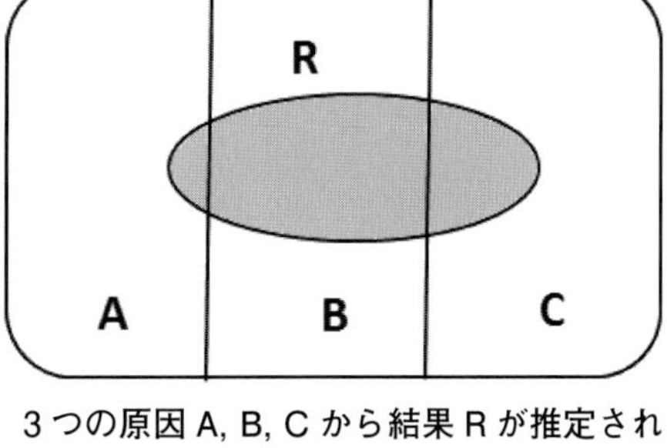

図8.2　3つの原因A, B, Cから結果Rが推定される場合

この式に第３章で解説した乗法定理を用いると，次の式のように表される。

$$P(R)=P(A)P(R|A)+P(B)P(R|B)+P(C)P(R|C) \tag{8.5}$$

この式をベイズの基本公式（式(8.2)）に代入すると，次のように表される。

$$P(A|R)=\frac{P(R|A)P(A)}{P(A)P(R|A)+P(B)P(R|B)+P(C)P(R|C)} \tag{8.6}$$

例題 8.2

製品Ｚを３つの工場 A, B, C で製造して販売している企業がある。その製造能力の比はそれぞれ 50%，30%，20%である。一方，工場 A, B, C から不良品の出る割合はそれぞれ 0.2%，0.1%，0.3%である。製品Ｚの１つが不良品であったとき，それが工場 A で製造された確率を求めなさい。

解答　製品Ｚが不良品である事象をＲとし，原因が３つの場合のベイズの基本公式を適用する。工場 A での製造比から $P(A)=0.5$ となる。同様に $P(B)=0.3$, $P(C)=0.2$ となる。工場 A からの製品の不良率は 0.2%であるから，$P(R|A)=0.002$ となり，同様に $P(R|B)=0.001$, $P(R|C)=0.003$ となる。以上の数値を式(8.6)に代入すると，求める確率は，$P(A|R)=(0.5\times0.002)/(0.5\times0.002+0.3\times0.001+0.2\times0.003)$ $=5\times2/(5\times2+3\times1+2\times3)=10/(10+3+6)=0.526$ となる。

問題 8.2　例題 8.2 において製品Ｚの１つが不良品であったとき，それが工場Ｃで製造された確率を求めなさい。

3　ベイズの基本公式

ベイズの基本公式について，確率変数が離散的な場合と連続的な場合に分けてもう少し説明をする。

結果に対して原因Ｈが複数考えられる場合，その中の H_i による事後確率を表す式は，原因が３つの場合，式(8.6)であった。前述したようにベイズ統計学では平均などのパラメーター θ は固定した値ではなく，確率分布をもつ確率変数と考える。そして，ベイズの基本公式において原因 H_i をパラメーター θ_i に置き換えることができる。そこで，パラメーター θ が離散的な確率変数の場合，ベイズの基本公式は次のように表される。

$$P(\theta_i|R)=\frac{P(R|\theta_i)P(\theta_i)}{P(R)} \tag{8.7}$$

ただし，

$$P(R)=P(R|\theta_1)P(\theta_1)+P(R|\theta_2)P(\theta_2)+\cdots+P(R|\theta_n)P(\theta_n) \tag{8.8}$$

パラメーター θ が連続的な確率変数の場合は，事前確率を事前分布 $\pi(\theta)$，事後確率を事後分布 $\pi(\theta|R)$ と置き換える。また，尤度についても連続的な確率変数では $f(R|\theta)$ と置き換えると，基本公式は次のように表される。

$$\pi(\theta|R)=\frac{f(R|\theta)\pi(\theta)}{P(R)} \tag{8.9}$$

ただし，

$$P(R)=\int_{\theta} f(R|\theta)\pi(\theta)d\theta \tag{8.10}$$

周辺尤度 $P(R)$ は式(8.10)のように積分の形になっており，θ に関して計算すると式(8.8)と同様に最終的には定数となる。例題 8.1 および 8.2 でも基本公式の分母である周辺尤度は一定の値をとった。つまり，ベイズの基本公式は対象とするパラメーターが離散型であろうと連続型であろうと「事後分布は尤度と事前分布の積に比例する」と簡略化できる。そこで $K=1/P(R)$ とおくと，最終的にベイズの基本公式は次のように表すことができる。

$$\pi(R|\theta)=Kf(R|\theta)\pi(\theta) \tag{8.11}$$

また，対象とする確率変数の事前分布について何の情報もないとき，確率が 1 の一様分布を用いることが一般的である。すなわち，確率変数のとりうる範囲は[0, 1]であるから，その一様分布の確率は第 3 章で示したように常に 1 となる。

例題 8.3

ある食品工場で大量に作られている製品 Z から 1 個取り出し，その重量 X を測定した結果，502 g であった。このデータから製品 Z の重量の母平均 μ の確率分布を求めなさい。ただし，X の分散は 1 g^2 であることがわかっている。なお，事前分布は何の情報もないため，一様分布を用いる。

解答　重量 X を確率変数と考えると，この製品は大量に生産されているので，X は分散 1 g^2 の正規分布に従うと考えられる。ベイズの公式において尤度 $f(R|\mu)$ は $X=502$ g なので，第 3 章で説明した正規分布の確率密度関数の式にこの値と分散 1 を代入した式となり，次のようになる。ただし，式中の右辺の π は円周率である。

$$f(R|\mu)=\frac{1}{\sqrt{2\pi}}e^{\frac{-(502-\mu)^2}{2}}$$

また，事前分布は何の情報もないため，一様分布 $\pi(\mu)=1$ とする。その結果，事後分布 $\pi(\mu|R)$ は次のように表すことができる。

$$\pi(R|\mu)=\frac{1\cdot\frac{1}{\sqrt{2\pi}}e^{\frac{-(502-\mu)^2}{2}}}{P(R)}$$

周辺尤度 $P(R)$ は尤度と事前分布の積に対して μ を $-\infty$ から $+\infty$ まで積分した値であるから，次のように表せる。

$$P(R)=\int_{-\infty}^{\infty}1\cdot\frac{1}{\sqrt{2\pi}}e^{\frac{-(502-\mu)^2}{2}}d\mu$$

この式は正規分布の確率密度関数そのものであるから，積分した値は 1 となる。したがって，求める $\pi(\mu|R)$ は次のような正規分布 $N(502, 1)$ になる。

$$\pi(R|\mu)=\frac{1}{\sqrt{2\pi}}e^{\frac{-(502-\mu)^2}{2}}$$

この事後分布をグラフに描くと，**図 8.3** のような正規分布になる。結果は単に正規分布 $N(502, 1)$ の確率密度関数であるが，ベイズ統計学の考え方が理解できたかと思う。なお，x 軸が μ であることに注意が必要である。

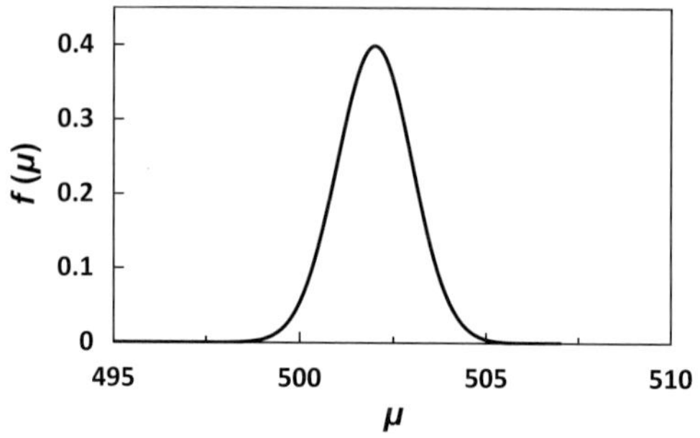

図 8.3　製品 Z の重量平均の事後分布

4　ベイズ更新

ベイズ統計では，ある原因について得られた事後確率を次のベイズ推定の事前確率として使うことができる。この操作を繰り返すことで，結果に対するその原因の寄与率について精度を高めていくことができる。これをベイズ更新(Bayesian updating)という。次の例題では，結果に対して原因(箱)が 2 つ考えられる場合にどちらかである確率をベイズ更新によって求めている。

例題 8.4

A の箱には酸っぱいみかんと甘いみかんが 1 : 7 の比率で，B の箱には 2 : 5 の比率でそれぞれ数多く入っている。今，A か B か分からないまま箱を 1 つ選び，そこから連続して 3 つのみかんを取り出すと「甘い，甘い，酸っぱい」の順番であった。この箱が A である確率を求めなさい。

解答　1 つ目のみかんを取り出したとき，事前確率として箱 A が選ばれる確率 $P(\mathrm{A})$ は何の情報もないので離散的な一様分布を採用し，箱 B が選ばれる確率 $P(\mathrm{B})$ と等しいと考え，$P(\mathrm{A})=P(\mathrm{B})=1/2$ とする。結果 R が箱 A に起因する確率を $P(\mathrm{A}|\mathrm{R})$ で表

すと，箱 A と B から甘いみかんが取り出される確率はそれぞれ 7/8 と 5/7 であるから，ベイズの基本公式に従い，$P(\mathrm{A}|\mathrm{R})=(1/2)\times(7/8)/\{(1/2)\times(7/8)+(1/2)\times(5/7)\}=(7/8)/(89/56)=49/89\fallingdotseq 0.5506$ が得られる。2 つ目の甘いみかんに対しては事前確率 $P(\mathrm{A})$ が 0.5506 となるから，$P(\mathrm{B})=1-0.5506=0.4494$ となる。したがって $P(\mathrm{A}|\mathrm{R})$ は次のように示される。

$$
\begin{aligned}
P(\mathrm{A}|\mathrm{R}) &= 0.5506\times(7/8)/\{0.5506\times(7/8)+0.4494\times(5/7)\}\\
&= 0.4818/(0.4818+0.321)\\
&= 0.6006
\end{aligned}
$$

この値が 3 個目の酸っぱいみかんに対する事前確率 $P(\mathrm{A})$ となる。したがって，最終的な $P(\mathrm{A}|\mathrm{R})$ は次のように表せる。

$$
\begin{aligned}
P(\mathrm{A}|\mathrm{R}) &= 0.6006\times(1/8)/\{0.6006\times(1/8)+(1-0.6006)\times(2/7)\}\\
&= 0.0751/(0.0751+0.1141)\\
&= 0.397
\end{aligned}
$$

一方，$P(\mathrm{B}|\mathrm{R})$ は $1-0.397=0.603$ となる。最終的には B の箱が選ばれた確率の方が高いという推定結果となった。

5　ベイズ統計学と各種確率分布

ベイズ統計学を実際のデータに適用する際，各種の確率分布と関連がある。これまで解説してきた代表的な確率分布を事前分布として使うとベイズの事後分布を比較的簡単に得ることができるので，それについて説明する。

5.1　ベルヌーイ分布

ベルヌーイ分布は試行は 1 回で，生じうる 2 つの事象についてそれぞれ起こる確率が決まっている。次の例題を考えてみる。

例題 8.5

食品 A についてサンプルを 3 個無作為に抜き取り，有害物質について検査した結果，1 つが陽性であった。食品 A についてこの物質が陽性である確率 θ の分布を求めなさい。

解答　この検査結果は陽性か陰性かの二者しかないため，ベルヌーイ分布が適用できる。なお，この例題は二項分布を取り入れても解けるが，ここでは練習のためサンプル 1 個ずつベルヌーイ分布を使って行う。検査結果が陽性か否かを確率変数 X と考え，陽性の場合 $X=1$，陰性の場合 $X=0$ とする。また，陽性である確率を θ とおくと，$0\leq\theta\leq 1$ が成り立つ。X の確率分布を関数 $f(x)$ で表すと，陽性の場合は $f(1)=\theta$，陰性の場合は $f(0)=1-\theta$ となる。この θ の確率分布を求める。結果 R に対して尤度を $f(R|\theta)$，事前分布を $\pi(\theta)$，周辺尤度を $P(R)$ とおく。

１個目の検査結果が陰性のとき，事前分布 $\pi_1(\theta)$ を一様分布とおき，$\pi_1(\theta)=1$ とする。このとき，尤度は $f(\text{negative}|\theta)=f(0|\theta)=f(0)=1-\theta$ となるから，事後分布 $\pi_1(\theta|R)$ は次のように表される。

$$\pi_1(\theta|R)=\frac{1\cdot(1-\theta)}{\int_0^1 1\cdot(1-\theta)d\theta}$$

ここで，周辺尤度 $P(R)$ は尤度と事前分布から，この式の分母のように表せる。この分母は定積分の結果，1/2 となるから，事後分布は $\pi_1(\theta|R)=2(1-\theta)$ となる。

次に，２個目の検査結果も陰性のとき，事前分布 $\pi_2(\theta)$ は $\pi_1(\theta|R)$ に等しく，尤度は $f(\text{negative}|\theta)=1-\theta$ であるから，事後分布 $\pi_2(\theta|R)$ は次のように表される。

$$\pi_2(\theta|R)=\frac{2(1-\theta)\cdot(1-\theta)}{\int_0^1 2(1-\theta)\cdot(1-\theta)d\theta}$$

この式の分母を計算すると 2/3 となるので，事後分布は $\pi_2(\theta|R)=3(1-\theta)^2$ となる。

次に，３個目の検査結果が陽性のとき，事前分布 $\pi_3(\theta)$ は $\pi_2(\theta|R)$ に等しく，尤度は $f(\text{positive}|\theta)=f(1)=\theta$ であるから，事後分布 $\pi_3(\theta|R)$ は次のように表される。

$$\pi_3(\theta|R)=\frac{3(1-\theta)^2\theta}{\int_0^1 3(1-\theta)^2\theta d\theta}$$

この式の分母を計算すると 1/4 となるので，最終的な事後分布は $\pi(\theta|R)=12\theta(1-\theta)^2$ となる。

この事後分布をグラフに表すと**図 8.4** のような山型の曲線を示す。最初，θ に関して全く情報がない時点では一様分布を考えたが，検査結果が得られるたびに，直線 $\pi_1(\theta|R)=2(1-\theta)$，２次曲線 $\pi_2(\theta|R)=3(1-\theta)^2$，最後に $\pi_3(\theta|R)=12\theta(1-\theta)^2$ と更新されてきた。

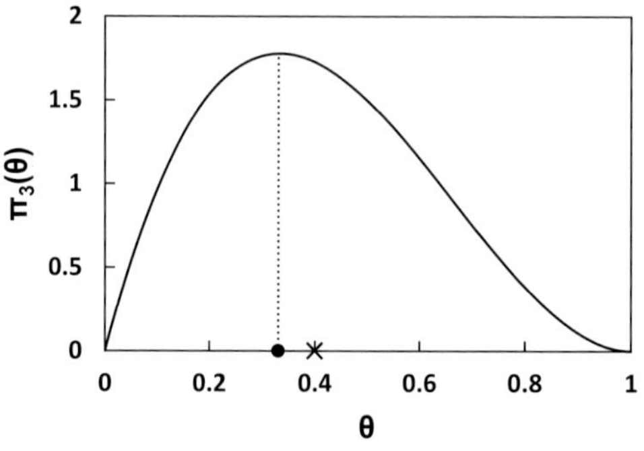

図 8.4　食品 A についてこの物質が陽性である確率（事後分布）
●，×はそれぞれ MAP, EAP を示す。点線は事後確率が最大となる位置を示す

次に事後確率から θ の推定値を求めてみる。ベイズ統計学では代表的な推定値として次の 2 つが知られている。

① 最大事後確率 Maximum a posteriori probability(MAP)：事後分布で最大の確率を示す値

② 事後期待値 Expected a posteriori(EAP)：事後分布の平均

図 8.4 の例で 2 つの推定値は次のように求められる。MAP は事後確率が最大値を示す値であり，この例では $\theta=0.33\cdots$ となる。この値は検査した 3 個中 1 個が陽性であったため，頻度論からも 1/3 が得られるが，この確率と一致する。EAP は期待値の定義に従って計算すると $\theta=0.4$ となる。この 2 つ以外に事後中央値 Posterior median (MED)という推定値もある。3 つの推定値の中でどれを選ぶかはその目的，条件などにもよると考えられる。本書では特に指定しない限り MAP 推定値を採用することにする。

問題 8.3　例題 8.5 で検査結果が陽性，陰性，陰性の順であったとき，この最終的な事後分布を求めなさい。

5.2　二項分布

二項分布は前述したようにベルヌーイ試行を繰り返したとき見られる分布である。次の例で考えてみる。

例題 8.6

サイコロ S を 4 回振った結果，5 の目が 2 回出た。このサイコロ S で 5 の目が出る確率 θ の事後確率を求めなさい。

解答　頻度論では単純に 5 の目の出る確率は 2/4 = 0.5 となる。ベイズ統計学では，前述したベルヌーイ試行を 4 回繰り返して計算してもいいのであるが，5 の目が 2 回出た事象に対して尤度 $f(R|\theta)$ に二項分布を使うことができるので，尤度は次のように示される。

$$f(R|\theta)={}_4C_2\theta^2(1-\theta)^{4-2}$$

一方，事前分布は全く事前の情報がないので，一様分布を考える。周辺尤度は尤度と事前分布の積を θ のとる全範囲について(ここでは 0 から 1 まで)積分した値であるから，事後分布 $\pi(\theta|R)$ は次のように表される。

$$\pi(\theta|R)=\frac{1\times{}_4C_2\theta^2(1-\theta)^2}{\int 1\times{}_4C_2\theta^2(1-\theta)^2\,d\theta}$$

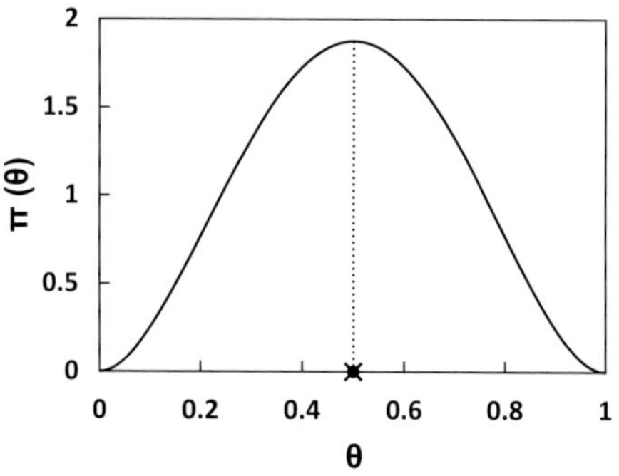

図 8.5　サイコロＳで５の目が出る確率 θ の事後確率
●，×はそれぞれ MAP，EAP を示す。点線は事後確率が最大となる位置を示す

周辺尤度を θ について 0 から 1 まで積分すると，最終的に事後分布は次の式のようになる。

$$\pi(\theta|R) = 30\theta^2(1-\theta)^2$$

これをグラフにすると，**図 8.5** のように MAP 推定値を 0.5 とする曲線が表される。

この例では図 8.5 に示すように MAP と EAP による θ 推定値は共に 0.5 である。

一方でこの例のように事後確率分布が $x^a(1-x)^b$ という形をしている場合は，第 4 章で説明したベータ分布 $\mathrm{Be}(a+1, b+1)$ を適用することができる。ベータ分布 $\mathrm{Be}(p, q)$ ではその期待値 $E[X]$，分散 $V[X]$，モード M は次のように表される。

$$E[X] = \frac{p}{p+q} \tag{8.12A}$$

$$V[X] = \frac{pq}{(p+q)^2(p+q+1)} \tag{8.12B}$$

$$M = \frac{p-1}{p+q-2} \tag{8.12C}$$

これらの式を利用すると例題 8.6 の事後分布は $a=b=2$ より $p=q=3$ であるから，$E[X]=3/(3+3)=1/2$ より EAP$=1/2$ および $M=(3-1)/(3+3-2)=2/4=1/2$ より MAP$=1/2$ が簡単に求まる。

さらに，次の公式が成り立つ。

「二項分布 $\mathrm{Bi}(n, \theta)$ に従う確率変数 X において θ の事前分布としてベータ分布 $\mathrm{Be}(a, b)$ を考えたとき，データ $X=k$ に対して θ の事後分布はベータ分布 $\mathrm{Be}(k+a, n-k+b)$ となる」

一般にベイズ推定を行うのは，これまで見てきたように計算量が多いが，確率変数の従う分布が二項分布，すなわち尤度が二項分布で表されるとき，事前分布がベータ分布に従えば，事後分布もベータ分布で表される。このときの事前分布を共役

(きょうやく)事前分布と呼び，この関係を使うと非常に簡単に事後分布が得られる。

これまで，情報が全くない場合の事前分布は一様分布を使うと説明してきた。この一様分布は実はベータ分布の 1 つである。すなわち，一様分布は Be(1, 1)である。実際に確率密度関数 Be(1, 1)のグラフを描くと，第 4 章で示したように確率変数 X は[0, 1]の範囲で確率 1 で x 軸に平行な直線を描く。そのため，事前分布で一様分布を選ぶことはベータ分布を選ぶことにもなる。

例題 8.6 の例で事前分布はベータ分布 Be(1, 1)である。4 回振った結果，5 の目が 2 回出たので，二項分布において $n=4$, $k=2$ となる。したがって，上の公式を用いると，事後分布は Be(2 + 1, 4 − 2 + 1) = Be(3, 3)となる。このようにして簡単に事後分布が求まる。

問題 8.4　例題 8.5 で検査結果を二項分布として考え，この物質が陽性である確率 θ の分布を求めなさい。

5.3　正規分布

確率変数が正規分布に従うと考えられる場合，事前分布を正規分布とすると次の公式が成り立つ。すなわち，

「平均 μ，分散 σ^2 の正規分布に従う集団から大きさ n のサンプルを抽出し，その標本平均 $\bar{x}$ を得たとする。平均 μ の事前分布が正規分布 $N(\mu_0, {\sigma_0}^2)$ に従うとき，μ の事後分布は正規分布になり，その期待値 μ_1 と分散 ${\sigma_1}^2$ は次のように表される」

$$\mu_1 = \frac{n{\sigma_0}^2\bar{x} + \sigma^2\mu_0}{n{\sigma_0}^2 + \sigma^2} \tag{8.13}$$

$${\sigma_1}^2 = \frac{{\sigma_0}^2\sigma^2}{n{\sigma_0}^2 + \sigma^2} \tag{8.14}$$

すなわち，尤度が次の式(8.15)で表され，

$$f(x) = \frac{1}{\sqrt{2\pi}\sigma} e^{\frac{-(x-\mu)^2}{2\sigma^2}} \tag{8.15}$$

事前分布が式(8.16)で表されるとき，

$$\pi(\mu) = \frac{1}{\sqrt{2\pi}\sigma_0} e^{\frac{-(x-\mu_0)^2}{2{\sigma_0}^2}} \tag{8.16}$$

事後分布は式(8.17)で示される正規分布になる。

$$\pi(\mu|R) = \frac{1}{\sqrt{2\pi}\sigma_1} e^{\frac{-(\mu-\mu_1)^2}{2{\sigma_1}^2}} \tag{8.17}$$

例題 8.7

あるメーカーの製造する製品 A から無作為に 4 個サンプリングし，その重量を測定した結果，452, 449, 455, 453 g であった。このとき，製品 A の重量の平均 μ について事後分布を求めなさい。これまでの測定からこの製品の重量の分散は 2 g^2 である。また，平均 μ の事前分布は正規分布 $N(452, 2^2)$ であるとする。

解答　標本平均 $\bar{x}=(452+451+456+453)/4=453$, $n=4$, $\sigma^2=2$ である。また，事前分布において $\mu_0=452$, $\sigma_0{}^2=2^2$ である。これらの値を式(8.13)と式(8.14)に代入すると，$\mu_1=(4\times2^2\times453+2\times452)/(4\times2^2+2)=(7248+904)/18=452.9$ および $\sigma_1{}^2=2^2\times2/(4\times2^2+2)=8/18=0.444$ となる。

したがって，μ の事後分布は正規分布 $N(452.9, 0.444)$ になる。事前分布と事後分布をグラフで表すと，**図 8.6** のようになる。データを組み入れた結果，事前分布に対して事後分布の分散が小さくなっていることがわかる。

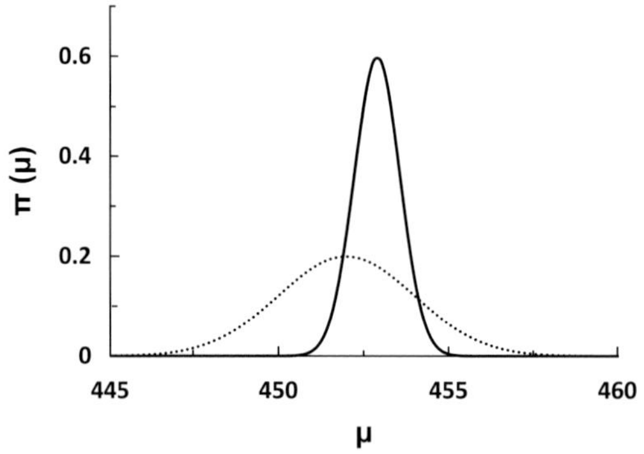

図 8.6　製品 A の重量の平均 μ についての事前分布と事後分布
事前分布を点線で，事後分布を実線で示す

また，平均と分散が未知な正規分布から抽出したサンプルについては，事前分布として平均には正規分布を，分散には逆ガンマ分布を適用する。ただし，ここでは説明を割愛する。

参　考

確信区間

ベイズ統計学では，頻度論の信頼区間に対して「確信（または信用）(credible) 区間」がある。これはまさに平均 μ がある確率で存在する区間である。例えば平均の両側に確信区間 95% を考えると，確率密度関数を $-\infty$ から積算して 2.5% の点と 97.5% の点がその区間になる。本書では 7 章で de Man の方法による MPN 法を説明したが，まさにこの方法による信頼区間はベイズ統計学に基づくものである。

5.4　ポアソン分布

確率変数の尤度がポアソン分布に従う場合は，次の公式が成り立つ。

「平均 θ のポアソン分布に従う集団から抽出した大きさ n のサンプルについて，θ の事前分布としてガンマ分布 $\mathrm{Ga}(\alpha_0, \lambda_0)$ をとると，その事後分布は $\mathrm{Ga}(\alpha_1, \lambda_1)$ になる」。ただし，μ_1 および λ_1 は次の式で示される。

$$\alpha_1 = \alpha_0 + n\bar{x} \tag{8.18}$$

$$\lambda_1 = \lambda_0 + n \tag{8.19}$$

例題 8.8

ある輸入原料について有害物質 A が基準値以上の高濃度で検出される件数は，最近 4 か月間で月当たり 2, 0, 1, 1 件であった。このデータから 1 月当たりの高濃度検出件数の期待値 θ の事後分布を求めなさい。ただし，これまでの検出件数で 1 月当たりの平均は 0.5，分散は 1 であった。

解答　高濃度汚染原料が検出される事象は稀に起き，1 月当たりのその検出件数 X はポアソン分布に従うと考えられる。次に①これまでのベイズ更新による方法と②上述した公式による方法とで期待値 θ の事後分布を求めてみる。

①尤度 $f(X)$ はポアソン分布の密度関数を用いて，例えば 2 件検出した月は次のように表される。

$$f(2) = \frac{e^{-\theta}\theta^2}{2!}$$

したがって，尤度全体は 4 か月の確率の積 $f(2)f(0)f(1)f(1)$ として次の式で表される。ただし，k は定数である。

$$f(R|\theta) = ke^{-4\theta}\theta^4$$

次に事前分布としてはガンマ分布 $\mathrm{Ga}(\alpha, \lambda)$ を使ってみる。これまでのデータ（平均 0.5，分散 1）から，ガンマ分布のパラメータである α と λ について，第 4 章の式(4.22)と式(4.23)より $\mu = \alpha/\lambda = 0.5$, $\sigma^2 = \alpha/\lambda^2 = 1$ の関係が成り立つ。これを解くと $\alpha = 0.25$, $\lambda = 0.5$ が得られる。したがって，事前分布 $\pi_0(\theta)$ は $\mathrm{Ga}(0.25, 0.5)$ となり，式(4.20)を使うと次のようになる。ただし，r は定数である。

$$\pi_0(\theta) = r\theta^{-0.75}e^{-0.5\theta}$$

周辺尤度は定数であるから，事後分布 $\pi_1(\theta|D)$ は事前分布と尤度の積に比例するので，次のように表せる。

$$\pi_1(\theta|R) \propto \theta^4 e^{-4\theta}\theta^{-0.75}e^{-0.5\theta} = \theta^{-3.25}e^{-4.5\theta} = \theta^{4.25-1}e^{-4.5\theta}$$

この関数の形から事後分布 $\pi_1(\theta|D)$ は $\mathrm{Ga}(4.25, 4.5)$ になる。

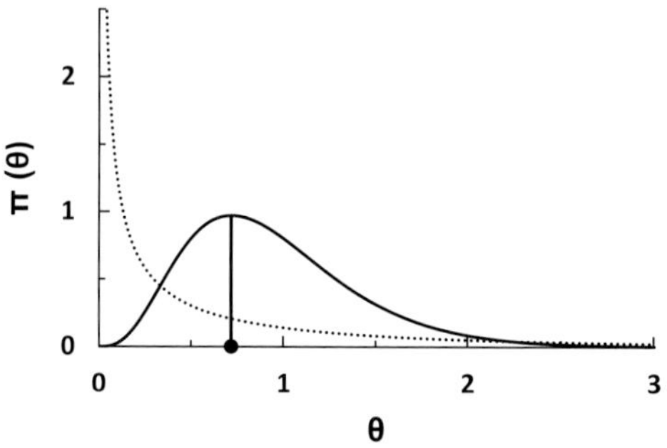

図 8.7　有害物質 A が高濃度で検出される件数の期待値 θ の事後分布

実線は事後分布，点線は事前分布を示す。●は MAP 推定値を示す

②事前分布 $\pi_0(\theta)$ は①で示したように Ga(0.25, 0.5) であり，事後分布 $\pi_1(\theta|D)$ のパラメーターは式 8.18 および 8.19 より $\alpha_1 = 0.25 + 4 \times 1 = 4.25$ および $\lambda_1 = 0.5 + 4 = 4.5$ となる。ただし，$n = 4$，$\bar{x} = (2 + 0 + 1 + 1)/4 = 1$ である。最終的に事後分布 $\pi_1(\theta|D)$ は Ga(4.25, 4.5) となり，これは①の結果と一致する。

事後および事前分布のグラフは**図 8.7** のように表される。なお，この事後分布で MAP は Ga(α, λ) において $MAP = (\alpha - 1)/\lambda$ の関係から $(4.25 - 1)/4.5 = 0.722$ となる。

R　ガンマ分布は dgamma(x, a, b, log = FALSE) を使う。ここで，x は確率変数を指定し，a には α，b には λ を代入する。

Ex　ガンマ分布は GAMMA.DIST() で次の図に数値を代入して計算できる。X は確率変数，A は α の値を入れるが，B は $1/\lambda$ の値である。関数形式は FALSE を入れる。

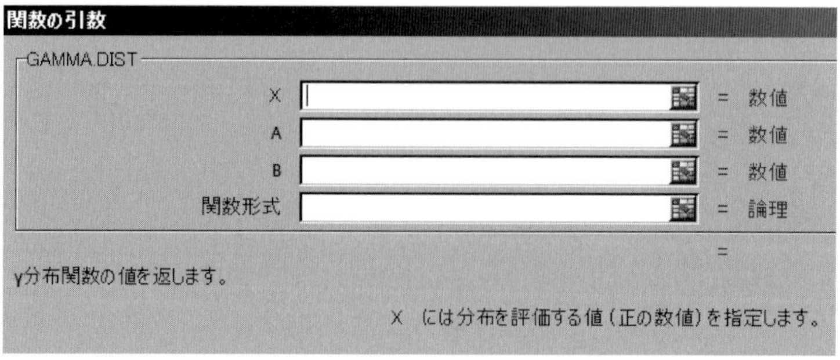

問題 8.5　食品 A についての苦情は最近 3 週間で週当たり 2, 0, 1 件であった。この結果から週当たりの苦情数 θ の事後分布を求めなさい。ただし，これまでのデータから θ は期待値 2 回，分散 1 のガンマ分布で表されることがわかっている。

5.5　共役事前分布

事後分布は尤度と事前分布の積で表せる。そこで，確率変数が従う確率分布（尤度）が分かっていれば，「自然共役な」conjugate 事前分布を使うと，事後分布も事前分布と同じ種類の分布となる。ベイズ統計学の共役事前分布と事後分布について，**表 8.1** のようにまとめられる。ただし，分散未知の正規分布については説明を割愛した。

ベイズ統計学では集団のもつ平均などのパラメーターを分布として捉える。近年，この統計学が注目を浴びているのはコンピューターの急速な発展とともに膨大な数値計算が非常に速くできるようになったことも影響している。すなわち，ここでは解説しないが，Markov chain Monte Carlo（MCMC）法によるシミュレーションが迅速に行えることになったためと言われている。

表 8.1　共役事前分布

尤　度	事前分布	事後分布
ベルヌーイ分布	ベータ分布	ベータ分布
二項分布	ベータ分布	ベータ分散
正規分布（分散既知）	正規分布	正規分布
正規分布（分散未知）	正規分布（平均），逆ガンマ分布（分散）	正規分布（平均），逆ガンマ分布（分散）
ポアソン分布	ガンマ分布	ガンマ分布

第2編

食品安全のための統計学的管理方法

第9章

サンプルと管理図による安全・品質管理

毎日製造される食品の日常の品質管理，安全管理は重要である。すなわち，各ロットからサンプルを取り出し，ある特性(例えば重量，濃度)について測定し，その結果から異常かあるかどうかを調べる。ここでは，サンプルの定義，種類と管理方法の１つである管理図について説明する。

1 サンプル

1.1 サンプルとロット

日常食品工場から製造され，流通過程を経て消費される市販食品は，一般の工業製品と本質的に同じであり，その安全と品質を確保するためには，一般の工業製品の安全と品質に関する管理方法を適用する必要がある。一般的な工業製品の管理システムとして，国内では日本工業規格(Japanese Industrial Standards ; JIS)があり，国際的には国際標準化機構(International Organization for Standardization ; ISO)が作成する規格がある。JIS は ISO などの国際規格を基にして作成され，国際的な整合化が図られている。工業製品の品質管理 Quality control は品質マネジメントシステムとして ISO では 9000 シリーズ，JIS では JIS Q 9000 シリーズに記載されている[1)]。

一方，国際連合の世界食糧農業機関 FAO と世界保健機関 WHO の合同組織である Codex 委員会においても，食品の安全性と品質の管理に関して数多くのガイドライン Guideline 等を発表しているが，そのガイドラインの作成には ISO などの国際規格が基になっている。ここでは，Codex 委員会の公表したガイドラインに沿って説明する[2)]。

サンプルが調べようとする原材料または製品を適切に代表しているかは，食品検査の前提として非常に重要である。サンプリングの対象となる集団は多くの場合ロット(Lot)を指す。ロットとは同一条件下で製造あるいは加工されたとみなされる製品の集合を指す。また，一度に輸送される製品の集合をコンサインメント(Consignment)という。ロットは目的によって連続した製造工程中の工程管理または解析のために使われる場合と，個別の原材料あるいは製品の安全性，品質管理のために使われる場合に大別することができる。

サンプリングおよび検査の全体な流れとしては対象とするロットからサンプルを抽出し，検査を行い，その検査結果からそのロットが適合 Conforming(Good)か，不適合 Nonconforming(Bad)かを判定する。ロットを構成する製品の数をロットサイズ，そこから取り出したサンプルの数をサンプルサイズともいう。サンプルサイズは検査に用いるサンプルの大きさ(重量または体積)と誤解されていることがあるので，注意が必要である。

ロットの全品を検査することは安全性から見れば最も適しているが，通常不可能である。そのため，実際にはそのロットから少数取り出したサンプルの検査結果からロット全体を評価することになる。そして，そのサンプリングは偏りのない無作為抽出，つまりランダムサンプリングが基本となる。しかし，限られた数量のサンプルを取り出すため，いかに信頼できる検査法で得られた結果でもそれにはバラつき，つまり確率的な変動性が含まれている。そのため，得られた検査結果からロット全体の適/不適を判定するためには，確率論に基づいた判定方法が必要となる。

1.2 サンプルの種類

サンプルには，対象ロットから最初に取り出すサンプルから最終的に検査で用いる分析用サンプルまで，次に示すいくつかの種類がある。

① 一次サンプル(Primary sample)：対象ロットから直接取り出すサンプル。取り出す数と量が決められている。

② バルクサンプル(Bulk(or bulked)sample)：一塊りの同一と見なせるサンプル。大きすぎる場合は減らすことができる。

③ 混合サンプル(Composite sample)：複数の一次サンプルまたはバルクサンプルを混合したサンプル。ただし，混合により一次サンプルからの情報は減少する。

④ 試験室サンプル(Laboratory sample)：試験室に送られたサンプル，または試験室で受け取ったサンプル。

⑤ 分析用サンプル(Test sample)：不要部分の除去，粉砕などの調整を行なったサンプル。

⑥ 分析サンプル(Test portion)：実際の測定に用いる際のサンプル。

一方，ロットを原材料や製品のような個別のロットと製造工程中のロットの2つに大別することもできる。前者は原材料または製品各ロットの安全性，品質を推定するためのサンプルであり，後者は製造工程の管理，解析をするためのサンプルである。

1.3 サンプリングの種類

サンプリングの原則は意図的な抽出をしない無作為抽出である。そのためにいくつかの方法がある。対象とするロットの特徴により，次のようないくつかのサンプリング方法がある。

① 単純サンプリング：母集団を複数のグループなどに分けず，無作為にサンプルを選ぶ。例えばロット中の製品に一連の番号を付け，乱数表を使って得られた番号の製品をサンプルとする。

② 系統サンプリング：製品に一連の番号を付け，最初の番号だけ無作為に選び，2番目からは一定間隔で(例えば10番目ごとに)選ぶ。連続に製造されている工程では一定時間ごとにサンプリングすることもある。

③ 2段サンプリング：ロットが大きい場合，まず複数のグループに分け，その中から無作為に決めた数のグループを選び(1次試料)，次にそのグループから個々のサンプル(2次試料)を同一の数だけ無作為に選ぶ。

④ 層別サンプリング：ロットをある特性について複数のグループに分け，その各グループから無作為にサンプルを選ぶ。この方法が最も推定の精度が高く，操作も容易であると考えられている。

⑤ 集落抽出法：ロットをある基準でグループに分けた後，決めた数のグループを無作為に選び，そのグループのサンプルはすべて用いる。

1.4 抜き取り検査

試料の検査には一般には全数から一部を取り出して検査する抜き取り検査(Random inspection)が行われる。抜き取り検査には1回抜き取り，2回抜き取り，多数回抜き取りおよび逐次抜き取り検査がある。2回抜き取り検査は1回目の検査結果から必要な場合に行われ，1回目と2回目の検査結果から総合的に判断する。さらに抜き取り検査回数を増やした検査が多数回抜き取り検査であり，逐次抜き取り検査は1個または1回ずつ検査をしながら，判断していく方法である。

1.5　検査方法と精度管理

検査方法はその結果が濃度などの数値で得られる定量検査，陽性/陰性で表わされる定性検査の2つに分けることができる。類似した用語に計量試験と計数試験がある。計量試験は定量試験に，計数試験は定性試験に相当する。

食品について公的な検査結果が必要な場合は当然，食品衛生法等に示された公定法で行う必要がある。一方，日常の安全・品質管理上の検査あるいは問題解決のための検査であれば，各種の迅速簡易検査法を使うことができる。しかし，迅速検査法でも国際認証を得た信頼性の高い方法が望ましいと考えられる。サンプルの前処理方法を含め，妥当性の確認された方法で検査をすることが国際的にも求められている。

定量試験において，1つのサンプルについて複数回同じ試験を行った結果，得られた値が真の値(と考えられる値)とどれほど近いかを正確度(Accuracy)という。正確度は真の値と測定値の平均との差で表され，真度ともいう。また1つのサンプルについて複数回同じ試験を行った結果，各測定値がどの程度まとまっているか(ばらついていないか)を精度(Precision)という。測定値の分散あるいは標準偏差として表される。

正確度と精度を模式的に表すと，**図9.1**に示すように，Aの測定結果はバラつきが小さく，精度は高いが，真の値からは離れており，正確度が低い例である。Bの測定結果は真の値に近いため正確度は高いが，バラつきが大きく精度は低い例である。

検査結果の精度と正確度に問題がある場合，その原因はいろいろ考えられる。検査者の技術水準，検査に用いる器具や測定機器の不具合，検査に用いるサンプルの均一性，サンプル量などが挙げられる。その他，検査において注意すべき指標として，特異性(Specificity)，検出限界(Detection limit)，定量限界(Quantitation limit)などがある。定量限界とは，対象物質の定量分析が可能な最小量または濃度を示す。

信頼性のある検査結果を得るためには，適正検査指針(Good Laboratory Practice ; GLP)に基づいた管理が必要である。GLPはサンプルの採取からその運搬，検査，検査成績書の発行および通知書の発行に至る全過程で関係する。GLPでは各種の標準作業書Standard Operating Procedure, SOPを作成し，それに従って検査を行うことが求められている。検査員の技能チェック，使用する検査器具の校正，機器データの保存なども必要となる。

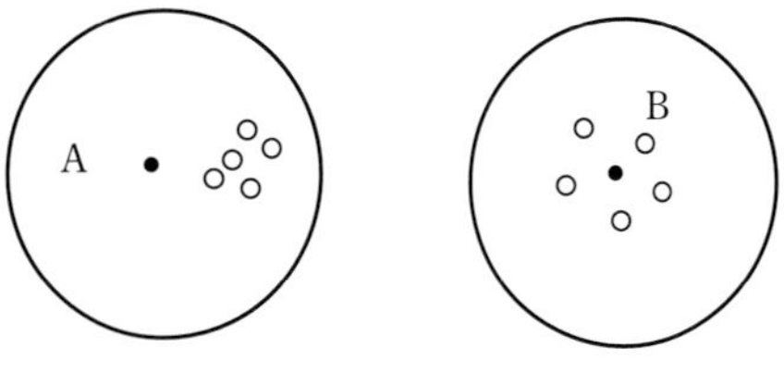

図9.1　精度と正確度
円の中心(黒丸)を真の値，白丸を測定値とする

2　管理図

2.1　安全・品質管理の基本的考え方

食品の各ロットからサンプルを取り出し，その測定結果からロットに異常があるかどうかを管理図を使って調べることができる。ここではいくつかの代表的な管理方法を説明する。なお，本章で説明する手法はサンプルは製造中決められた時間に経時的に取り出す。複数の製造所がある場合は，それらで得られたサンプルを対象とすることもできる。一方，これらの手法は食品検査の精度管理，特に外部精度管理にも適用できる。この場合は各検査施設の検査員が測定したデータが対象となる。また，検査内容によって定量（計量）型と定性（計数）型の管理図に分けることもできる。

2.2　$\bar{X}$-R 管理図

食品の対象とする特性が定量（計量）検査によって測定される場合，いくつかの管理方法があるが，ここでは最も基本的な $\bar{X}$-R 管理図および３シグマ限界を使った方法を説明する。

$\bar{X}$-R 管理図を作成するためには，各サンプル（ここでは群という）の大きさは目安として４～５個とし，群の数は 20 ～ 25 が目安とされている。その手順は次のようになる。

① 各群について測定結果から平均 $\bar{x}$ と最大値 Max，最小値 Min を求める。次に，最大値から最小値を引いて範囲 R を求める。

② 各群について得られた平均と範囲から総平均 $\bar{\bar{x}}$ と範囲平均 $\bar{R}$ を求める。総平均 $\bar{\bar{x}}$ は式(9.1)に示すように，平均 $\bar{x}$ の全群にわたる平均になる。範囲平均 $\bar{R}$ は各範囲 R についての平均であり，式(9.2)に従って計算する。

$$\bar{\bar{x}} = \frac{\bar{x}_1 + \bar{x}_2 + \cdots + \bar{x}_n}{n} \tag{9.1}$$

$$\bar{R} = \frac{R_1 + R_2 + \cdots + R_n}{n} \tag{9.2}$$

これらを示す線がそれぞれ $\bar{X}$ と R の中心線（Center line）となる。

③ $\bar{X}$ に関して上方管理限界（Upper Control Limit ; UCL）と下方管理限界（Lower Control Limit ; LCL）を求める。UCL と LCL は次の式に従って計算する。

$$UCL = \bar{\bar{x}} + A_2\bar{R} \tag{9.3}$$

$$LCL = \bar{\bar{x}} - A_2\bar{R} \tag{9.4}$$

ここで A_2 は係数で，その値は群の大きさ n によって異なる。例えば，$n=5$ であれば，0.577 である。**表 9.1** にその値を示す[3)]。

④ R に関して上方管理限界 UCL と下方管理限界 LCL を求める。UCL と LCL は次の式に従って計算する。

表 9.1　$\bar{X}$-R 管理図の係数値

n	A_2	D_3	D_4
2	1.88	—	3.267
3	1.023	—	2.574
4	0.729	—	2.282
5	0.577	—	2.114
6	0.483	—	2.004
7	0.419	0.076	1.924
8	0.373	0.136	1.864

$$UCL = D_4\bar{R} \qquad (9.5)$$

$$LCL = D_3\bar{R} \qquad (9.6)$$

ここで D_3 と D_4 は係数である。表9.1に各 n に対する値を示す。D_3 は n が7以上のときに使われる。

⑤　以上の手順に従って $\bar{X}$ と R について中心および限界となる線を書き，また各群の値をプロットすると $\bar{X}$-R 管理図を作成できる。

次に，この $\bar{X}$-R 管理図から例えば次のような現象が認められたならば，原因を明らかにするとともに対策を講ずる必要がある。

①　管理限界を逸脱した点がある場合

②　中心線の上か下に連続して点が並ぶ場合

③　点の並び方に上向き，下向き，周期的変動などが見られる場合

例題9.1

ある食品工場で製品Cからサンプルを毎日6個ずつ20日間取り出し，その重量(g)を測定した結果，次のようなデータが得られた。この $\bar{X}$-R 管理図を描きなさい。

Sample No.	1	2	3	4	5	6
1	51	63	58	59	57	60
2	47	62	59	54	48	54
3	50	60	57	50	55	49
4	61	60	63	62	61	62
5	52	51	57	50	54	53
6	53	60	62	55	51	61
7	50	61	54	53	50	60
8	47	60	58	52	57	62
9	51	58	57	55	54	57
10	54	62	61	56	56	53
11	50	63	54	56	49	55
12	55	57	60	57	54	51
13	54	55	58	58	52	52
14	55	58	60	58	52	59
15	54	57	60	54	51	56
16	49	59	58	53	57	49
17	49	61	54	53	51	56
18	52	63	55	57	57	62
19	55	59	56	60	52	63
20	54	58	61	52	48	63

解答　次のように表される。サンプル番号4に $\bar{X}$ で上方管理限界を超え，また範囲が小

さかったことがわかる。この例ではサンプルサイズが6であるので，表9.1より範囲Rの下方管理限界LCLは設定されない。 Ex 9.1 x-R

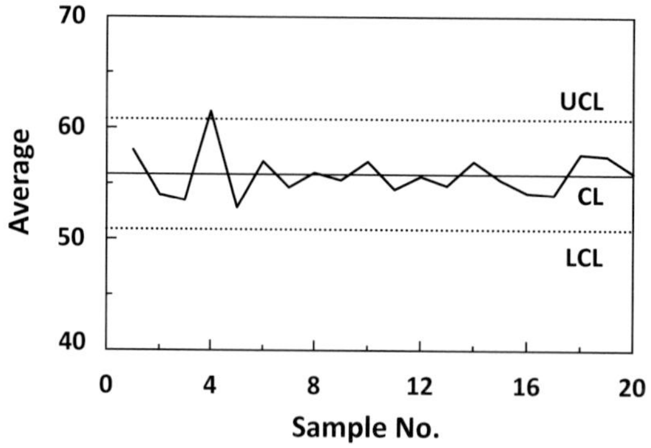

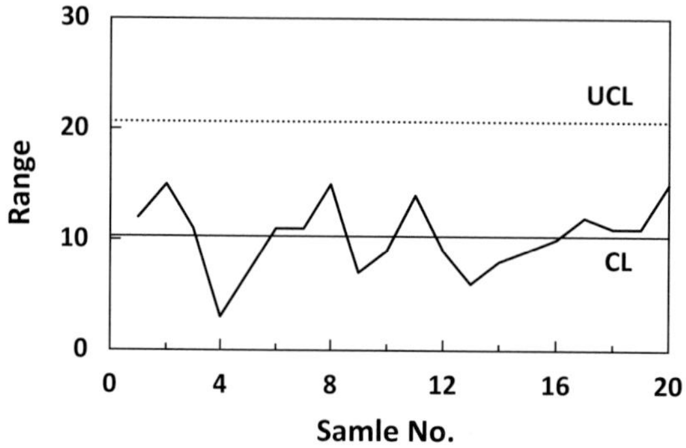

2.3 3シグマ限界

あるロットの中からn個の製品を取り出し，その長さまたは重量，濃度などの特性値を測定して，標本平均$\bar{X}$を得たとする。その標本平均がこの製品全体の期待値と比べて異常かどうかを判断する1つの手法として，品質管理における3シグマ限界がある。その製品全体での期待値をμ，標準偏差をσとおくと，$\bar{X}$は正規分布$N(\mu, \sigma^2/n)$に従うと考えられる。したがって，そのロットの$\bar{X}$が期待値μと中心として標準偏差の3倍以内に位置するかどうかを判断する。上方管理限界と下方管理限界は次のように表される。

$$UCL = \mu + 3\sigma \tag{9.7}$$

$$LCL = \mu - 3\sigma \tag{9.8}$$

この範囲に入る確率は標準化変換すると$-3<Z<3$となる範囲に相当するので，正規分布表から$1-0.00135\times2=0.9973$となり，99.7%となる。

例題 9.2

食品 A 中の添加物 B の濃度(μg/g)は通常，$N(8.0, 3.8)$に従っている。あるロットから 4 個の製品を無作為に取り出し，その濃度を測った結果，平均濃度 $\bar{X}=6.1$ となった。このロットの平均濃度は 3 シグマ限界を超えているか。

解答　$\bar{X}$ は $N(8.0, 3.8/4)$ すなわち $N(8.0, 0.97^2)$ に従うと考えられ，その 3 シグマ限界はそれぞれ $8.0-3\times0.97=5.09$ および $8.0+3\times0.97=10.9$ となる。$\bar{X}=6.1$ はこの範囲内であるから，3 シグマ限界を超えてはいない。

2.4　np 管理図

製品の品質管理を不良品の個数など計数によって行う場合，代表的な管理図として np 管理図がある。定性試験で結果が陽性/陰性に分けられる場合もこれが適用できる。ここで，p はそのロットの不良率，n はサンプルサイズを表す。したがって，np はそのロットの不良数を示す。

np 管理図は次のように作成する。サンプルサイズ n を 50 個から 200 個の間で決め，各サンプルで対象とする不良数についてデータを取る。次に，各サンプルでの不良品数 np からその平均 $n\bar{p}$ を求め，それを全サンプルでの不良品数とする。この平均が中心線となる。

p が一定値を示すとき，n 個の中で不良品が現われる個数は二項分布に従うと考えられる。したがって，不良品数の平均は np，分散は $np(1-p)$ と表される。これらを上記の 3 シグマ限界を指標として用いると，上限管理限界と下方管理限界は次の式で示される。

$$UCL = n\bar{p} + 3\sqrt{n\bar{p}(1-\bar{p})} \tag{9.9}$$

$$LCL = n\bar{p} - 3\sqrt{n\bar{p}(1-\bar{p})} \tag{9.10}$$

例題 9.3

定期的に毎回 100 個の製品についてその不良品数を調べると，計 20 回調査した結果が次のようになった。この np 管理図を描きなさい。

Sample No.	1	2	3	4	5	6	7	8	9	10	11	12	13	14	15	16	17	18	19	20
No. of defective	0	4	2	4	4	5	4	4	3	4	1	9	0	3	1	5	0	3	1	3

解答　下のように np 管理図を描くことができる。このデータではサンプル番号 12 で上限管理限界を超えた不良品数があった。なお，この例で下限管理限界は負の値をとるので，設定されない。 Ex 9.2 np

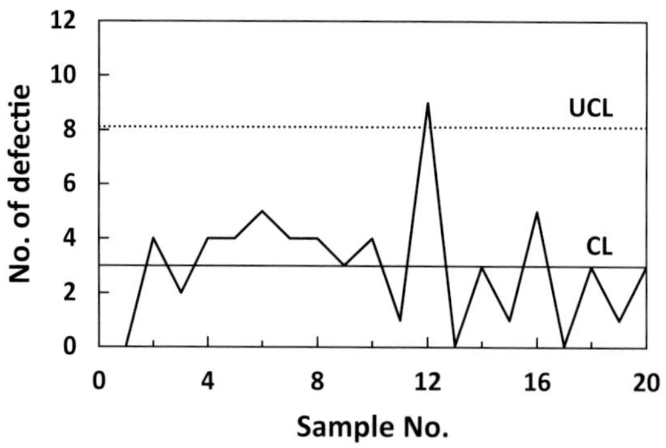

参考文献

1) 日本工業規格．統計—用語及び記号—第 2 部：統計の応用．JIS 8101-2 : 2015（ISO 3534-2 : 2006）．
http://kikakurui.com/z8/Z8101-2-2015-01.html
2) CODEX ALIMENTARIUS COMMISION. 2004. General guidelines on sampling. CAC/GL 50-2004.
http://www.fao.org/uploads/media/Codex_2004_sampling_CAC_GL_50.pdf
3) Institute of Quality and Reliability. Tables of Constants for Control charts
http://web.mit.edu/2.810/www/files/readings/ControlChartConstantsAndFormulae.pdf

第10章

サンプリングプラン

食品の安全管理，品質管理は一般の工業製品と同様に考える必要があり，製品検査によって検証できる。ここでは，食品の検査を行うに当たってサンプルの考え方と検査特性曲線(OC曲線)について説明する。ここで注意する点は，検査結果自体は十分信頼性があるという前提の元に考えられているということである。

1　検査特性曲線(OC 曲線)[1)]

1.1　OC 曲線とは何か

食品を製造(または輸出)する側においても消費(または輸入)する側においても食品の安全および品質は基本的に検査によって確保する必要がある。ロットから決められた方法でサンプルを抜き取り，そのサンプルについて対象とする特性について検査を行う。ここでの特性とは検査する項目を指し，有害物質から食品成分にわたる各種の項目が該当する。

食品の特性には，残留抗菌物質や細菌の濃度(μg/g, cfu/g)のように定量検査による計量型(Variable)と，サルモネラの有無のような定性検査による計数型(Attribute)がある[2)]。計数型では，検査した全サンプル中の陽性(または不良)サンプルの数として検査結果が示されるので，計数と呼ばれる。計量型と計数型のいずれの場合も検査結果を基準値と比較して，そのロットの適/不適を判定する。

実際には同一ロットの各サンプルの測定値にはバラつき(確率的変動)があるので，1個のサンプルの測定値だけでそのロットを判断するのは危険である。そのため，通常は決められたサンプリングプランに従って決められた数のサンプルを取り出して，検査を行う。そこで得られた検査結果から確率論的にそのロットの適/不適を判断する。

ただし，現実には検査に必要な費用と時間など，さまざまな制約要因がある。対象となるロットの大きさに対して，検査を行うサンプルの量(重量または体積)と個数はどのくらいにすればよいかを決めることは大きな問題である。また，計数型検査の場合，陽性(または不良)サンプル数をいくつまで許容できるかを事前に決めておく必要がある。このような計画をサンプリングプランと呼び，そのときに使われる手段の1つとして検査特性曲線(Operating characteristic curve(OC 曲線))がある。ここでは OC 曲線の基本的な考え方を解説する。

ロットが適(合格)か不適(不合格)かを判断するには調べる特性に基準値(Acceptable level)が必要であるが，例えば，定量検査でそのロットの特性(例：ある残留農薬濃度)について測定結果で得られた平均が基準値を超えるとそのロットは不合格，それ以下であれば合格するとする。その OC 曲線を考えると，理想的には**図 10.1** に示すようなクランク状の曲線となる。つまり，そのロットの平均が基準値以下であれば合格する確率は100%であり，それ以上の濃度であれば0%となる。この例では検査したサンプルの平均値が 0.25 mg/kg の場合，そのロットは基準値以下であり，100%合格となる。

しかし，あるサンプルから得られた測定値には確率的変動があるため，その確率分布を考える必要がある。したがって，実際の OC 曲線は図 10.1 に示すような形状ではなく，S 字状曲線となる。なお，このバラつきは測定値が本来持っている確率的な特性なので，検査技術精度とは関係がない。

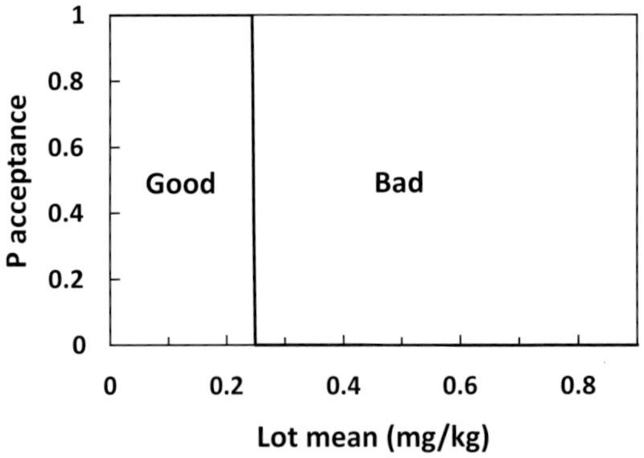

図 10.1　理想的な OC 曲線

Acceptable level = 0.25 mg/kg　Good：適，Bad：不適

1.2　定量検査による OC 曲線

定量検査での OC 曲線を説明すると，例えば有害物質 S の基準値が 8 mg/kg と決められているとする。あるロットの物質 S の平均濃度にはバラつき，すなわち分布があり，ここでは一般的な正規分布を考える。このロットで物質 S の分布は平均 7 mg/kg，分散 1(mg/kg)^2 の正規分布であるとする。このロットでの平均 7 mg/kg は基準値 8 mg/kg よりも低いので，通常このロットは合格と判断される。このロットの物質 S の確率密度曲線は，図 10.2 のように示され，ロット濃度 0 mg/kg からの基準値までの確率密度を積算（ここでは積分）すると全体の 84.1％となる。したがって，このロットは 84.1％の確率で合格となり，残り 15.9％の確率で濃度が基準値以上と判定されて不合格となる可能性がある。つまり，生産者（あるいは輸出業者）はこのロットの平均値を概ね基準値以下に生産したにもかかわらず，15.9％の確率で不合格，違反とされてしまう。このように本来合格するはずのロットが不合格となる確率（ここでは 15.9％）を生産者のリスク（Producer's risk）あるいは輸出業者のリスク（Exporter's risk）という。このリスクは統計検定における第 1 種の誤りをおかす確率（α）に相当する。

一方，あるロットでは有害物質 S の平均濃度が高く，例えば平均 10 mg/kg，分散

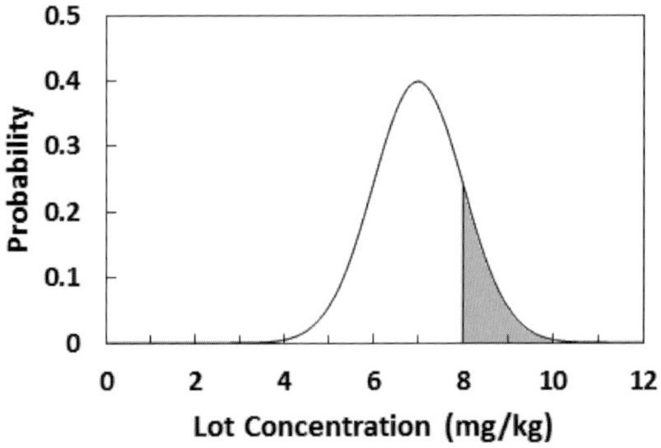

図 10.2　物質 A 濃度の確率密度：平均濃度が基準値未満の場合

灰色部分は基準値 8 mg/kg を超えた濃度の確率を示す

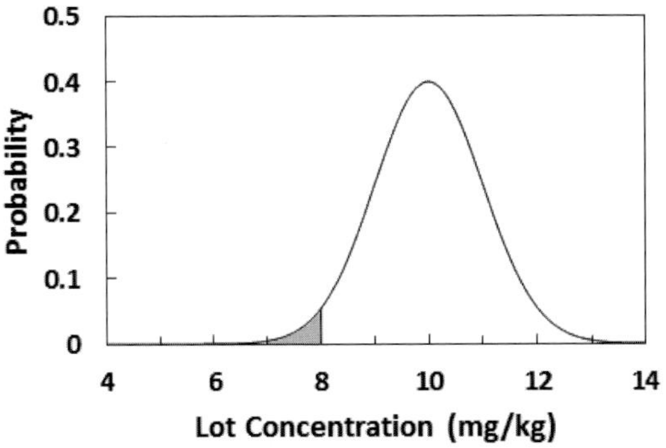

図 10.3　物質 S 濃度の確率分布：平均濃度が基準値以上の場合
灰色部分は基準値 8 mg/kg 以下の濃度の確率密度を示す

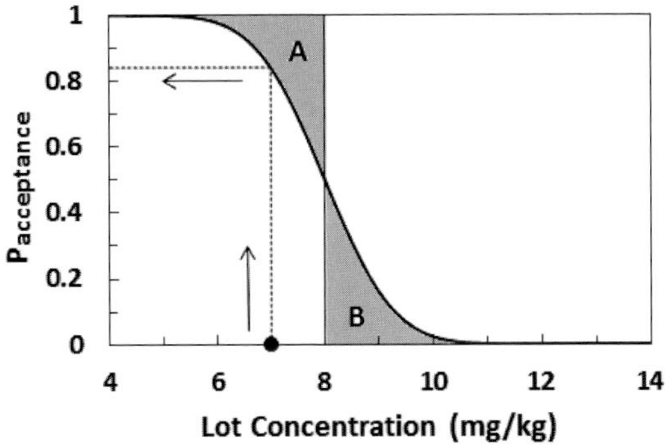

図 10.4　物質 S（基準値 8 mg/kg）の OC 曲線　Ex10.1 OCnorm
灰色部分 A および B はそれぞれ生産者と消費者のリスクを表す。黒丸は濃度が 7 mg/kg の点を示す

1(mg/kg)^2 の正規分布を示す場合は，その確率密度分布は**図 10.3** のように示される。この平均濃度は基準値 8 mg/kg よりも高いため，このロットは通常は不適と判断される。この図で基準値を超える確率を積分すると，全体の 97.7％は基準値を超えている。しかし，基準値以下に該当する残りの 2.3％の確率でこのロットは合格と判断される可能性がある。この本来合格させたくないロットが合格としてしまう確率（ここでは 2.3％）を消費者のリスク（Consumer's risk）あるは輸入者のリスク（Importer's risk）という。このリスクは統計検定では第 2 種の誤りをおかす確率（β）に相当する。

このようにロットの平均濃度と合格する確率には 1 対 1 の対応が見られ，両者の関係を示したグラフを OC 曲線という。物質 S の例では**図 10.4** に示す OC 曲線が描かれる。なお，基準値 8 mg/kg では合格率が 0.5 となる。

この曲線を使ってあるロットにおける物質 S の平均濃度から合格する確率が推定できる。例えば図 10.4 に示すようにロットの平均濃度が 7 mg/kg のとき，（上述したように）合格する確率は 0.84 と推定される。したがって，このとき「不適」となる確率は 0.16 となる。図の灰色部分 A は基準値よりも平均濃度が低いにもかかわらず，「不適」と判定される確率，すなわち生産者のリスクを表す。一方，平均濃度が 9 mg/kg の場合は基準値を超えていても OC 曲線

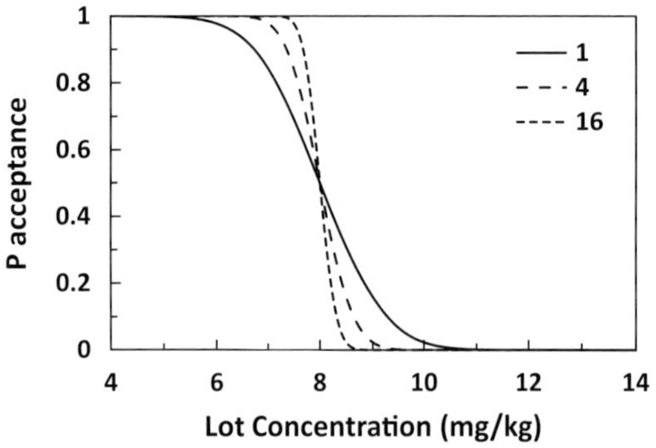

図 10.5 サンプルサイズの OC 曲線に与える影響
数字はサンプルサイズを示す

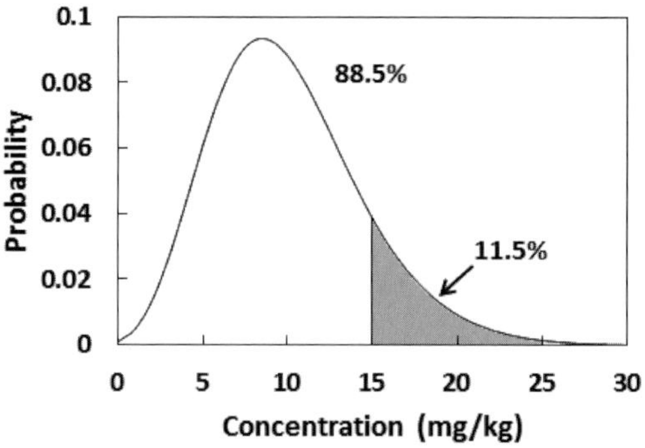

図 10.6 負の二項分布の確率密度曲線(平均 10, 分散 20)
数値は全確率のうち，15 mg/kg 未満および以上の累積確率を示す

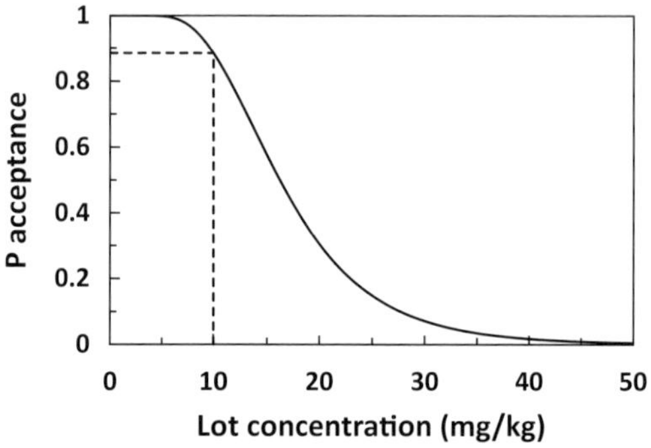

図 10.7 負の二項分布に基づく OC 曲線(基準値：15 mg/kg)
平均 10 mg/kg，分散 20(mg/kg)^2 の負の二項分布に基づく OC 曲線を示す

から 0.16 の確率で「適」と判定される。この確率は消費者のリスクに相当し，図の灰色部分 B に相当する。

ここまでサンプルサイズは 1 個で説明してきたが，サンプルサイズを増やし，その測定値の各平均を求めると，(中心極限定理によって)その分散は小さくなる。その結果，OC 曲線も影響を受け，サンプルサイズが増えるほど曲線は急激に下降し，クランク状に近くなる(**図 10.5**)。この結果，消費者のリスクおよび生産者のリスクも減少し，図 10.1 に示すようなより望ましい OC 曲線に近づく。

一方，実際の物質濃度分布が正規分布に当てはまらない場合もある。特に，平均よりも分散の値の方が大きい場合(過分散)には負の二項分布が適用できる。例えば，剥き身の落花生およびトウモロコシの各粒子におけるアフラトキシンの汚染濃度は負の二項分布に従うと仮定して OC 曲線が作成されている[3)]。負の二項分布を使って OC 曲線を描くことができる。例えば，あるロットの対象有害物質が平均 10 mg/kg，分散 20(mg/kg)^2 の負の二項分布に従うとき，その確率密度曲線は高濃度側にややなだらかな曲線で表される(**図 10.6**)。規制値が 15 mg/kg とすると，図に示すようにこのロットは 88.5％の確率で「適」と判定される。一方，図の灰色部分は 11.5％の確率で「不適」と判定される。

ここで規制値が 15 mg/kg のとき，各平均濃度について「適」となる確率をプロットすると，正規分布と同様に OC 曲線を描くことができる（**図 10.7**）。なお，図の点線は平均濃度が 10 mg/kg のとき，図 10.6 で示したように合格する確率が 0.885 であることを表している。

参　考

負の二項分布の確率密度関数

負の二項分布の確率密度関数を R を使って描いてみる（R10.1 Negbin）。下のコードに従い，平均はパラメーター a に入れる。形状パラメーター b を計算する。b は(variance-mean)/(mean)^2 によって求め，上の例では $b=0.1$ となる。横軸の濃度の範囲を 0 から 30 までの整数とする（3 ～ 5 行目）。各濃度に対して確率を求め，それを csv ファイル nb として出力する（6 ～ 7 行目）。必要ならばグラフを描く（8 行目）。参考として各確率を積算した値を求め，それを csv ファイル nba として出力する（9 ～ 10 行目）。これらのデータからエクセルを使うと，図 10.7 を描くことができる。

```
1  a<-10  #mean
2  b<-0.1   # shape
3  c<-0  # lower limit
4  d<-30  # upper limit
5  z<-seq(c,d,1)
6  x<-dnbinom(c:d,mu=a,size=1/b)
7  write.csv(x,"H:/R statistics/nb.csv")
8  ggplot(NULL,aes(x=z,y=x))+geom_line()
9  y<-pnbinom(c:d,mu=a,size=1/b)
10 write.csv(y,"H:/R statistics/nba.csv")
```

1.3　定性検査による OC 曲線

定性検査ではロットから取り出したサンプルについて対象とする有害物質（例えばサルモネラ）が陽性か陰性かのいずれかを判定する。また，定量検査で得られた数値が基準値を超えたとき（あるいは下回ったとき），不適と判断する場合がある。このようにサンプルが望ましくない検査結果であることは通常の工業製品では不良品（Defective）であることに相当する。一般に，あるロットから決められた数のサンプルを取り出し，定性検査の結果得られた陽性（不適）サンプルの数からそのロットが合格か否かを判定する。

定性検査で陽性の個数はそのロットから取り出したサンプル中の個数であるので，基本的に超幾何分布に従うと考えられる。ただし，超幾何分布はロットのサイズ N がサンプルサイズ n に比べて十分大きいとき二項分布で置き換えても（近似しても）実質的に問題はない。そこで，ここでは N が n に比べて十分大きいとし，二項分布で置き換える。すなわち，サンプル 1 個が検査で陽性となる確率を p としたとき，サンプル n 個の中で x 個のサンプルが陽性となる確率 $P(x)$ は二項分布に従い，次の式（10.1）で表される。

$$P(x)=\binom{n}{x}p^x(1-p)^{n-x} \tag{10.1}$$

ただし，式右辺の $\binom{n}{x}$ は組合せ（Combination）を表す。

一般に定性検査でロットの合格/不合格を判定する場合，サンプル n 個の中で陽性となる不良品が最大 c 個まであれば該当するロットを合格とする，という判定基準を作る。この c を許容数(Acceptance number)という。例えば，$n=10$ かつ $c=2$ であれば，全サンプル 10 個中，不良品が 0 個, 1 個, 2 個の場合はそのロットを合格とするが，不良品が 3 個以上の場合は不合格とする。

サンプル n 個の中で不良品の許容数が c のとき，そのロットが合格する確率 P_{ac} は不良品が x 個現れる確率を P_x とすると次の式(10.2)で表される。

$$P_{ac}=P_0+P_1+P_2+\cdots+P_c=\sum_{i=0}^{c}P_i \tag{10.2}$$

ここで P_i はそれぞれの i に対して式(10.1)で表される。なお，x が 0 から n までのすべてについての確率の和は式(10.3)のように当然 1 となる。

$$P_0+P_1+P_2+\cdots+P_n=\sum_{i=0}^{n}P_i=1 \tag{10.3}$$

例として $n=10$ かつ $c=2$ の条件で検査をするとき，不良率 $p=0.05$ でロットが合格する確率を求めてみる。例えば，サンプル中で 1 個が不良品となる確率 P_1 は式(10.4)で示される。

$$P_1=\binom{10}{1}0.05^1(1-0.05)^{10-1} \tag{10.4}$$

この式を計算すると $P_1=0.315$ となり，同様に 10 個中不良品が 0 個および 2 個出る確率 P_0 と P_2 はそれぞれ 0.599 および 0.0746 と計算される。ロットの合格する確率 P_{ac} は不良品が 0 個，1 個および 2 個出る事象の確率の和であるから，次のように計算できる。

$$P_{ac}=P_0+P_1+P_2=0.599+0.315+0.0746=0.989 \tag{10.5}$$

したがって，この条件では不良率 0.05 のとき，ロット合格率は 0.989 である。

このように，定性検査による不良率と決められた許容数からそのロットの合格する確率を求めることができる。次に，不良品の比率に対してそのロットの合格する確率 P をプロットすると，OC 曲線を作成できる。**図 10.8** ではロットから 6 個のサンプルを取り出し，許容でき

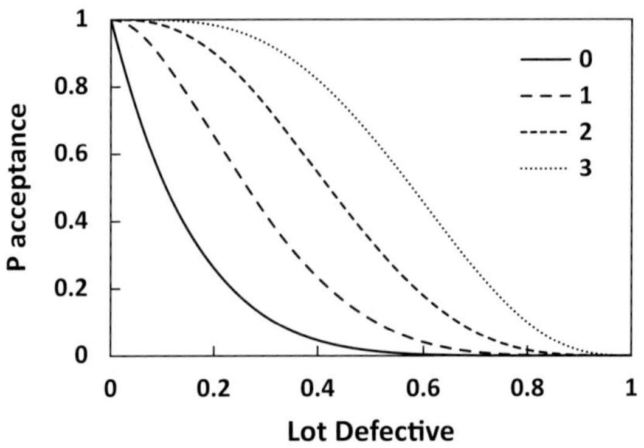

図 10.8　不良品許容数が OC 曲線に与える影響　Ex10.2 OCdefc
$n=6$。数字は不良品の許容数を示す

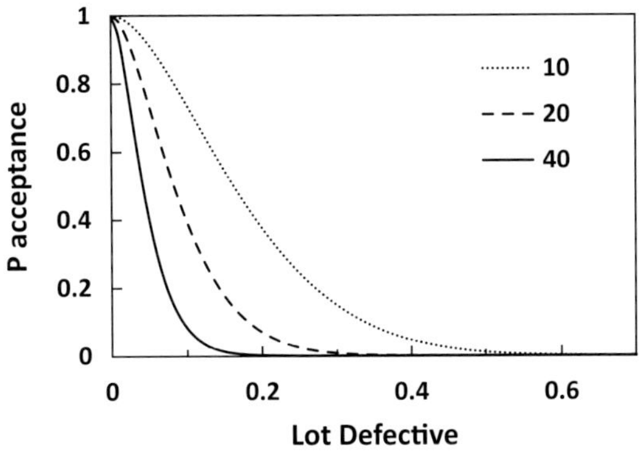

図 10.9　サンプルサイズの OC 曲線に及ぼす影響　Ex10.3 OCsize
数字はサンプルサイズを示す。ただし，$c=1$ である

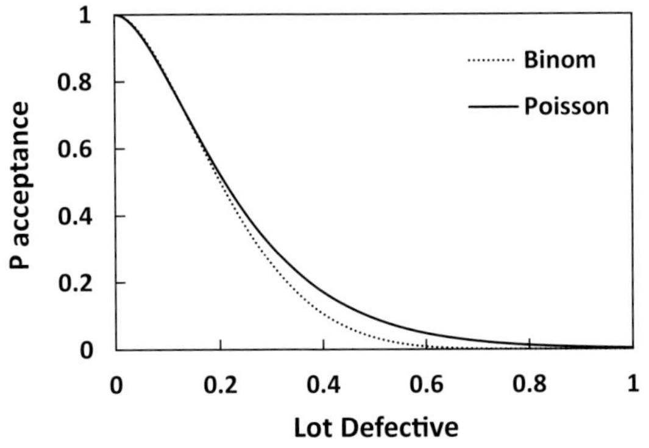

図 10.10　ポアソン分布による OC 曲線　Ex10.4 OCpois

る不良品数 c が 0 個, 1 個, 2 個, 3 個の場合の各 OC 曲線を示している。許容する不良品数が多くなるにつれて，同じ不良率でも合格する確率も高くなることがわかる。言い換えると，許容数 c が少ないほど急激に下降する厳格な OC 曲線ができる。

ロット当たりのサンプルサイズも OC 曲線の形状に影響する。**図 10.9** にサンプルサイズを 10 個，20 個，40 個取り出し，不良品許容数を一定($c=1$)にした場合の各 OC 曲線を示す。サンプルサイズが多くなるほど，同じ不良率であっても合格率が小さくなり，合格基準が厳格となることがわかる。

OC 曲線は二項分布ではなく，ポアソン分布を使って描くこともできる。すなわち，製品の不良率(陽性率)r は通常低いため，ロット中のサンプルが不良である確率も十分低いと考え，またロットサイズがサンプルサイズに比べて 10 倍以上大きく，サンプルサイズも大きければポアソン分布を適用できる。ポアソン分布を適用した例として $n=8$ および $c=1$ の OC 曲線を**図 10.10** に示す。参考として，同じ条件で二項分布による OC 曲線を描くと，不良率が低い領域では両者にほとんど差は認められないが，不良率が高くなるにつれ，二項分布による合格率の方がやや低くなることがわかる。これは n と c の数値を変えても同様に認められる。

2　サンプリングプランの考え方

食品のあるロットからサンプルを抜き取るとき，そのロットの特徴(量，数，対象物質の過去の検査データなど)から，検査する総サンプル数，すなわちサンプルサイズおよび不良(または不適格)品の許容数など基準値を事前に決めることをサンプリングプラン(Sampling plan)と呼ぶ。これらの数は前述した OC 曲線などを使って決め，検査結果から決められた基準値に合わないロットは不合格と判断される。

一方，ロットの特徴からロットが個別かあるいは連続したものかによってサンプリングプランも異なる。連続したロットはほぼ同一の条件下で製造された製品(または中間製品)を指すので，その検査は通常，製造中に行われる。また，1 回サンプルを抜き取った後，その検査結果が適でも不適でもない中間的な場合は 2 回, 3 回とさらに抜き取り検査を行う場合もある。

ここでは Codex 委員会で発表したサンプリングプランに関するガイドライン等を基に，独立した個別のロットについて 1 回だけのサンプリングプランについて解説する[1)]。なお，サンプリングプランは，特に国際貿易においてはその内容を輸出業者(または生産者)と輸入業者の両者間で事前に合意しておく必要がある。その合意がないと対象ロットが不適格となった場合，両者間でトラブルの原因ともなる。

3　合格品質水準と限界品質

対象ロットの合格確率に関する不確実性を示すリスクとして生産者のリスクと消費者のリスクがあるが，サンプリングプランでは生産者のリスクを合格品質水準(Acceptable Quality Level ; AQL)，消費者のリスクを限界品質(Limiting quality ; LQ または Lot Tolerance Percent Defective ; LTPD)と呼ぶ。通常のサンプリングプランでは生産者のリスクを 5%とする。その場合，合格品質水準 AQL で合格する確率は 95%となる。一般に AQL の値は対象が有害物質の場合は低い値(0.1 ～ 0.65%)が，乳脂肪やタンパク濃度などの食品成分の場合は高い値(2.5 ～ 6.5%)が設定される。一方，サンプリングプランでは消費者のリスク LQ を通常 10%とする。ただし，微生物学的サンプリングプランでは一般に 5%を使う。

図 10.11 に定性検査における OC 曲線上の AQL と LQ の関係を表す。図の横軸はロットでの不良(または検査結果が陽性)の比率を，縦軸はロットの合格する確率を示す。AQL はロットの合格率が 0.95(P_{95} とも表す)となるような不良率で，この図の例では $AQL = P_{95} = 0.055$ である。LQ はロットの合格率が 0.10(P_{10} とも表す)となるような不良率で，この例では $LQ = P_{10} = 0.3$ である。前述したように，不良率が上がるにつれて合格する確率が急速に下降する OC 曲線ほどマージンの小さい厳格な望ましい曲線といえる。

また，消費者のリスク P_{10} を生産者のリスク P_{95} で割った比を識別比(Discrimination ratio ; DR)という。

$$DR = P_{10} / P_{95} \tag{10.6}$$

この比はサンプリングプランの効率を評価でき，35 未満の比率では効率の低いプランとさ

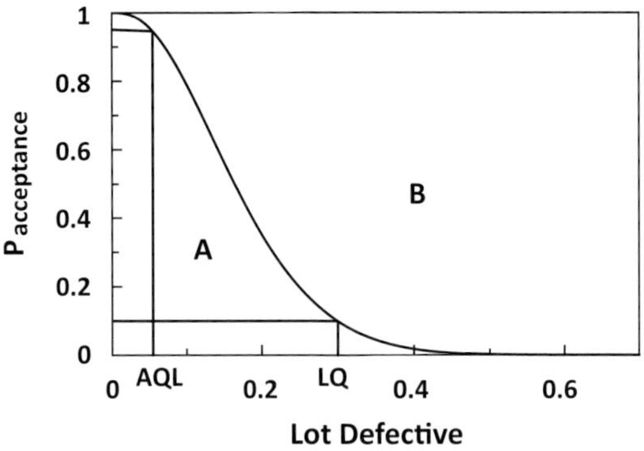

図 10.11　OC 曲線における AQL と LQ
A が合格する領域，B が不合格となる領域を示す

れる。図 10.10 の例では $DR = 0.3/0.055$ より約 5.5 となる。

4　ロットサイズとサンプルサイズ

食品の検査対象となるロットの大きさ(Lot Size)が大きい場合はサンプルサイズも増やすことが推奨されている。ただし，ロットの大きさ(サイズ)とそこから取り出すサンプルサイズについて適切な関係を示す明確な科学的根拠はない。しかし，サンプルサイズにも制限があるため，ロットサイズを大きくしすぎるといくつかの問題が生じる。また，特にロットサイズが小さい場合，ロットサイズに対するサンプルサイズの比率はサンプリングによる誤差に影響を与える。

5　サンプリングプランの種類

サンプリングプランには，計数型サンプリングプラン(Attribute Sampling Plan)と計量型サンプリングプラン(Variable Sampling Plan)の 2 種類がある。

計数型プランでは，対象とするロットから複数のサンプルを取り出し，目的とする物質について定性あるいは定量検査を行う。検査の結果，定性検査では有害物質が陽性サンプル数，定量検査では有害物質が基準値を超えたサンプル数が上述した許容数を超えたロットは，不合格あるいは違反となる。一方，計量型サンプリングプランでは，ロットから複数のサンプルを取り出し，対象物質について定量検査を行う。その測定値から平均と標準偏差を求め，これらの値から決められた数式に従って得られた数値に従ってそのロットの合否を判断する。つまり，その数値が基準値の範囲内であれば，そのロットは合格，範囲外であれば不合格となる。

計数型サンプリングプランでは陽性サンプル数によって判定が決まり，前述したように検査法が定量であるか定性であるかは関連がない。この点に注意が必要である。例えば，ナッツ類中のアフラトキシン検査はサンプル中の毒素濃度を定量検査によって測定する。その測定値が基準値以上であるか否かで判断し，最終的に基準値を超えたサンプルは全サンプル中の不良数として判断するので，計数型サンプリングプランとなる。次に計数型および計量型サンプリングプランについてさらに説明する。

6　計数型サンプリングプラン

6.1　一般的な計数型サンプリングプラン

一般的な計数型サンプリングプランでは，最初に AQL と LQ の２つの値を決め，次にそれらの値からサンプルサイズ n と許容数 c を求める。すなわち，各種の要因を考慮して通常 P_{95} となる不良率 AQL と P_{10} となる不良率 LQ を最初に決める。ここで，AQL と LQ の不良率の値をそれぞれ p_1 と p_2 とすると，定性検査による OC 曲線で説明したように，製品の良/不良は二項分布に従って現われると考えられ，次の式が成り立つ。ここで，生産者のリスク α は 0.05 および消費者のリスク β は 0.1 である。

$$1-\alpha=\sum_{d=0}^{c}\binom{n}{d}{p_1}^{d}(1-p_1)^{n-d} \tag{10.7}$$

$$\beta=\sum_{d=0}^{c}\binom{n}{d}{p_2}^{d}(1-p_2)^{n-d} \tag{10.8}$$

この２式を使って n と c について解くが，計算が複雑で，しかも近似的な解しか求められない。JIS ハンドブック「品質管理」では AQL と LQ の値から n と c を推定する表が載せられている[2)]。また，ラーソン Larson の線図を使って n と c の推定値を得ることもできる。いずれにしてもおおよその値しか得られない。

例えば $AQL=P_{95}=0.02$ と $LQ=P_{10}=0.08$ を設定した場合，最適な n と c を推定すると結果として $n=100$ と $c=4$ が得られる。これらの値を使って実際に OC 曲線を描くと，**図 10.12** に示す曲線となる。この OC 曲線では $AQL=0.02$ および $LQ=0.079$ となり，確かに設定した値に最も近い値を示す。図 10.12 においてもこの曲線が点 $AQL=0.02$ と点 $LQ=0.08$ またはその下を通ることがわかる。

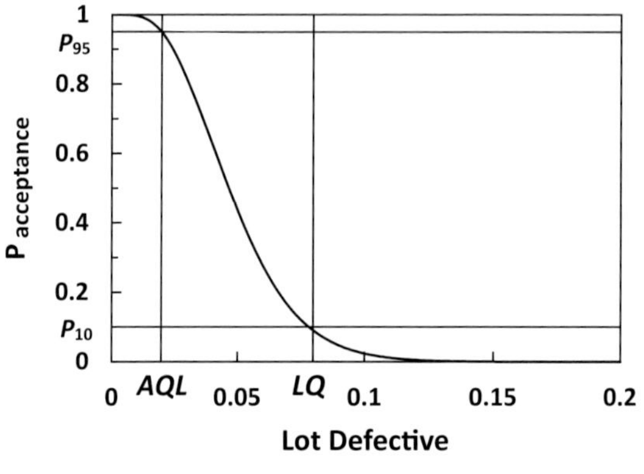

図 10.12　計数型サンプリングプランによる OC 曲線（$n=100$ および $c=4$）

垂直方向の直線は $AQL=0.02$ および $LQ=0.08$ を通る直線を示す。水平方向の直線は P_{95} および P_{10} を通る直線を示す

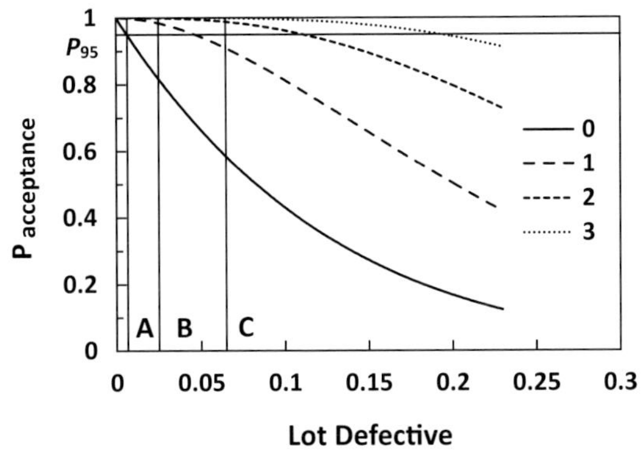

図 10.13　計数型サンプリングプランによる OC 曲線($n=8$)　Ex10.5 AQL
直線 A, B, C はそれぞれ $AQL=0.0065, 0.025, 0.065$ に対応する。図中の数字は c の値を示す

6.2　AQL

Codex 委員会ではサンプリングプランにおいて一般に AQL の値として 0.65%, 2.5%, 6.5% を挙げている[1)]。この値が小さいほど，厳しい基準となる。例えば，ロットサイズ(品物 item の数)が 51–90 で $n=8$ の場合，$AQL=0.0065, 0.025, 0.065$ に対して図 10.13 に示すように許容数 c の値は P_{95} を通る直線との交点から決まる。各 c の値に対する OC 曲線から，適合するの c の値は順に 0, 0, 1 となる。これらの c の値は後述する Codex 委員会ガイドライン(CAC/GL 50–2004)の Table 10 の値と一致する[1)]。

例として Codex 委員会では低ナトリウムチーズのナトリウム濃度について 120 mg/100 g という基準値 U を設けている[3)]。この場合，Codex 委員会では，計数型サンプリングプラン($AQL=2.5\%$)を $n=5$, $c=0$ としている[1)]。すなわち，あるロットから取り出した 5 つのサンプル中 1 つでもそのナトリウム濃度が 120 mg/100 g を超えると，そのロットは不適と判断される。

6.3　計数型サンプリングプランの手順

Codex 委員会(CAC/GL 50–2004)では ISO 2859-1 の計数一回抜取り検査を簡素化して，きつい(tightened)，なみ(normal)，ゆるい(reduced)という 3 つの検査水準(Inspection level)を設定している(表 10.1)[2)]。検査水準が厳しくなるほど，より大きなサンプルサイズ，つまり多くのサンプル数を検査する必要がある。手順としては，①この 3 つの水準から 1 つを選び，②次に AQL の値を決める。③最後に選び出すサンプルサイズ n を決める。④ OC 曲線を作成すると c の値を求められるが，この表から直接読み取ることもできる。

この表を使って例えばロットサイズが 16–25 の範囲で，なみの検査水準の場合は $n=5$ となり，$AQL=2.5\%$ とすれば $c=0$ と求められる。こうして決まったサンプリングプラン($n=5$ かつ $c=0$)を用いて，検査を実施する。

一方，Codex 委員会のガイドライン(CAC/GL 33–1999)では残留農薬の基準適合性判断のためのサンプリング計画が次のように記載されている[4)]。すなわち，あるロットの不良率(違

表 10.1　計数型サンプリングプラン（CAC/GL 50-2004 Table10 一部）

ロットサイズ		検査水準 ゆるい	なみ	きつい
9-15	n	2	3	5
	$AQL=0.65\%$での c	0	0	0
	$AQL=2.5\%$での c	0	0	0
	$AQL=6.5\%$での c	0	0	1
16-25	n	2	5	8
	$AQL=0.65\%$での c	0	0	0
	$AQL=2.5\%$での c	0	0	0
	$AQL=6.5\%$での c	0	1	1
26-50	n	2	8	13
	$AQL=0.65\%$での c	0	0	0
	$AQL=2.5\%$での c	0	0	1
	$AQL=6.5\%$での c	0	1	1

反率）を v，サンプルサイズを n とすると，ある 1 個のサンプルが不良でない確率は $1-v$ であるから，n 個のサンプルがすべて不良サンプルでない確率は $(1-v)^n$ となる。したがって，n 個のサンプル中で 1 個以上の不良サンプルが現われる確率 P は次の式で表せる。

$$P=1-(1-v)^n \tag{10.9}$$

次に，検査の信頼度となる確率 P をある値（例：99%，95%，90% など）に設定した場合，違反率 v に対して必要なサンプルサイズ n の値を求めることができる。例えば，$v=0.01$ のとき，$P=0.9$ と設定した場合，最適な n の値を求めるとする。式(10.9)にこれらの数値を代入すると $0.9=1-(1-0.01)^n$ となる。これを解くと $0.1=0.99^n$ となり，両辺の常用対数をとって整理すると，$n=229.1$ と計算される。したがって，これを切り上げて必要なサンプルサイズは 230 個となる。

7　計量型サンプリングプランの手順

計量型サンプリングプランでは，ロットから複数のサンプルを取り出し，対象物質について定量検査を行う。得られた測定値から平均と標準偏差を求め，その 2 つから求めた指標の値が許容する基準範囲を外れた場合，不合格あるいは違反となる[1)]。このとき，ロットの標準偏差が既知である場合と未知の場合で合格判定基準の設定が異なる。すなわち，標準偏差が既知で安定した値の場合は過去のロットのデータからその標準偏差は一定であるとみなし，その値を使う。これを σ 法という。一方，標準偏差が未知の場合はサンプルの検査結果から標準偏差を推定し，その値を用いて判定する。この方法を s 法という。

計量型サンプリングプランの一般的な手順は，① σ 法か s 法かを決め，②検査水準（ゆるい，なみ，きつい）を決め，③ AQL の値（0.65%，2.5%，6.5%）を選ぶ。この条件から，サンプルサイズと合否判定定数 K の値を得て，サンプルを抽出する。

σ 法ではそのロットから取り出した i 個のサンプルの測定値 x_i から平均 $\bar{x}$ を求める。次に，最小値 L と最大値 U という指標があるので，平均 $\bar{x}$ について次の関係が成り立つときのみ，そのロットは合格となる。上限あるいは下限のいずれかでこの式が成り立たない場合，そのロットは不合格となる。

$$L + K\sigma \leq \bar{x} \leq U - K\sigma \tag{10.10}$$

s 法ではロットから取り出した n 個のサンプルの測定値から平均 $\bar{x}$ および不偏標準偏差 s を求める。次に σ 法と同様，式 10.11 の関係が成り立つときのみ，そのロットは合格となる。

$$L + Ks \leq \bar{x} \leq U - Ks \tag{10.11}$$

Codex 委員会のガイドラインに示された例を説明すると，前述した低ナトリウムチーズにおいてナトリウム濃度で 120 mg/100 g という最大基準値 U を設けている[1)]。サンプリングプランを ISO 3951 に従うとすると，$AQL = 2.5\%$ で $n = 5$，$K = 1.39$ となる。ここでは σ 法を用い，$\sigma = 3.5$ mg/100 g とする。対象ロットから取り出したサンプル 5 個の測定結果が 118, 123, 117, 121, 111 mg/100 g であったとき，この平均は 118 mg/100 g と計算される。この値が式(10.10)に示す上限値か下限値かの一方(または両方)で範囲外になるとそのロットは不適合となる。この例で上限値は $120 - 1.39 \times 3.5 = 115.1$(mg/100 g)と計算され，このロットの平均 118 mg/100 g はこの上限値を超えているので，このロットは σ 法において不適合と判断される。なお，K の値はロットサイズ，検査水準(ゆるい，なみ，きつい)と AQL の値(0.65%, 2.5%, 6.5%)によって決まる。

多くの場合，対象とするロットについて既知の標準偏差はわからないので，s 法が使われる。しかし，σ 法の方が，OC 曲線が高濃度での下降がより急激で，ロットの合格・不合格を判定するには適しているとされている。

また，計数方式と計量方式のどちらのサンプリングプランをとるかは，①対象とする特性が定量的に測定できるかどうか，さらに②その定量的に測定された値が正規分布に従うかによって判断される。この両者を満たした場合にのみ計量方式となる。

参考文献

1) CODEX ALIMENTARIUS COMMISION. 2004. GENERAL GUIDELINES ON SAMPLING. CAC/GL 502004. http://www.fao.org/uploads/media/Codex_2004_sampling_CAC_GL_50.pdf
2) 日本工業規格 JIS Z 9015-1 : 2006 計数値検査に対する抜取検査手順. http://kikakurui.com/z9/Z9015-1-2006-01.html
3) CODEX ALIMENTARIUS COMMISSION. CODEX STAN 53-1981. STANDARD FOR SPECIAL DIETARY FOODS WITH LOW-SODIUM CONTENT(INCLUDING SALT SUBSTITUTES).
4) CODEX ALIMENTARIUS COMMISSION. CAC/GL 33-1999. RECOMMENDED METHODS OF SAMPLING FOR THE DETERMINATION OF PESTICIDE RESIDUES FOR COMPLIANCE WITH MRLS.

第11章

微生物学的サンプリングプラン

有害微生物を対象とした食品のサンプリングプランは，これまで説明してきた一般的なサンプリングプランを基本としている。一方，微生物固有の考慮すべき点もある。例えば，食品中の微生物の汚染分布を考慮することも必要になる。ここでは，前章で述べたサンプリングプランを基に微生物学的なプランを説明する。

1　微生物学的サンプリングプランの特徴

微生物学的サンプリングプランには，2 階級計数プラン（Two-class attributes plan）と 3 階級計数プラン（Three-class attributes plan）の 2 種類がある。これらのプランは共に計量プランではなく，計数プランであることに注意が必要である。一方，食品の微生物学検査はその結果を①微生物濃度で表す定量検査と②陽性か陰性かで表す定性検査に大別できる。食品中の微生物濃度は対象食品が固形であれば CFU/g で表し，液体であれば CFU/mL で表す。ここで CFU は colony forming unit の略である。

微生物学的 2 階級計数プランは，①定量検査ではロットから取り出したサンプルの対象微生物の濃度が基準値 m（CFU/g）を超えるか否かで合格か不合格かを判定する。②定性検査ではサンプル中に対象微生物が存在するか否かで判定する。定量あるいは定性検査のいずれにしてもそのロットから取り出したサンプル n 個中の不良品が最大許容数 c 個を超えると，そのロットを不合格とする。2 階級計数プランの対象微生物は，サルモネラやリステリアなどの有害微生物となる。一般にこれらの有害微生物の食品汚染濃度は低いかあるいはほとんどゼロに近い値となっている。

3 階級計数プランは定量検査で行い，2 階級計数プランによる基準濃度 m（CFU/g）以外に，$m<M$ となる新しい基準濃度 M（CFU/g）を設定する。微生物検査の結果，対象微生物の濃度が M を超えるサンプルが 1 つでもある場合，m を超えたサンプル数が c を越えなくてもそのロットは不合格となる。3 階級計数プランの対象微生物は汚染濃度が比較的に高く，病原性がないかあるいはほとんどない一般細菌や低温細菌，酵母などとなる。

微生物学的サンプリングプランにおける OC 曲線は，対象微生物の平均濃度を独立変数（横軸）とし，そのロットの合格する確率を従属変数（縦軸）として作ることができる。一般に微生物学的サンプリングプランでは，対象微生物の平均濃度は対数変換した濃度で正規分布をする（対数正規分布）と仮定している。そのため，ロットの微生物濃度（横軸）は通常，対数変換した値 log（CFU/g）で表される。また，微生物学的サンプリングプランでは生産者のリスクよりも消費者のリスクを考慮する方が多く，その場合の確率も一般のサンプリングプランでは 10% ですが，5% を多く使い，より厳しい条件となっている。

ここでは CODEX 委員会および国際食品微生物規格委員会（International Commission on Microbiological Specifications for Foods ; ICMSF）によって公開された資料に基づき，2 階級および 3 階級計数サンプリングプランについての概要を解説する[1)2)]。また，2 階級計数サンプリングプランでは定量検査によるサンプリングプランと定性検査によるサンプリングプランとでは考え方が異なるため，両者を分けて解説する。

2　2 階級計数サンプリングプラン

2.1　定量検査における 2 階級計数サンプリングプラン

定量検査による 2 階級計数サンプリングプランでは，ロットの対象微生物の汚染濃度が基準値を超えているか否かが合格かのポイントとなる[3)]。すなわち，定量検査の結果，サンプルサイズ n の中で基準濃度 m を越えた不良サンプル数がいくつあるかを求め，その数が許容数 c を越えたロットは不合格と判定される。

消費者（輸入者）のリスクを確認すると，例えばロットの対象微生物の汚染濃度が平均 4.2 log(CFU/g)，標準偏差 0.8 log(CFU/g) の対数正規分布で表され，また基準値 m を 3 log(CFU/g) とする。**図 11.1** に示すように取り出すサンプルは多くの場合，測定した濃度が基準値を超えるため，不合格となる。しかし，基準値 m を超えない確率が 6.7% 存在し，この確率でこのロットは合格と判断されるリスクがある。この確率が消費者（輸入者）のリスクとなる。

各種の条件が決まると微生物学的サンプリングプランにおける OC 曲線が作成できる。すなわち，ロットの対象微生物濃度が対数正規分布に従うと仮定すると，ある基準濃度で合格する確率 P_a が上記のように求められ，次に不合格となる確率は $1-P_a$ となる。さらに，サンプル n 個の中で不良品が i 個現れる確率 $P(n, i)$ は二項分布に従い，次の式 (11.1) で示される。

$$P(n,i)=\binom{n}{i}(P_a)^{n-i}(1-P_a)^i \qquad (11.1)$$

最終的にサンプル n 個の中で不良品数 $i=0, 1, \cdots, c$ までこのロットは合格とするので，その合格する確率 P は次の式 (11.2) で示される。この式を用いて OC 曲線を作成できる。

$$P=\sum_{i=0}^{c}\binom{n}{i}(P_a)^{n-i}(1-P_a)^i \qquad (11.2)$$

上述したように一般的なサンプリングプランでは，原則として生産者のリスクと消費者のリスクを与えるロットの不良率，つまり P_{95} と P_{10} の値を決め，それらの値からサンプリングプラン，つまりサンプルサイズ n と許容数 c を決める。一方，微生物学的サンプリングプランでは消費者のリスクからのみプランを作成し，その値も 10% ではなく，5% を使っている。すなわち，微生物学的サンプリングプランは条件が消費者のリスク P_5 の 1 つだけであるため，

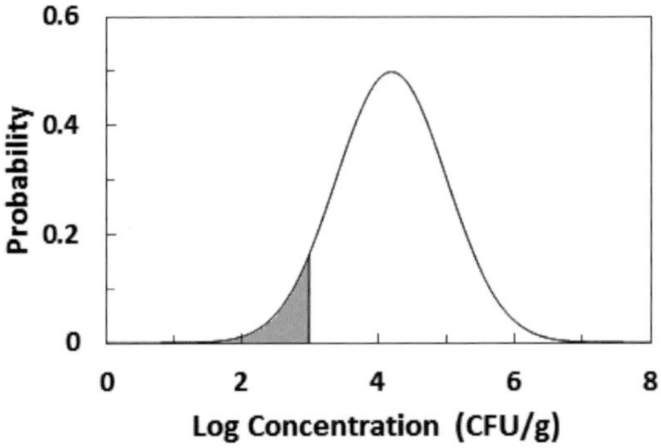

図 11.1　消費者（輸入者）のリスク　Ex11.1 lognorm

灰色の部分が消費者のリスクに相当する

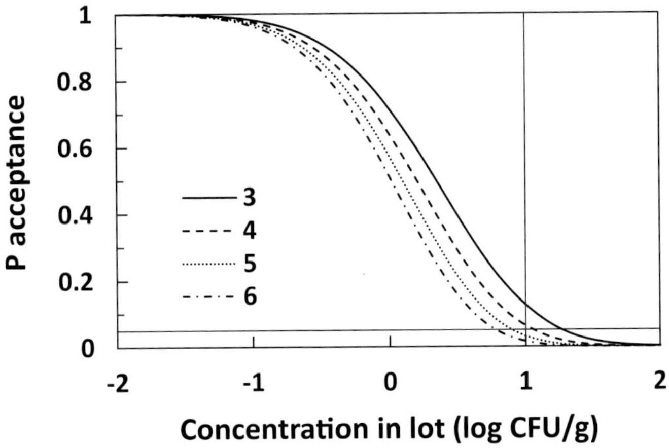

図 11.2　計数サンプリングプラン（定量検査）における OC 曲線　Ex11.2 OC log
垂直な直線は基準値 m を示す。数字はサンプルサイズを示す

数学的に n と c の両方を求めることはできないが，$c=0$ と仮定すれば，n の値を求めることができる。実際，ICMSF では通常，病原微生物に対しては $c=0$ と設定している。

各種サンプルサイズで OC 曲線を作成し，それから条件に合う最適なサンプリングプランを考えてみる。例えば，対象微生物の基準値が $m=1$ log(CFU/g) で $c=0$ の場合，$n=3, 4, 5, 6$ での OC 曲線を**図 11.2** に示す。ここで汚染濃度の標準偏差は 0.8 log(CFU/g) とする。基準値 1 log(CFU/g) で合格する確率は図のように各曲線と基準値での垂直な直線との交点で表され，$n=3, 4, 5, 6$ のとき，それぞれ 0.125, 0.0625, 0.003125, 0.00156 である。したがって，確率が消費者のリスク 0.05 より低く，かつ最も近い n の値は 5 となり，これが求めるサンプルサイズとなる。

2.2　定性検査における 2 階級計数サンプリングプラン

定性検査によるサンプリングプランはあるロットから取り出したサンプル中，いくつ陽性数があるかで判定する方法である。定性検査においては決められた量（分析単位，analytical unit）のサンプルについて検査を行い，最終的に対象微生物の有無を判定する。そのため，サンプルの分析単位の大きさ（重量または体積）は大きなポイントである。例えばあるロットのサルモネラの陽性/陰性を 10 g のサンプルで調べるのか，25 g のサンプルで調べるのかで検査結果は異なる可能性がある。定性検査では主に病原微生物を対象とするため，食品中の汚染濃度は元来高くないと考えられる。したがって，ロットでの汚染濃度が低い場合，10 g よりも 25 g の分析単位で調べた方が陽性となる確率は高くなると考えられる。

定性検査による 2 階級計数サンプリングプランにおいても，ロット中の微生物はどのように分布しているかは重要なポイントになる。すなわち，ある食品において対象微生物が空間的にどのように分布しているかで使用する確率分布も替わる。対象微生物の濃度がその食品の部位によって大きく異なり，平均よりも分散の方が大きい場合は過分散と考えられ，負の二項分布を使うことができる。平均と分散がほぼ等しい場合はポアソン分布を適用できる。もし平均よりも分散の方が小さい場合は二項分布が使える。一方，対数正規分布はその平均と分散の間に関係がないため，いろいろな場合に使うことができる。ただし，微生物濃度 0 CFU/g は数学的に対数で表せないので，対数正規分布では濃度 0 CFU/g を扱うことができない。ICMSF では，ポアソン−対数正規分布（Poisson-lognormal distribution）という複雑な確率分布を仮定している。その他に対象微生物の平均濃度と分散の値から，対数正規分布あるいはポアソン分布を仮定することもできるので，ここでは最初にこの２つの分布を仮定したプランを解説する。

①　ポアソン分布に基づいた２階級計数サンプリングプラン

ロットの対象微生物濃度が低い場合，ポアソン分布に基づいた２階級計数サンプリングプランを作成することができる。ポアソン分布は濃度 0 CFU/g も考えることができる。また，その分散 σ^2 は平均 μ と等しいので，平均だけをパラメーターとして分布を捉えることができる。サンプルの平均微生物濃度を μ cell/g，検査に用いる大きさを a g のとき，ポアソン分布に基づけばこのサンプルに x cell の微生物が存在する確率 $P(x)$ は次の式 11.3 で表される。

$$P(x)=\frac{(a\mu)^x}{x!}e^{-a\mu} \qquad (11.3)$$

平均濃度 μ のサンプルについて対象微生物が存在しない（結果が陰性）確率は，この式に $x=0$ を代入して $P(0)=e^{-\mu}$ となる。そこで，サンプル中にその微生物が１個以上存在する，つまり検査で陽性となる確率は $1-e^{-\mu}$ である。

ロット中の各サンプルが合格する確率が P_a のとき，不合格となる確率は $1-P_a$ となる。したがって，サンプル n 個の中で不良品が i 個現れる確率 $P(n, i)$ は二項分布に従い，式（11.1）で示される。最終的にサンプル n 個の中で不良（ここでは陽性）数 $i=0, 1, \cdots, c$ までこのロットは合格とするので，合格する確率 P は式（11.2）で示される。こうして OC 曲線を作成する。

例えば，$a=25$ g および $c=0$ の場合，各種サンプルサイズ（$n=10, 11, 12, 13$）での OC 曲線を**図 11.3**A，B に示す。グラフ横軸の微生物濃度を A ではそのままの値で，B では対数変換した値で表している。横軸を変えると曲線の形状が大きく変化することがわかる。

ここで基準値が 1 cell/100 g とすると，$n=10, 11, 12, 13$ での合格する確率はそれぞれ 0.0821, 0.0639, 0.0498, 0.0388 である。消費者のリスク 5%，すなわち P_5 とすると，$c=0$ のとき 0.05 以下で最も近いのは $n=12$ の場合であるから，取るべきこのサンプルサイズは $n=12$ となる。

②　対数正規分布に基づいた２階級計数サンプリングプラン

ロットの対象微生物濃度が対数正規分布 $N(\mu, \sigma^2)$ に従うと仮定すると，濃度が x（log/g）のときの確率は次の式（11.4）で表される。

$$f(x)=\frac{1}{\sqrt{2\pi\sigma}}e^{\frac{(x-\mu)^2}{2\sigma^2}} \qquad (11.4)$$

定性検査に用いるサンプル量を a g とすると，あるサンプルに１個の微生物が存在する濃度は $1/a$ であり，その対数値は $\log(1/a)$ である。サンプル 25 g 中に対象微生物が１個存在して

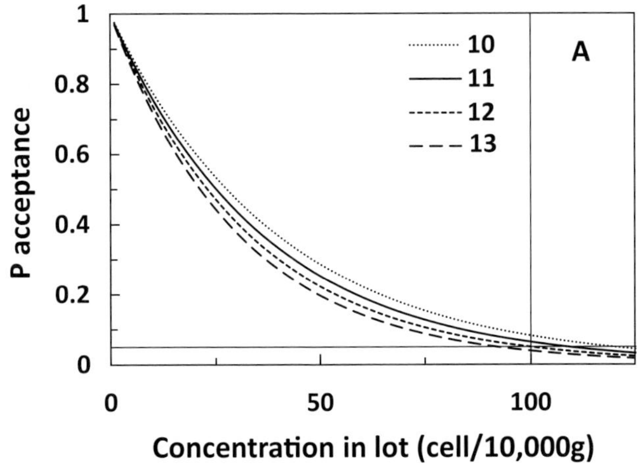

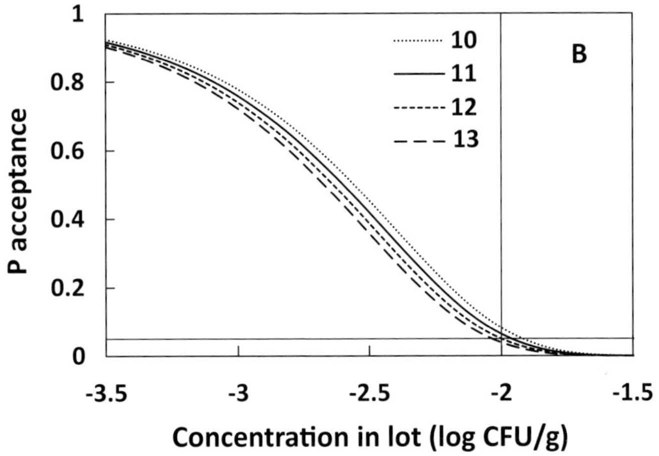

図 11.3　ポアソン分布を仮定した場合の OC 曲線　Ex11.3 OCpois

いたとすると，その濃度は 1/25 = 0.04（CFU/g）となり，これを対数で表すと − 1.40 log と表される。この濃度が検査結果が陽性/陰性の境界値となる。ロットの平均濃度が r（log CFU/g）のとき，そのサンプルに微生物が存在しない陰性の確率（すなわち合格となる確率 P_a）は，対数正規分布の確率密度関数（式（11.4））を濃度 − ∞ から log（1/a）まで積分した値となる。一方，微生物が陽性となる確率は 1 から陰性となる確率を引いた値で，これが不合格する確率となる。

ロット中の各サンプルが合格する確率が P_a のとき，不合格となる確率は $1-P_a$ となる。したがって，サンプル n 個の中で不良品が i 個現れる確率 $P(n, i)$ は二項分布に従い，式（11.1）で示される。最終的にサンプル n 個の中で不良（ここでは陽性）数 $i=0, 1, \cdots, c$ までこのロットは合格とするので，合格する確率 P は式（11.2）で示される。こうして OC 曲線を作成する。

例えば $a=25$ g および $c=0$ の場合，微生物濃度の標準偏差を 0.8 log とすると，ロットの平均濃度に対して OC 曲線を描くことができる。各種サンプルサイズ（$n=10, 11, 12, 13$）での OC

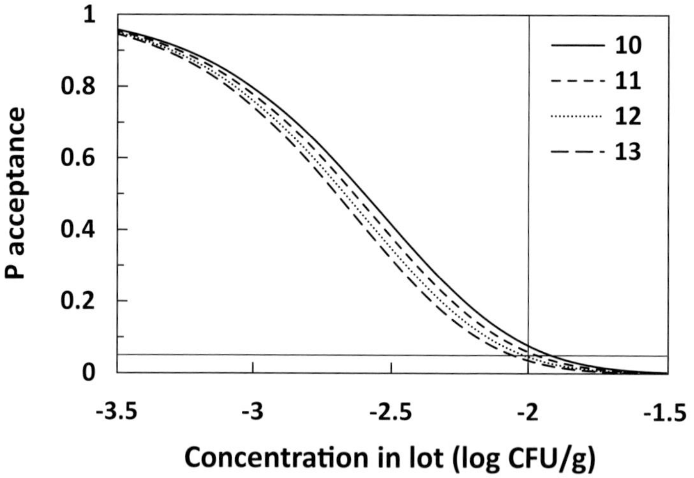

図 11.4　対数正規分布に基づく 2 階級計数サンプリングプラン（定性検査）の OC 曲線　Ex11.4 Lognorm

曲線を図 11.4 に示す。もし P_5 が濃度 -2 log/g であるとすると，0.05 以下で最も近いのは $n=12$ の場合である。この結果は図 11.3 に示したポアソン分布を仮定した場合と一致する。

③　ポアソン–対数正規分布に基づいた 2 階級計数サンプリングプラン[2)]

ポアソン–対数正規分布を仮定した場合，そのサンプルが陽性となる確率 $P(+)$ は，前述したポアソン分布による陽性となる確率と対数正規分布による確率の積を濃度全体にわたって積分した値となり，式(11.5)のように表される。

$$P(+)=\int_{-\infty}^{+\infty} P_{\mathrm{normal}}(\log C,\mu,\sigma)(1-P_{\mathrm{Poisson}}(0,aC))\,d\log C \tag{11.5}$$

ここで，P_{normal} は対数正規分布の確率密度関数，μ は濃度の平均(log)，σ はその標準偏差(log)である。一方，定性検査で陰性となる確率 $p(-)$ は $p(+)$ の値から $p(-)=1-p(+)$ で表される。

サンプルサイズ n 個の中で陽性が i 個現れる確率 $P(n,i)$ は式(11.1)に示すような二項分布に従う。サンプルサイズ n で許容数を c とすると，その合格する確率 P は式(11.2)で示される。ここで不良品を微生物学検査で陽性として考えると，最終的にポアソン–対数正規分布においても式(11.2)を使って OC 曲線を作成できる。例として対数正規分布と同じ条件 $a=25$(g)，$c=0$，$\sigma=0.8$ log/g を考える。この条件でサンプルサイズ $n=6, 7, 8, 9$ について図 11.5 のような OC 曲線が描かれる。濃度 -2 log/g での合格する確率はそれぞれ 0.078, 0.051, 0.033, 0.022 となり，消費者のリスク P_5 を -2 log/g とすると，最適な値は $n=8$ となる。この条件では上記の 2 つの確率分布を用いた場合よりも少ない値となった。

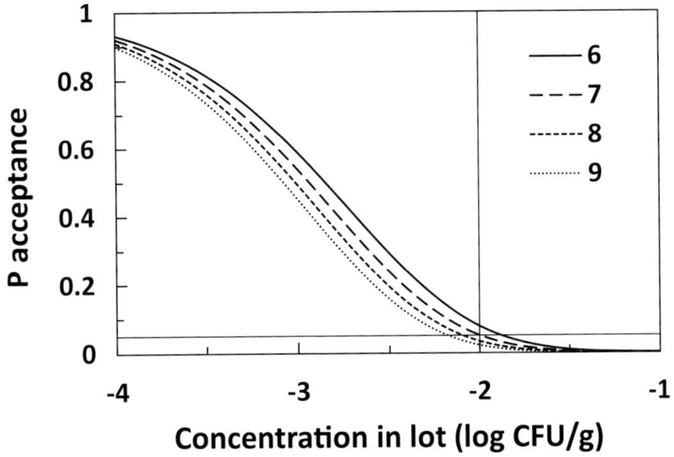

図 11.5　ポアソン–対数正規分布に基づく 2 階級計数サンプリングプラン（定性検査）の OC 曲線

点線は基準値 m で垂直な直線を示す。数字はサンプルサイズを示す

3　3 階級計数サンプリングプラン

3 階級計数サンプリングプランでは 2 階級計数サンプリングプランの基準濃度 m の他にさらに新しい基準濃度 M を設定する。ただし，$m<M$ である。つまり，検査方法は定量検査が対象となり，定量検査による 2 階級計数サンプリングプランと同じ考え方でサンプリングプランを考える。3 階級計数サンプリングプランで対象となる微生物は原則として非病原微生物となる。

3 階級計数サンプリングプランの例としてロットの対象微生物濃度が対数正規分布 logNorm(4.6, 1) に従うと仮定し，基準値を $m=5$ log CFU/g および $M=6$ log CFU/g と設定する（図 11.6）。3 階級計数サンプリングプランでは微生物濃度が m を超える確率は 2 つの基準値 m と M の間に入る確率（図の灰色部分）と M を超える確率（図の黒色部分）の 2 つに分け

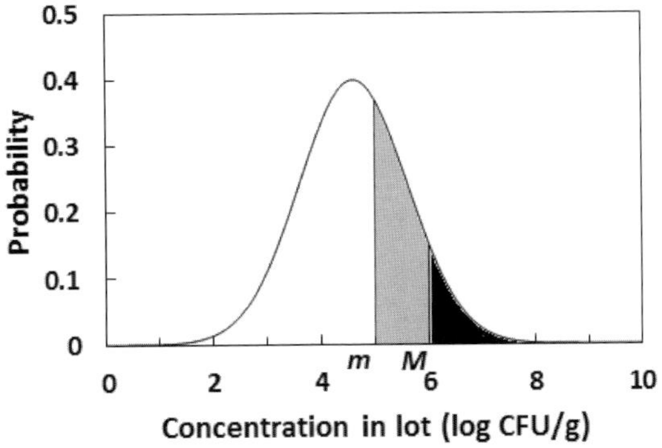

図 11.6　3 階級計数サンプリングプランの考え方

2 本の直線は基準値 m および M で垂直な直線を示す

られる。

3階級計数サンプリングプランでは定量検査によって基準値 m を超えたサンプル数が許容数 c 以下であっても，1つでも基準値 M を超えたサンプルがあれば，そのロットは不合格となる。ただし，定量検査による2階級計数サンプリングプランで $c=0$ の場合は，サンプルの中で1つでも基準値 m を超えるとそのロットは不適格と判断されるので，新しい基準値 M を設定して3階級計数プランを設定する必要はなくなる。

実際に3階級計数サンプリングプランでのOC曲線を作ってみよう。2階級計数サンプリングプランの場合と同様，最初に各微生物濃度が $-\infty$ から基準値 m までの確率密度の積分 P_a を求める(式(11.6))。ここで，f は対数正規分布関数を示す。図11.6では確率密度曲線の白抜きの部分に相当する。

$$P_a=\int_{-\infty}^{m} f(\mu,\sigma^2)d\mu \tag{11.6}$$

次に，$-\infty$ から基準値 M までの確率密度の積分 P_M を求める(式(11.7))。図11.6では確率密度曲線の白色と灰色の部分の和に相当する。

$$P_M=\int_{-\infty}^{M} f(\mu,\sigma^2)d\mu \tag{11.7}$$

したがって，基準値 m から M までの確率密度の積分 P_m は次の式(11.8)で表される。図11.6では確率密度曲線の灰色部分に相当する。

$$P_m=P_M-P_a \tag{11.8}$$

また，濃度が基準値 M から $+\infty$ の区間に相当する確率 P_d は図11.6の黒色の部分に相当するが，次の式(11.9)で表される。

$$P_d=\int_{M}^{+\infty} f(\mu,\sigma^2)d\mu \tag{11.9}$$

3階級計数プランでは図11.6に示すように3つの領域に分けて考えるので，多項分布，ここでは三項分布を使ってOC曲線を作成する。三項分布において，ある試行を行って起きる事象A, B, Cの起きる確率をそれぞれ p_A, p_B, p_C とする。ここで $p_A+p_B+p_C=1$ である。このとき，例えば試行を6回行ってA, B, Cがそれぞれ3回，2回，1回起きる確率 P は次の式(11.10)で表せる。

$$P=\frac{6!}{3!2!1!}{p_A}^3{p_B}^2{p_C}^1 \tag{11.10}$$

式(11.10)の階乗の部分を $multi$(A, B, C)と表わし，3階級計数プランでサンプルサイズを n，不適許容数を c とする。図11.6の黒色の部分，すなわち M を超えるとこのサンプルは必ず不適となるので，ある微生物濃度で合格する確率 P は，次の式(11.11)で表すことができる。この式は濃度が m 未満となる事象(白色部分，確率 P_a)が $n-c$ 回，m から M までとなる事象(灰色部分，確率 P_m)の回数が c 回，M 以上となる事象(黒色部分)が0回起きる確率を表している。

$$P=multi(n-c,c,0)\times {P_a}^{n-c}{P_m}^{c} \tag{11.11}$$

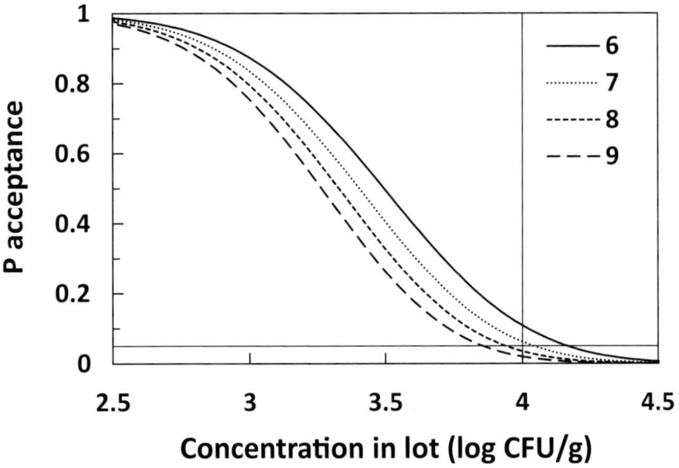

図 11.7　3 階級計数サンプリングプラン（定量検査）における OC 曲線　Ex11.5 three-class

点線は基準値 m で垂直な直線を示す。数字はサンプルサイズを示す

3 階級計数プランの OC 曲線をこの三項分布を使って描く。例として $m=4$ log，$M=6$ log および $c=1$ で，ロットの微生物濃度が $\sigma=0.8$ log の対数正規分布で表されると仮定すると，サンプルサイズ n が 6 から 9 までの OC 曲線は**図 11.7** のように描ける。

これまで解説してきた OC 曲線と同様に，n が大きくなるほど低い合格率を示す曲線となる。基準値 $m=4$ log で合格する確率は図の 4 log での直線との交点となり，$n=6, 7, 8, 9$ での曲線に対してそれぞれ 0.11, 0.062, 0.035, 0.019 となる。したがって，消費者のリスクを 0.05 とすると，$n=8$ が求めるサンプルサイズとなる。したがって，このサンプリングプランは $n=8$, $c=1$ となる。

4　微生物学的サンプリングプランのためのソフトウェア

国際食品微生物規格委員会 ICMSF では一般ユーザー向けに微生物学的サンプリングプランのためのソフトウェア Microbiological sampling plans : a tool to explore ICMSF recommendations をインターネット上で無償提供している。このソフトウェア（sampleplans 2.08）を使って，各種条件下でのプランを作成できる。ここでは特に重要なサンプルサイズの推定方法について解説する。

2 階級計数サンプリングプランの定量検査においては，2 class counts というシートを使用する（**図 11.8**）。画面中央（下段）でロットの対象微生物の平均濃度（log 単位），その標準偏差（log 単位），基準値 m の濃度（log 単位），許容数，消費者のリスク（%）を入力し，下方のボタン（Find n …）を押すと，検査に必要なサンプルサイズ n を推定する。例えば上記の計数サンプリングプラン（図 11.2）で説明した条件，すなわちロットの微生物濃度を（m と同じ）1 log，標準偏差が 0.8 log，$m=1$ log，消費者のリスクを 5%，許容数 c を 0 とすると，$n=5$ と出力される（図 11.8）。この値は上記で説明した値と一致する（図 11.2）。

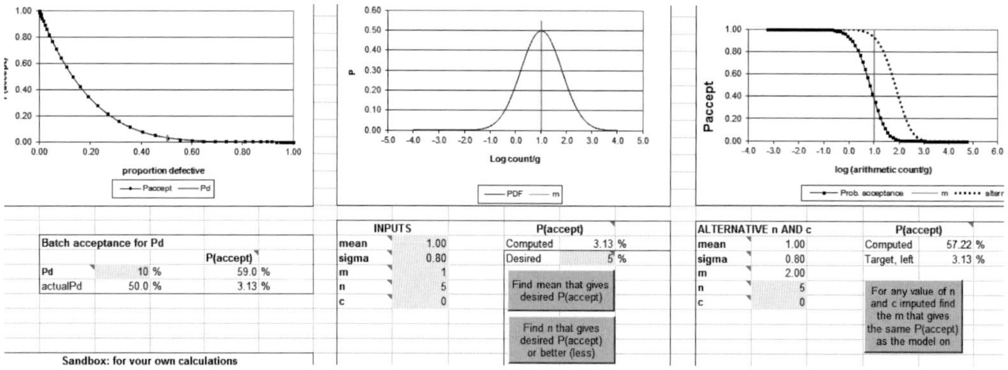

図 11.8　2 階級計数サンプリングプランのためのソフトウェア：定量検査

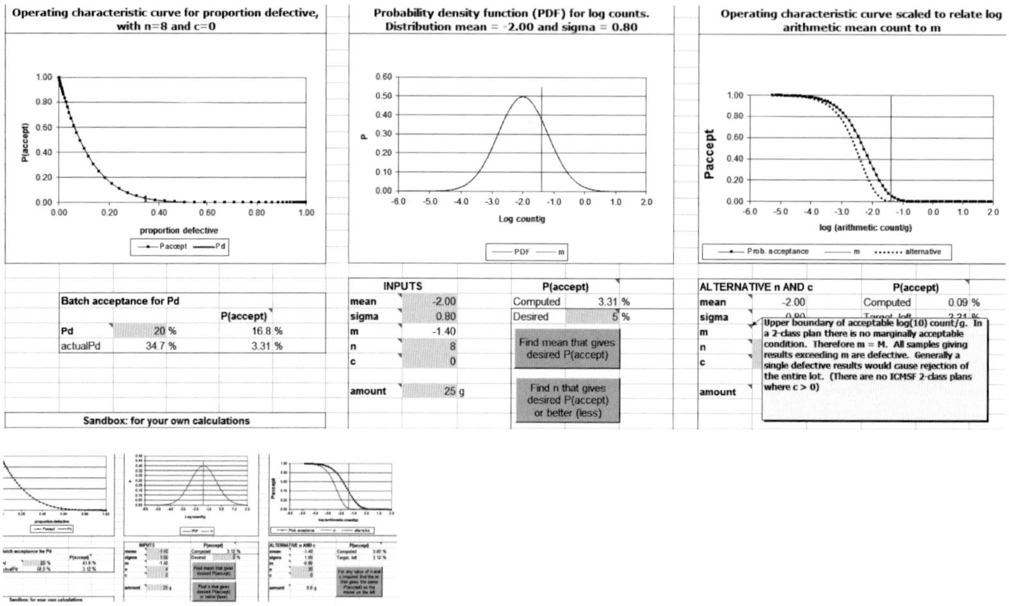

図 11.9　2 階級計数サンプリングプランのためのソフトウェア：定性検査

2 階級計数サンプリングプランの定性検査においては，プログラム中の 2 class enrichment というシートを使用する(**図 11.9**)。画面中央(下段)でロットの対象微生物濃度(log 単位)，正規分布での標準偏差(log 単位)，使用するサンプルの量，すなわち分析単位(g)，許容数，消費者のリスク(%)を入力し，ボタンを押すと，検査に必要なサンプルサイズ n を推定する。上述したポアソン–対数正規分布に基づく 2 階級計数サンプリングプラン(図 11.5)の条件を例として入力する。平均濃度が－2 log，標準偏差が 0.8 log，サンプルが 25 g，消費者のリスクを 5%，許容数を 0 とする。下方のボタン(Find n …)を押すと，$n=8$ と出力される。この結果は上述した結果と一致する(図 11.5)。

3 階級計数サンプリングプランの定量検査は 3 class counts のシートを使用する(**図 11.10**)。この検査もサンプル中の微生物濃度で判定する。画面中央でロットの対象微生物濃度(log 単

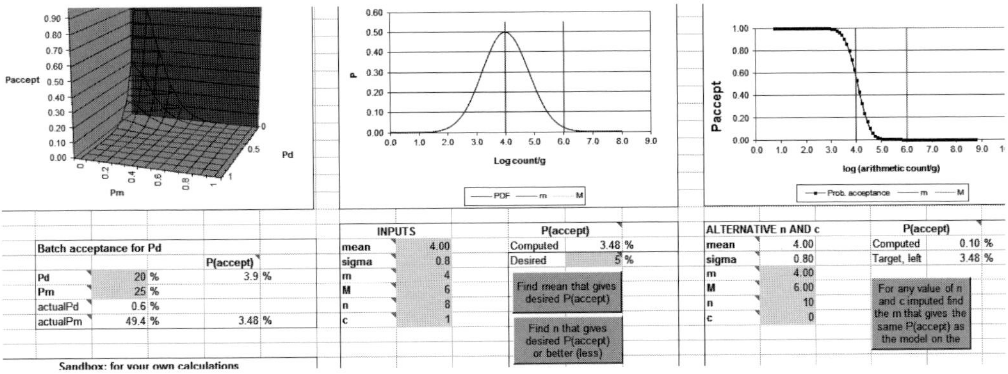

図 11.10　3 階級計数サンプリングプランのためのソフトウェア：定量検査

位)，その標準偏差(log 単位)，基準値 M および m の濃度(log 単位)，許容数，消費者のリスク(%)を入力し，ボタンを押すと，検査に必要な最小サンプルサイズ n を推定する。例えば，前述した 3 階級計数サンプリングプラン(定量検査)の条件(図 11.7)から平均濃度を(m と同じ)4 log，標準偏差を 0.8 log，$M=6$ log，$m=4$ log，消費者のリスクを 5%，許容数 $c=1$ を入力する。下方のボタン(Find n …)を押すと，$n=8$ と出力される(図の中央部下段)。この数値は上記で解説した値と一致する(図 11.7)。

参考文献

1) CODEX ALIMENTARIUS COMMISSION. CAC/GL 50-2004. GENERAL GUIDELINES ON SAMPLING.
2) M. van Schothorst, M. H. Zwietering, T. Ross, R. L. Buchanan, M. B. Cole, and International Commission on Microbiological Specifications for Foods (ICMSF). 2009. Relating microbiological criteria to food safety objectives and performance objectives. Food Cont., 20, 967-979.
3) J. D. Legan, M. H. Vandeven, S. Dahms, and M. B. Cole. 2001. Determining the concentration of microorganisms controlled by attributes sampling plans. Food Cont., 12, 137-147.

第3編

食品安全のための
リスク評価

第12章

リスク評価

1　リスクとは何か

リスク(Risk)はある行動をとったときに起こりうる有害な，不利益な結果について設定されると考えられる。これは例えばある企業の株を買うかどうかを考えるとわかる。食品に関しては，ある食品を喫食するという行為に対して健康被害が生じるというリスクが設定される。また，リスクは存在する危害要因(Hazard)が有害な結果を起こす確率とその結果の程度からなると定義されている。ここで注意すべき点は，危害要因とそれによって起きる有害な結果を明確にすることである。すなわち，その食品に存在する可能性のあるサルモネラによる食中毒になるリスクか，有機水銀による中毒になるリスクかなどを明確にする必要がある。

一方，すべての食品は健康被害を及ぼし得る，すなわちリスクをもつと考えられる。例えば食塩はヒトの生命活動にとって不可欠な物質であるが，一方，食塩を摂取しすぎると高血圧，脳卒中などのリスクが高まることは多くのヒトが認識している。したがって，リスクのない食品はないと考えてよいであろう。

対象とするリスクに対して分析し，得られた結果から被害が最小限となるように対策を講じる。場合によってある食品について危害要因が複数存在し，それに対応してリスクも複数存在することも考えられる。その場合，各リスクは個別に評価し，最重要なリスクに対して最初に対策をとる必要がある[1)]。

2　リスク分析

リスクに対して安全性を確保するため，リスク分析(Risk analysis)という手法が国際的に確立されている[2)3)]。リスク分析はリスク管理(Risk Management)，リスク評価(Risk Assessment)，リスク伝達(Risk Communication)の3つの要素から成り立っている。リスク管理は安全性を確保するための施策を決定し，実行する過程で，リスク評価はリスク分析の中心的要素で，対象とするリスクに関して科学的根拠に基づいて評価を行う。リスク伝達はリスク管理者，リスク評価者のみならず学会，関連業界，消費者などすべての関係者の間で情報を伝達することを意味する。

3　リスク評価

リスク分析の中のリスク評価は，次の4つの要素から成る。

① 危害要因特定(Hazard Identification)：物理的，化学的および生物学的危害要因を特定すること。

② 危害要因判定(Hazard Characterization)：特定した危害要因の特徴を明確にすること。ここで，用量(摂取量)−反応(疾病率)モデルによる解析が行われる。

③ 暴露評価(Exposure Assessment)：特定した危害要因を摂取した(暴露された)量を評価し，最終的な摂取量を推定する。

④ リスク判定(Risk Characterization)：危害要因の示す健康へのリスクを定量的あるい

は定性的に明確にすること。すなわち，摂取された有害物質量と用量-反応モデルから最終的なリスクを推定する。

暴露評価は食品については対象となる危害要因，すなわち有害物質(化学物質，病原微生物，放射性物質など)を摂取する量を推定する操作を指す。なお，食品中の病原微生物は食品の製造から喫食に至る各過程で菌数が増減する可能性があるため，その菌数挙動を推定するため各種の予測微生物学モデルが使われる。

リスク評価の危害要因判定では用量-反応関係を使って判断する。有害物質が最終的に食品とともに体内に摂取された場合，発症する確率は有害物質の摂取量が多くなるにつれて高くなると一般に考えられる。この関係を用量-反応関係という。この関係を表すため，各種の統計モデルが使われている。

また，リスク評価は定性的リスク評価と定量的リスク評価に分けられる。定性的リスク評価は，例えば確率-インパクトスコア(probability-impact scores)を使って評価する。すなわち，ある危害要因のリスクについて起こりうる確率をほとんど起こりえない，まれに起きる，ときどき起きる，よく起きるなどのカテゴリーに分ける。リスクの重篤度すなわちインパクトも，無視できるほど小さい，軽微，中程度，重大などのように分ける。危害要因がそれぞれ確率とインパクトのどのカテゴリーに該当するかでそのスコアを付け，その総合スコアで評価する。この方法はおおよそのリスク評価をする場合には有効と考えられるが，欠点としてスコアが主観的に判定される可能性がある。一方，定量的リスク評価は得られたデータを統計学モデルおよび数学モデルを使って解析し，最終的にリスクを健康被害が起こる確率として評価する。そのため，より詳細で客観的な評価ができると考えられている。

この定量的リスク評価はさらに決定論的リスク評価と確率論的リスク評価に分けることもできる。しかし，実際には両者を完全に分けず，両方の手法を組合せて評価をすることができる。例えば調理したオムレツ中のサルモネラを危害要因として下痢症になるリスクを考えると，原材料である鶏卵中の本菌の汚染状態を確率分布として表すことができる。次に，調理から喫食に至る各過程での本菌の増殖，死滅は温度，時間などの環境条件から予測微生物モデルを使って決定論的に決めることができる(予測微生物学については，拙著『Excel で学ぶ食品微生物学』(オーム社)などをご覧ください)。次に，本菌による発症率はオムレツ中の推定生残菌数から確率モデルを使って行う。

本章では食品中の有害物質に対するリスクの定量的考え方について解説する。その際，対象とする有害物質によって健康被害の重篤度は，例えばサルモネラによる腸管系下痢症のように(摂取した菌数によって症状の程度は異なるが)推察できることが多いと考えられる。そこで，リスクとは健康被害が起こる「確率」であると考えた方が理解しやすいので，以後リスクは確率として捉えて説明する。

4　リスクの推定

4.1　点推定

リスクを健康被害の起きる確率としたとき，それはどのように推定すればよいのであろうか。ある食品を摂取した結果，その中に有害物質（病原微生物または有害化学物質）が存在していたため，健康被害を受けた（発症した）とする。そのときの有害物質のヒトへの暴露量（摂取量）を x とする。暴露量の単位は食中毒起因菌の場合，摂取した菌数（Colony Forming Unit ; CFU）である。有害化学物質の場合，正確には暴露による体内（例えば血液中）の濃度であるが，ここでは単純化して摂取した量（重量）とする。

有害物質の摂取量 x に対応して健康被害の起きる確率を $g(x)$ とする。関数 $g(x)$ は用量−反応モデル（Dose-response model）と呼ばれる。$x=0$ であれば当然，発症する確率は 0 あるいはほぼ 0 であるが，x が増加するにつれて単調に増加し，ある程度以上の値になると $g(x)=1$ に限りなく近づく。模式的に摂取量 x と $g(x)$ の関係をグラフで表すと，一般に**図 12.1** のような S 字曲線で表せる。例えば，この図で食中毒細菌の摂取量が平均 1.8 log CFU つまり 63 CFU であった場合，用量−反応曲線から発症確率は 0.58 と求められる。この値が点推定したリスクの値である。

4.2　暴露量分布を用いた推定

図 12.1 のように点推定されたこの値をリスクと考えても間違いではないが，暴露量の分布（変動性）を考えることによってさらに的確にリスクを推定することができる。すなわち，ある食中毒起因菌あるいはハザードの暴露量の分布を $f(x)$，暴露量に対応する健康被害の起きる確率を用量反応関数 $g(x)$ とすると，リスク R は次の式（12.1）で定義できる[4]。

$$R=\int f(x)g(x)dx \qquad (12.1)$$

ただし，ハザードの暴露量はその絶対量そのものではなく，図 12.1 で示した対数値（単位：log CFU または log μg）が正規分布する，つまり対数正規分布 lognormal と考えることが実際

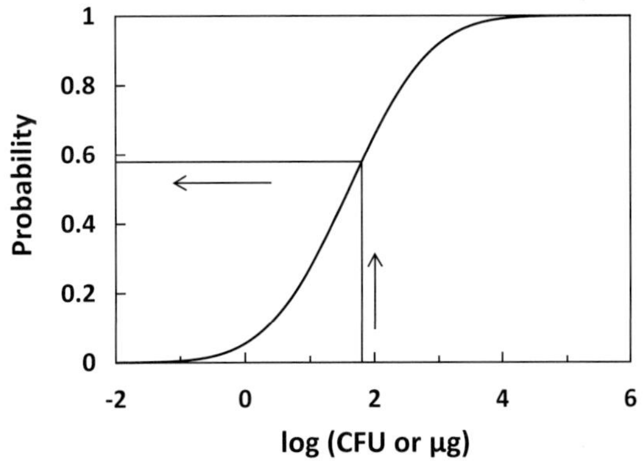

図 12.1　リスクの点推定
矢印は摂取量 1.8 log での発症確率を示す

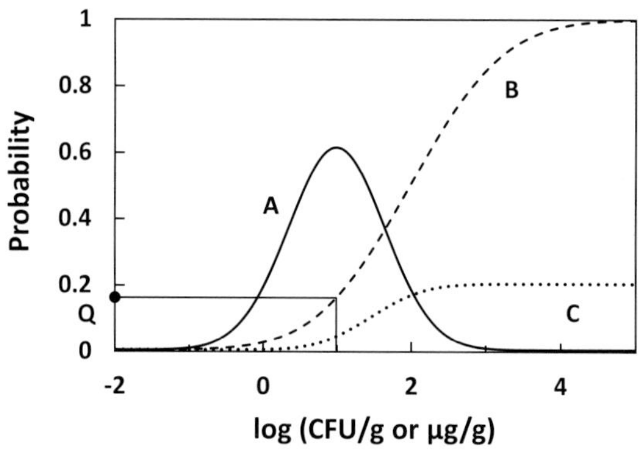

図 12.2 リスクの概念 Ex12.1 Risk

曲線Aはハザードの暴露量分布(対数値)，曲線Bは用量−反応曲線，曲線Cは定義に従って計算したリスクを示す。点Qは暴露量分布の平均1 logから推定したリスクの値を示す

には多くある。このような場合は，有害物質の量を対数変換して用量−反応モデルを定義する。

式12.1に従ってリスクを計算すると，例えば**図12.2**のように示すことができる。ここでハザードの暴露量の分布$f(x)$は対数正規分布$N(1, 0.6^2)$に従うとする(ただし，log単位)。実際の数値計算は用量の非常に小さい幅Δxについて関数$f(x)$と$g(x)$の積を計算し，それを積算して行う。リスクは上式(12.1)のように暴露量と用量反応モデルの積の総和と捉えられるため，グラフ上で両曲線の重なった部分にリスクが生じる。図12.2の例えば3 log(CFU/gまたはμg/g)のような高濃度の曝露量では用量−反応曲線では高い値を示すものの，その存在確率$f(x)$が非常に小さいため，リスク自体はあまり増加していないことがわかる。

図12.2では容量−反応曲線に比べて低濃度領域に暴露量分布があり，リスク(発症率)の値は曲線Cに示されるように最終的に0.20となる。一方，曝露量の平均から求めた点推定のリスクは，実際よりも低い値となる。つまり，曝露量は平均以外にも分布しているので，そのリスクも考慮すると，平均から求めた値よりも高い値となる。図12.2のQで示すように曝露量の平均1 log(CFU/g or μg/g)から点推定したリスクは0.16である。一方，曝露量の分布曲線から求めたリスクは0.20であるから，点推定値はその80％(＝0.16/0.20)となり，過小評価した値になる。

リスクの大きさは暴露量分布と容量−反応曲線の相対的な関係で決まる。容量−反応曲線に比べて，有害物質の暴露量分布の平均が低い濃度にある場合，**図12.3A**に示すようにリスクは非常に低い値に達した後，それ以上にはならない。この例ではリスクは2.7×10^{-7}と計算される。一方，容量−反応曲線に比べて，有害物質の暴露量分布の平均が高い濃度にある場合，図12.3Bに示すようにリスクは急速に増加し，この例ではほぼ1に達している。

現在，日本人のメチル水銀摂取はほぼ魚介類の喫食によると考えられている。中西らのデータを用いて日本人全体を対象集団とし，メチル水銀による水俣病に対するリスクを計算する[3)]。すなわち，日本人の体内濃度分布を赤血球中の濃度で平均が0.01126 mg/kg，標準偏差が1.7 mg/kgの対数正規分布に従うとする。また，用量−反応関係として平均2.916 mg/kg，標

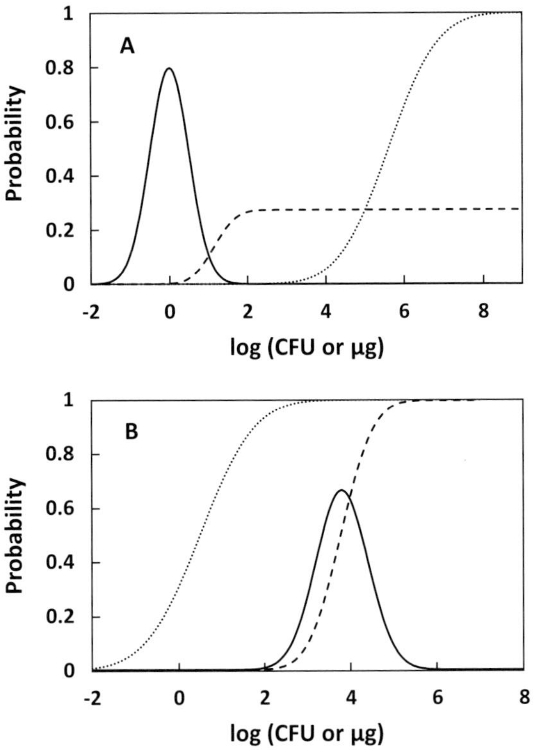

図12.3　リスクの生成

実線はハザードの暴露量分布（対数値），点線は用量-反応曲線，破線は生成したリスクを示す。なお，Aにおいてリスクは10^6倍した値を示している

準偏差が2.7 mg/kgの対数正規分布の累積関数を用いる。この2つの関数を上述した式(12.1)に入れ，数値計算をすると発生するリスクは最終的に4.0×10^{-7}と計算される。一方，中西らは計算方法が異なるが，4.3×10^{-7}と算出している[4)]。両者の値は非常に近く，いずれにしてもこのリスクは無視できるほどの非常に小さい値である。しかし，感受性の高い胎児のようなハイリスク集団に対しては当然，用量-反応曲線は低濃度側に移動すると考えられ，高いリスクが推測され，注意が必要となる。

食品中の有害物質が化学物質であるか病原微生物であるかによってリスク評価の考え方に違いがあるので，これ以降，化学物質と病原微生物に分けて説明する。

5　化学物質におけるリスク評価

食品中に含まれて健康に悪影響を及ぼす可能性のある物質には，①食品添加物，農薬，動物用医薬品のようにある目的があって人為的に食品あるいはその原料に使用する化学物質と②ダイオキシン，有機水銀，カドミウムのように環境汚染により食品原材料を汚染している物質とに大別できる。一方，ヒトの健康に対する影響からこれらの物質の中には一般毒性をもつ物質と発がん物質に分けられる。発がん物質はさらに遺伝毒性発がん物質と非遺伝性発がん物質に分けられる。なお，遺伝毒性とは染色体，核酸に直接作用し，障害を与えるもので，影響が次世代にまで現われるという意味ではない。

有害物質は主に動物実験を使って得られたデータを基にその毒性を評価する。動物への投与量(用量)が非常に少量の場合はその毒性発現が非常に弱くて測定できないか，できても投与量 0 の対照と統計的な有意差が得られなくなる。一般毒性物質と非遺伝性発がん物質は非常に低量領域では作用を表さず，ある量(閾値)を超えてから作用を表すと考えられている。作用を表さない最大量をその無毒性量(No Observed Adverse Effect Level ; NOAEL)という。一方，遺伝毒性発がん物質は，いろいろ議論はあったが，無毒性量は存在しないと一応考えられている。すなわち，ごく低用量領域でもその量に比例(線形関係)して発がん作用はあると考えられている。この考え方は放射線，放射性物質のヒトに与える健康被害と同じである。

5.1　無毒性量を用いた評価

動物実験で対象有害物質の投与量と毒性の発現が**図 12.4** に示すような用量反応関係が認められたとする。つまり，低用量域では毒性の発現率はほぼ 0 であるが，ある値以上から投与量 0 の対照群と比べて統計的に有意な反応が認められたとする。この図では 3 mg/kg/day 以上の投与量で有意な差が認められる。この物質は毒性の発現に閾値があると考えると，2 mg/kg/day が毒性の現れない最大量となり，この値が NOAEL である。なお，この図で 3 mg/kg/day は毒性の発現が認められた最小量となるので，この量を最小毒性量(Lowest observed adverse effect level ; LOAEL)という。

上記の人為的に加えられた化学物質について，この無毒性量を不確実性係数(Uncertainty Factor ; UF)(安全係数ともいう)で割った値を 1 日許容摂取量(Acceptable Daily Intake ; ADI)と呼ぶ。UF の値は対象物質によって大きく異なるが，各要因のもつ不確実性の積に等しくなる。すなわち，ヒトと実験動物の種差間で 10，ヒトの集団で感受性の差が 10 と考え，両者の積である 100 が一般に使われる。したがって，図 12.4 の例で ADI は 2/100＝0.02 mg/kg/day となる。ADI はヒトがその物質を毎日 1 生涯摂取し続けても健康被害を及ぼさない摂

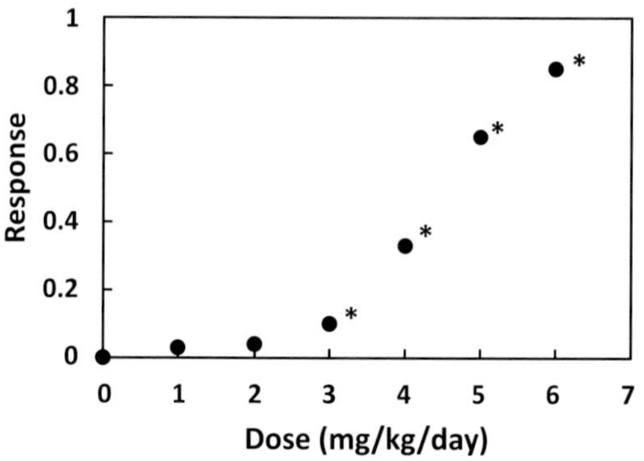

図 12.4　用量−反応関係と無毒性量 NOAEL
＊：投与量 0 との統計的な有意差を示す

取量の最大量と定義され，単位はmg/kg/dayのように体重1kg当たりの量で表す。なお，例えば食品添加物の安全性試験として実験動物を使って反復投与毒性試験，繁殖試験，催奇形試験，発がん性試験など複数の試験を行う。これら試験結果から得られた各ADIの中で最小の値がその物質のADIとなる。

環境由来の有害物質についても同様に考え，その値を耐容1日摂取量(Tolerable Daily Intake；TDI)といい，TDIの単位もmg/kg/dayのように表す。ADIと同様にTDIはその物質の安全性を示す重要な指標である。ただし，ダイオキシン類ではその種類によって毒性の強さが非常に異なるので，それを重みとして積算した毒性等量(Toxic Equivalent Quantity；TEQ)という単位を使う。したがって，TDIの単位はpg-TEQ/kg/dayとなる。

5.2　ベンチマーク用量法

無毒性量NOAELを使った毒性評価方法の他に，最近多く使われている方法がベンチマーク用量法(Bench mark dose(BMD)approach)である。NOAELは上記のように該当する1点のみでの解析であり，その他の用量でのデータが十分活用されていない。一方，BMD法は実験動物のデータや疫学調査から得た数多くの用量-反応データを使うことができ，より定量的なリスク評価ができる。現在，BMD法は無毒性量を使った手法よりも科学的に優れた手法と結論づけられ，農薬，添加物，汚染物質など食品中のすべての化学物質に適用できると考えられている。そのため，多くの化学物質ではNOAELとBMDによる値が併記されている。

この方法は対象物質の用量-反応関係についてできるだけ多くの測定点を使い，得られたデータを数学モデルを使って解析し，リスク評価に関わる指標値を推定する。その指標として，ベンチマーク用量(Benchmark dose；BMD)があり，これは例えば実験動物で体重の5％減少，腎毒性の10％増加のようにある割合の測定可能な生体影響を起こす推定量である。このとき，推定量の下限信頼値を計算して，データの不確実性と変動性を考慮する。この値をベンチマーク下限信頼値(Benchmark dose lower confidence limit；BMDL)といい，BMD法の指標として用いられる。

BMD法の概念を図示すると**図12.5**のようになる。すなわち，各投与量での実測データから数学モデルにフィットさせた生体反応の平均とその95％信頼区間の用量-反応曲線を描く。用量0(バックグラウンド)のときモデルによって計算された値からある割合で高い反応(ベンチマーク反応Benchmark Response；BMR)の値を求める。この図ではBMR＝10％の例を示す。用量0 mg/kgでの値が2であるため，BMR＝10％となる値は2.2となる。このBMR＝10％の直線と用量-反応曲線と交差する点がBMDの点推定Point estimate of the BMDであり，その値は図では6.0 mg/kg(点A)である。BMDLはBMR＝10％の直線と上限の信頼区間との交点となり，この図では5.6 mg/kgとなる(点B)。BMR＝10％の直線と下限の信頼区間との交点をベンチマーク上限信頼値BMDUといい，この図では6.5 mg/kgとなる(点C)。なお，BMD，BMDLなどの値は用いた数学モデルによって依存することに注意が必要である。また，BMDは通常1～10％の間の値が使われる。

ベンチマーク用量法を使うために数多くの用量-反応モデルがある(**表12.1**)。連続データについては指数関数モデル，ヒルHillモデルなどが，陽性/陰性からなる定性データについては

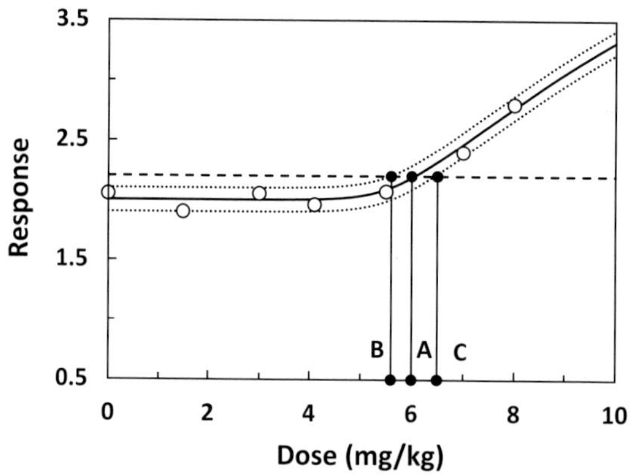

図 12.5 BMD 法の概念図[5)]

実線および点線は実測値(平均○)から数学モデルを使って得られた曲線とその上方および下方信頼区間を示す。破線はBMR＝10％を示す。点A：BMR10での点推定値，点B：BMDL，点C：BMDU

表1 ベンチマーク用量法に用いる用量–反応モデル[5)]

1. 連続データ	
ミカエリス–メンテン則	$R=R_{max}\dfrac{[S]}{K_M+[S]}$
ヒル式	$R=R_{max}\dfrac{D^n}{K_D^n+D^n}$
1次反応式	$R=R_{max}(1-e^{-\gamma D})$
べき乗則	$R=\beta D^{\alpha}$
線形	$R=mD$
2. 定性データ	
単ヒット	$R=1-e^{-(\alpha+\beta D)}$
ガンマ多ヒット	$R=\Gamma(\mathrm{gamma}*\mathrm{D,k})$
プロビット(正規)	$R=\Phi(\alpha+D*\beta)$
ロジステック	$R=\dfrac{1}{1+e^{-\alpha-\beta D}}$
ワイブル	$R=e^{-(\alpha+(\beta D)\gamma)}$

R：反応の強さ，R_{max}：Rの最大値，［S］：基質濃度，K_{M}：ミカエリス–メンテン定数，D：用量，K_{D}：定数，m, n, r, kおよびギリシャ文字：パラメーター，ΓおよびΦ：各分布の確率密度関数，gamma：パラメーター，e：自然対数の底

ロジスティックモデル，プロビットモデルなどがある。

5.3 遺伝毒性発がん物質

遺伝毒性発がん物質は上述したように非常に低用量であっても日常的に摂取する場合にリスクを伴うとされ，原則としてごく少量の暴露も好ましくないと考えられている。そのため，遺

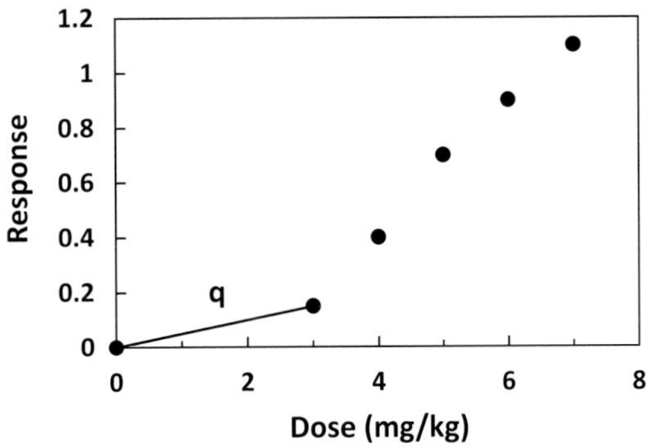

図 12.6　遺伝毒性発がん物質の低用量域における用量–反応関係
q は直線部分の傾きを示す

伝毒性発がん物質は低用量域において生体影響に閾値，すなわち無毒性量がなく，どのように低い用量でも健康に影響があると考えられている。つまり，低用量域では放射線照射によるヒット理論を適用して用量 0 から直線的に用量–反応関係があると考えられている。ただし，実験でこれを明確に確かめることはできない。

単ヒット理論は 1 つの細胞または生体分子に遺伝毒性発がん物質が 1 度ヒット(障害を与える)すれば，反応が起こると考える。ヒットする確率はポアソン分布に従うと考えると，用量 D で反応が起こる確率 $\mathrm{P}(D)$ は全体 1 から全くヒットしない確率を引いた値になり，$\mathrm{P}(D)$ は次の式で表せる。ここで，q はその発がん物質が細胞または生体分子にヒットする確率を，exp は指数関数を示す。

$$\mathrm{P}(D) = 1 - \exp(-qD) \tag{12.2}$$

ただし，用量 D が非常に 0 に近い値のとき，$\exp(-qD)$ は $1 - qD$ で近似できるので，式(12.2)は単に次の式(12.3)で表せる。

$$\mathrm{P}(D) = qD \tag{12.3}$$

すなわち，低用量域ではがん発生確率は用量 D に比例すると導き出せ，それを模式的にグラフに表すと**図 12.6** のようになる。

さらに，次の式のような多段階モデルも発表されている。

$$\mathrm{P}(D) = 1 - \exp\{-(q_0 + q_1 D + q_2 D^2 + \cdots + q_k D^k)\} \tag{12.4}$$

ただし，$q_1 > 0$ である。ここで，次の式(12.5)に示す比率を考える。$P(0)$ はバックグラウンド $D = 0$ で発がん率である。

$$\mathrm{R}(D) = \frac{P(D) - P(0)}{1 - P(0)} \tag{12.5}$$

用量 D が非常に 0 に近いとき，この式は最終的に次の 1 次線形式で近似できる。

$$\mathrm{R}(D)=q_1\mathrm{D} \tag{12.6}$$

このR(D)を過剰リスクという。このように，用量Dが非常に0に近いとき過剰リスクは線形になるので，その傾きq_1はスロープファクターと呼ばれる。この線形化した多段階モデルは遺伝毒性発がん物質の用量–反応モデルとして一般に使われている。

遺伝毒性発がん性物質のリスク評価に関して暴露マージン（幅）(Margin of Exposure；MOE)という指標が近年，国際的に使われている[6)7)]。MOEとは毒性試験等で得られたNOAEL, BMDLなどの生体影響に関する指標の値を実際のヒトの暴露量(摂取量)で割った値と定義されている。MOEの値が大きいほど安全性への余裕があると考えられる。また，MOEの値は対象とするヒトの集団を成人，子供，その他の特定の集団のように分けて計算できる。MOEを設定する際の基準点としてBMDを使うよう推奨されている[6)]。MOE自体はその物質によって生体影響が起きる確率を表してはいないが，リスク管理の指標として使いやすい指標であると考えられている。

6 病原微生物におけるリスク評価

食品中の病原微生物による健康へのリスク評価においては，用量–反応関係で病原微生物が1個でも摂取すると発症する確率はあると考えられている。これは遺伝毒性発がん物質，放射性物質を摂取した場合と同じ考え方である。WHO/FAO(2003)では摂取した病原微生物数と発症率の関係についてヒット理論を基にモデルを作成している[8)]。すなわち，1個の病原菌が食品とともに摂取されたときに発症する確率をpとすると，発症しない確率は$1-p$である。したがって，病原菌をD個摂取した場合，発症しない確率は$(1-p)^D$となる。最終的に発症する確率P(D)は全確率1から発症しない確率を引いた値となり，次の式で表される。

$$\mathrm{P}(D)=1-(1-p)^D \tag{12.7}$$

式(12.7)を基本の式として菌数Dの食品中の分布にポアソン分布を仮定すると，最終的に次の式(12.6)のように表され，これを指数関数モデルという。ここでrは係数である。

$$\mathrm{P}(D)=1-\exp(-rD) \tag{12.8}$$

また，式(12.7)の菌数Dにポアソン分布を仮定し，確率pがベータ分布に従うと仮定したモデルがベータ-ポアソンモデルモデルである。このモデルは次の近似式で表せる。

$$\mathrm{P}(D)=1-\left(1+\frac{D}{\beta}\right)^{-\alpha} \tag{12.8}$$

ここで，αおよびβは係数である。なお，$\alpha \ll \beta$かつ$\beta \gg 1$である必要がある。この式が現在国際的に使用されている[8)]。その他，経験論モデルとして対数ロジスティックモデル，対数プロビットモデル，ワイブルモデルなどがある。

一般には摂取菌数と発症率のデータのフィッティングに対しては指数関数モデルとベーター-ポアソンモデルモデルが適用されている。現在，数多くの疫学データがこの2つのモデルで

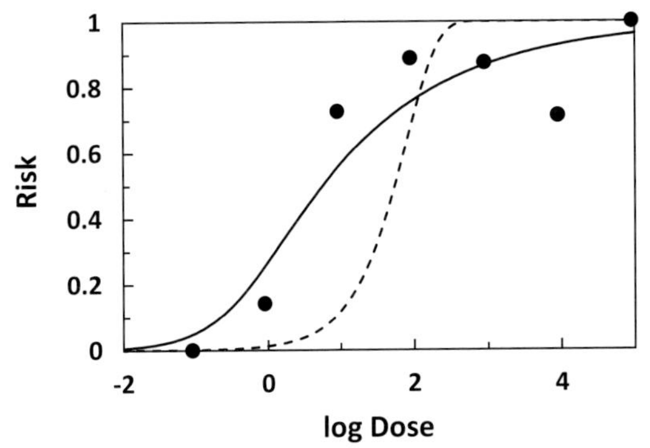

図 12.7　ロタウィルス感染に関する用量–反応モデルの適用
黒丸は測定値，実線はベーター–ポアソンモデル，破線は指数関数モデルによるフィッティング曲線を示す

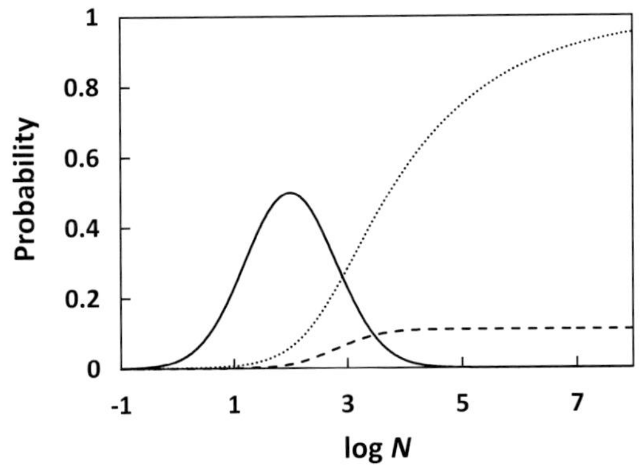

図 12.8　病原微生物による発症リスク　Ex12.2 Microbial Dose
実線はハザードの暴露量分布（対数値），点線は用量–反応曲線，破線は生成したリスクを示す

解析されている[3)9)]。指数関数モデルに比べ，ベーター–ポアソンモデルモデルは係数が 2 つあるため，データへのフィッティングはよいと考えられる。ただし，後者の方が曲線の傾斜は浅いことが知られている。**図 12.7** にその 1 つの例を示す[9)改変]。この例では実測値に対してベーター–ポアソンモデルモデルの方がかなり良いフィッティングを表している。統計モデルのフィッティング指標である赤池情報量 AIC でも両モデル間に明らかな差が認められる。

リスクの定量化の概念で説明した式(12.1)を使って，食品中の病原微生物の暴露量分布と用量–反応モデルから発症するリスクを求めることができる。例えば，暴露量分布として対数正規分布を用量–反応モデルとしてベーター–ポアソンモデル分布を考えると，**図 12.8** のようにリスクを推定できる。病原微生物の暴露量分布曲線と用量–反応曲線の重なる部分にリスクが生じることがわかる。この例のリスクは 0.11 と推定される。

7　定量的リスク評価における留意点

7.1　不確実性と変動性

リスク評価の正確性に影響を与える要因として不確実性(Uncertainty)と変動性(Variability)の２つが考えられる。不確実性は評価に用いるデータおよびモデルなどに関する理解・知識の不完全性，不足によると考えられ，信頼できるデータや知識が新たに得られるとそれに応じて減少する。化学物質のADIをNOAELから求める際の係数は上述したように不確実性係数と呼ぶ。不確実性係数は恣意的に決められている面もあるが，信頼できるデータが新たに得られれば，より精度の高い値が得られると考えられる。また，NOAEL自体についてはその定義から示されるように不確実性を含む因子がない。一方，BMDでは上記のように不確実性を考慮してBMDLが指標として使われている。一方，変動性は各種の確率分布が元来持っているバラツキ，つまり分散を表しており，その分布に特徴的である。例えば，ポアソン分布においてその分散の大きさは平均に等しく，負の二項分布では平均よりも分散の値の方が大きくなる。したがって，対象とする事象に合わせて，どのような確率分布を選ぶかがポイントになる。

7.2　新しい評価指標

これまで食品中の有害物質のリスク評価をする指標としてNOAEL, BMD, MOEなどを説明してきた。しかし，閾値のあるハザードによるリスクと閾値のないハザードによるリスクを比較したいときには共通の指標が必要である。こうして数多くのハザードに対して包括的なリスク評価を行なうために，国際的に新しい指標がいくつか使われてきている。

その１つに損失余命(Loss of Life Expectancy ; LLE)がある。この指標はあるハザードによる健康被害の終点を死と考え，そのハザードによって失われた余命を時間(年数)で表す[10)]。さらに，障害調整生存年(Disability-Adjusted Life Year ; DALY)という指標が国際的に使われている[11)]。DALYはある集団について死亡と障害の２つの要因の和である。つまり，死亡ではハザードによって早まった年数(Years of Life Lost ; YLL)を考え，障害ではそれを伴って生きる年数(Years Lost due to Disability ; YLD)を計算する。YLDではその期間に(１未満の)その障害の程度に合わせた重み付けをしている。この指標によって多種類の疾病，障害を包括的に表すことができる。

7.3　確率的リスク評価

リスクの定量化で説明したように，対象物質の摂取量の平均からの点推定ではなく，その摂取量分布全体を考えた方がより正確にリスクを推定できる。このように確率分布を用いた評価を確率的リスク評価といい，最近盛んに検討されている。そのために前述してきたベイス統計学およびモンテカルロ法などの手法が取り入れられている。特に，食品の製造から喫食までの過程で増殖，死滅挙動のある有害微生物については，このような手法を取り入れた微生物学的リスク評価が進められている。また，そのような新しい手法によるリスク分析を支援するコンピュータープログラムもいくつか開発されている。その１つにUS FDAで作られたFDA-iRISKがあり，無料でダウンロードできる[12)]。また，定量的微生物学的リスク評価に特化したプログラムとしてミシガン大学 Center for Advancing Microbial Risk Assessment の Quantitative Microbial Risk Assessment（QMRA）Wiki がある[13]．QMRA Wiki からは各種病原体の用量反応に関して詳細な情報が得られる．

参考文献

1）中西準子．2010．食のリスク学　日本評論社
2）食品安全委員会．食品の安全性に関する用語集　http://www.fsc.go.jp/yougoshu.html
3）熊谷進・山本茂貴編．2004．食品の安全とリスクアセスメント　中央法規
4）中西準子，益永茂樹，松田裕之．2003．演習 環境リスクを計算する　岩波書店
5）EFSA. 2009. Guidance of the Scientific Committee on a request from EFSA on the use of the benchmark dose approach in risk assessment. *The EFSA Journal*（2009）1150, 1–72（http://www.efsa.europa.eu/en/efsajournal/doc/282.pdf）.
6）EFSA. 2005. Opinion of the Scientific Committee on a request from EFSA related to a harmonised approach for risk assessment of substances which are both genotoxic and carcinogenic. *The EFSA Journal*（2005）282, 1–31.（http://www.efsa.europa.eu/en/efsajournal/doc/282.pdf）.
7）WHO. 2006. Safety evaluation of certain contaminants in food. WHO Food Additives Series No. 55（2006）（http://whqlibdoc.who.int/publications/2006/9241660554_eng.pdf）.
8）WHO/FAO Guidelines. 2003. Hazard Characterization for Pathogens in Food and Water. https://apps.who.int/iris/bitstream/handle/10665/42693/9241562374.pdf;jsessionid=7D1C337706D90E5E68B1DD862C74B643?sequence=1.
9）C. N. Haas, J. B. Rose, and C. P. Gerba. 2014. Quantitative microbial risk assessment 2nd ed. Wiley.
10）産業技術総合研究所 2005．化学物質リスク管理研究センター　詳細リスク評価テクニカルガイダンス概要版．
11）WHO. Health statistics and information systems. https://www.who.int/healthinfo/global_burden_disease/metrics_daly/en/
12）FDA-iRISK. https://irisk.foodrisk.org/
13）QMRA Wiki. http://qmrawiki.canr.msu.edu/index.php/Quantitative_Microbial_Risk_Assessment_(QMRA)_Wiki

第13章

リスク評価に用いる統計と確率

定量的リスク評価では確率分布に基づいた事象を数多く扱う。その際，前章で解説したようにリスクが起きる確率は有害物質の摂取量を平均のようなある1つの値を使って推定することも可能であるが，確率分布として捉えた方がより正確な評価ができる。そこで，この章では確率分布を使った考え方の練習をする。

次の例を考えてみよう。例えば，表と裏の出る確率に偏りのないコインを10回トスしたとき，表の面が出る回数はいくつであろうか。表の出る確率は1/2であるから，5回と考えやすいが，これはリスク評価においては正解ではない。前述したように，事象が起きる結果には分布(変動性)があり，これを考える必要がある。コイントスの場合は事象が表と裏の2つしかないので，確率分布として二項分布が考えられる。つまり，表の出る回数は0回，1回，2回，…，10回まであり，それぞれが起きる確率を持っている。二項分布ではコインの表がx回出る確率は，次の式(13.1)で表せる。

$$P(x) = {}_{10}C_x(1/2)^x(1-1/2)^{10-x} \tag{13.1}$$

この式に従って表の出る回数とその確率を求めた結果を**図13.1**に示す。平均$10 \times 1/2 = 5$をピークとする左右対称の確率分布が描かれる。リスク評価では対象とする指標，例えばコイントスで表の出る回数は当然重要であるが，それだけではなく，その分布を考えることが重要である。この分布が変動性を示していることになる。一方，実際に30人が10回ずつトスした結果を図13.1に示した。完全な二項分布からはやや外れたが，適合度検定では実測値と推測値の間に有意差はなかった。

ある危害要因について確率的なリスク評価モデルを考えるためには，どのような確率過程に基づいてその結果が現れるかを考える必要がある。その結果として，得られる解答も1つの数値そのものではなく，分布として考えることになる。また，結果から推論することが多いため，ベイズ統計学を使うことが多くなる。その例をいくつか考えてみよう。

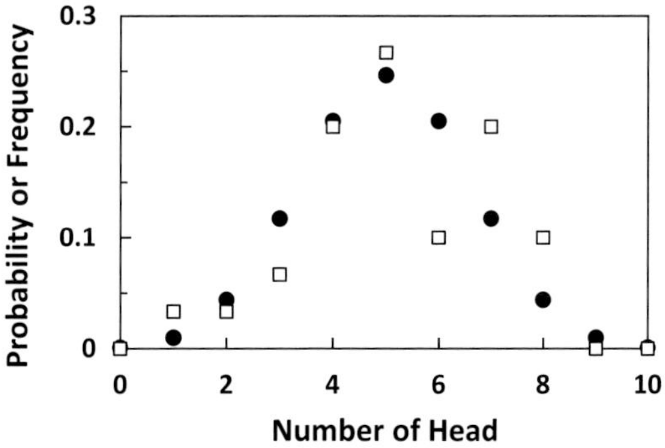

図13.1　コイントスで表の出る回数の確率分布

●は二項分布による確率，□は30人の試行による頻度を示す

例題 1

(1) ある地域で収穫されるキュウリの 3%は A という病気に罹っている。この地域から取れた 100 本のキュウリのうち，何本がこの病気 A に罹っているか。

(2) 同時にこの地域で取れるキュウリの 5%が B という病気に罹っている。病気 A と B はお互いに影響し合わないとき，この 100 本のうち少なくとも一方の病気に罹っているキュウリは何本か。

解答　(1) $100 \times 0.03 = 3$(本)という点推定でも間違いではないが，この地域で取れたキュウリが病気 A あるいは B に罹っている事象は二項分布に従うと考えられる。したがって，100 本のキュウリのうち，病気 A に罹っている本数は Bi(100, 0.03)である。グラフに描くと 3 本をピークとする確率密度曲線が得られる(**図 13.2**)。

(2) あるキュウリが少なくとも一方の病気に罹っている事象はその余事象，すなわちどちらにも罹っていない事象を考える。その確率は$(1-0.03)(1-0.05)=0.9215$であるから，求める事象の起こる確率は$1-0.9215=0.0785$となり，100 本中の感染した本数は Bi(100, 0.0785)で表される(図 13.2)。

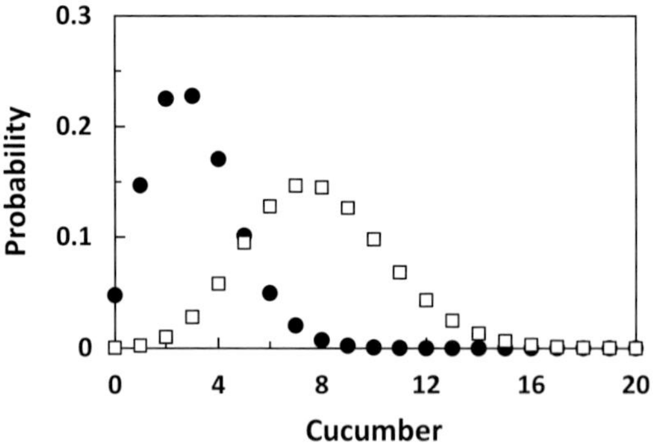

図 13.2　病気に罹っているキュウリの確率分布
●：病気 A に罹っているキュウリ，□：少なくとも一方の病気に罹っているキュウリ

例題 2

水道水中に原虫クリプトスポリジウムが 2 個/L の濃度で存在しているとする。毎日，この水道水 0.5 L をそのまま飲んだとすると，この原虫を摂取してしまう確率は 1 日当たりどのくらいか。また，1 週間当たりの確率はどのくらいか。

解答　この水道水中の原虫の濃度は非常に低いので，水道水 1 L に r 個の原虫が存在する確率 $f(r)$はポアソン分布に従うと考えられる。1 日当たり摂取してしまう場合，原虫の個数は 1, 2, 3, …という数多くの事象が考えられる。そこで，1 日当たり飲む水道水に原虫が 0 個存在するという余事象の確率を全体 1 から引けば，1 日当たり摂取する確率が得られる。その日に原虫を摂取しない，すなわち 0 個摂取する確率は式 7.14 に $r=0$ を代入して，$\exp(-\mu a)=\exp(-2\times 0.5)=\exp(-1)=1/e$ であるから，求める確率は $1-1/e$，すなわち 0.632 となる。ただし，e は自然対数の底である。

1 週間に原虫を摂取する確率については，余事象として「原虫を摂取しない日が 7 日間続く」事象を考える。それが起きる確率は $1/e$ の 7 乗であるから，全事象の起きる確率 1 からこの値を引いて，1 週間当り摂取する確率は $1-(1/e)^7$，すなわち 0.999 と求められる。すなわち，1 週間飲み続けると，ほぼ完全に 1 個以上摂取してしまうことになる。

例題 3

ある疾病患者の中から 50 人を無作為に選び, その性別を調べた結果, 22 人が男性であった。この疾病患者の中で男性の比率を推定しなさい。

解答　ベイズ統計学を使って解く。患者が男性であるか否かは二項分布に従うと考えられる。事前分布として何の情報もないので，一様分布であるベータ分布 Be(1, 1)を考える。男性の比率の事後分布は Be(1＋22, 1＋50－22)＝Be(23, 29)となる。したがって，男性の比率は Be(23, 29)であると推定される。なお，この分布は平均が 0.442，分散が 0.00465，最頻値 MAP が 0.44 である。この分布をグラフで表すと図 13.3 となる。

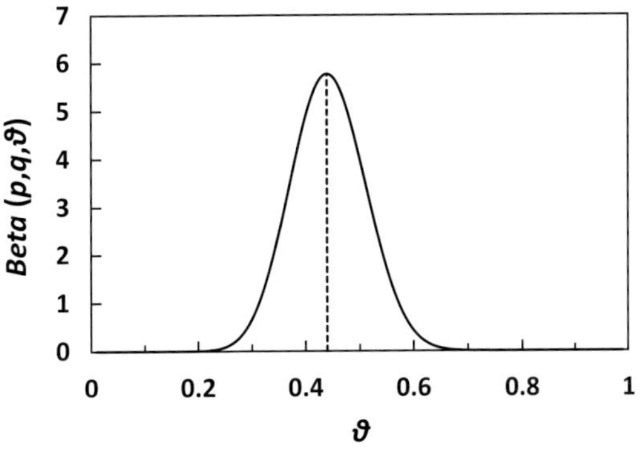

図 13.3　ある疾病患者中の男性比率　Ex13.1 beta
点線は MAP の位置を示す

例題4

サンプル30個から成るある輸入農産物のロットの中で何パーセントが遺伝子組み換え農産物であるかを推定するため，そのロットから無作為に8個のサンプルを取り出して検査をした。その結果，2個が組み換え農産物であった。この結果から，このロットにおいて組み換え農産物である個数を推定せよ。

解答 ベイズ統計学を使って解く。30個の中で組み換え農産物か否かの割合であるから，二項分布が確率分布として考えられ，組み換え農産物の割合に関して何の情報もないため，その確率は0.5とする。すなわち，Bi(25, 0.5)を事前分布とする。サンプル30個から8個を取り出し，そのうちの2個が組み換え農産物であったので，超幾何分布Hypergeoが尤度関数として考えられる。すなわち，尤度関数として母集団の大きさ30，標本の成功数2，標本数8の超幾何分布を用いる。30個のサンプルに対して事後分布は，事前分布と尤度関数との積から計算でき，最終的に**図13.4**のように，13個をMAPとする確率密度曲線が得られる。

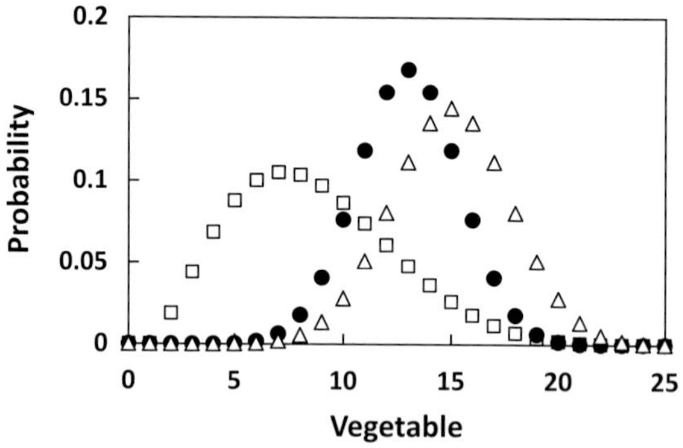

図13.4 輸入農産物中の遺伝子組み換え農産物の確率分布 Ex13.2 Hypergeo

△：事前分布，□：尤度関数，●：事後分布

解　答

問題 1.1

下に示すプログラムのようにデータ収納用の変数 s(ベクトル)を最初に作る。最後にファイルネームを付けて出力させる。 R1.6 Operator

```
s<-NULL
for (x in 1:60){
 if((x%%2==0)&(x%%3==0)){
print(x)
s<-c(s,x)
 }
 }
write.csv(s,"H:R statistics/R1.5 output.csv")
```

問題 2.1

例えば階級の幅を 200 万円にすると，次の度数分布表ができる。

年収（万円）	300−500	500−700	700−900	900−1100	1100−1300	1300−1500	1500−1700	1700−1900	1900−2100	計
度数（人）	2	2	2	1	0	0	0	0	1	8

これを用いてヒストグラムを作成すると，下のようなグラフになる。

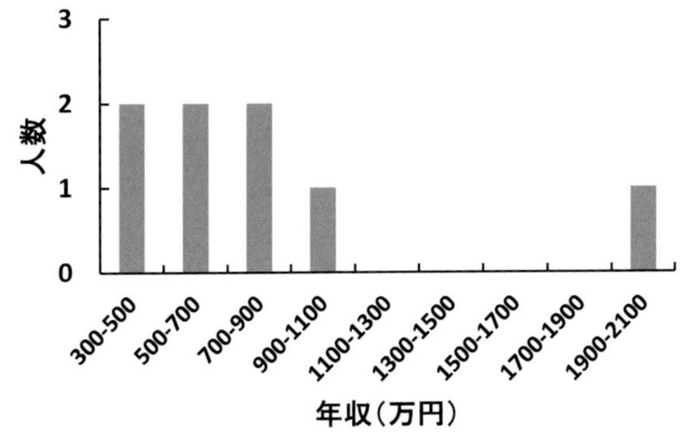

問題 3.1

$A \cap B = \{4,\ 5\}$，　$A \cup B = \{1,\ 2,\ 3,\ 4,\ 5,\ 6,\ 7\}$，$A_c = \{6,\ 7,\ 8,\ 9\}$

問題 3.2

3 個の黄色い玉から 2 個，5 個の赤い玉から 1 個取り出す組合せなので，${}_3C_2 \times {}_5C_1 = 5 \times 3 = 15$ 通りとなる。

問題 3.3

最初に，赤い玉が1つ含まれている組合せは，残り2個が黄色い玉なので，赤い玉5個から1個を選び，黄色い玉3個から2個を選ぶ組合せとなり，${}_5C_1\times{}_3C_2$ 通りある。赤い玉が2つ含まれている組合せは，残り1個が黄色い玉なので，赤い玉5個から2個を選び，黄色い玉3個から1個を選ぶ組合せとなり，${}_5C_2\times{}_3C_1$ 通りある。赤い玉が3つ含まれている組合せは，残り0個が黄色い玉なので，赤い玉5個から3個を選び，黄色い玉3個から0個を選ぶ組合せとなり，${}_5C_3\times{}_3C_0$ 通りある。以上から，すべての組合せの数を合計すると，${}_5C_1\times{}_3C_2+{}_5C_2\times{}_3C_1+{}_5C_3\times{}_3C_0=5\times3+10\times3+10\times1=55$ 通りとなる。

別解　全8個の玉から3個取り出す組合せは ${}_8C_3=56$ 通りある。全く赤い玉を含まない選び方は3個とも黄色い玉を選ぶ組合せの数で ${}_5C_0\times{}_3C_3=1\times1=1$ 通りあるので，求める数は $56-1=55$ 通りとなる。

問題 3.4

この製品1個が不良品となる統計的確率は $24/6000=0.004$ である。

① $0.004^2=0.000016$

②余事象「2個とも不良品でない（良品である）」の起こる確率は $(1-0.004)^2$ である。したがって，$1-(1-0.004)^2=0.009975$

問題 3.5

「少なくとも1題は正解」とあるので，余事象「すべて誤答である」を考える。この場合，1問につき正解する確率は1/3なので，余事象が起こる確率は $(1-1/3)^5$ である。したがって，$1-(2/3)^5=1-32/243=211/243$ となる。

問題 3.6

加法定理を使って，$(1/4)+(1/13)-(1/52)$ より，$4/13$ となる。

問題 3.7

最初の2人が食べた結果には①事象Aが起き，事象Bが起きた場合，②事象Aが起き，事象Bが起きなかった場合，③事象Aが起こらず，事象Bが起きた場合，④事象Aが起こらず，事象Bが起きなかった4つの場合がある。各確率を計算すると，

① $2/20\times1/19\times0/18=0$

② $2/20\times(1-1/19)\times1/18=1/190$

③ $(1-2/20)\times2/19\times1/18=1/190$

④ $(1-2/20)\times(1-2/19)\times2/18=17/190$

①から④は互いに排反なので，求める確率は各事象の起こる確率の総和になり，$P(C)=0+1/190+1/190+17/190=19/190=1/10$ となる。$P(A)=P(B)=P(C)=1/10$ が認められる。

問題 3.8

この事象の余事象「全員がはずれのくじを引く」を考える。この余事象の起きる確率は，(16/20) × (15/19) × (14/18) = 84/171 であるから，求める確率は，1 − 84/171 = 87/171 ≈ 0.509 となる。

問題 3.9

期待値：どの目の出る確率も等しいと考えられるので，(1 + 2 + 3 + 4)/4 = 10/4 = 5/2

分散：$(1-5/2)^2/4+(2-5/2)^2/4+(3-5/2)^2/4+(4-5/2)^2/4=5/4$

問題 3.10

①定義より次の式が成り立つ。

$$\int_{-\infty}^{\infty} cx\,dx=\int_0^4 cx\,dx=c\left[\frac{x^2}{2}\right]_0^4=8c=1$$

これより $c=1/8$ が得られる。

この確率密度関数を $x \geq 0$ の範囲でグラフにすると次のようになる。

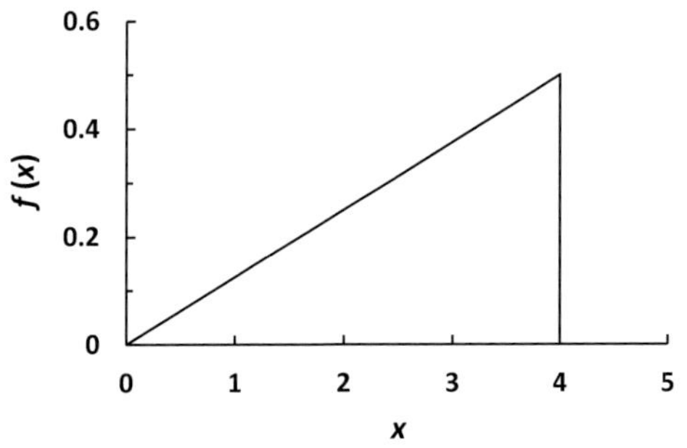

②確率変数 X の分布関数 $F(X)$ は次のように表せる。

$$F(X)=\frac{1}{8}\int_0^X x\,dx$$

③期待値：定義（式(3.21)）より

$$E[X]=\frac{1}{8}\int_0^4 x^2dx=\frac{1}{8}\left[\frac{x^3}{3}\right]_1^4=\frac{8}{3}$$

分散：定義（式(3.23)）より

$$V[X]=\frac{1}{8}\int_0^4\left(x-\frac{8}{3}\right)^2 x\,dx=\frac{1}{8}\int_0^4\left(x^3-\frac{16}{3}x^2+\frac{64}{9}x\right)dx=\frac{1}{8}\left[\frac{x^4}{4}-\frac{16}{9}x^3+\frac{32}{9}x^2\right]_0^4=\frac{8}{9}$$

問題 3.11

全 8 個の玉から 3 個取り出す組合せは ${}_8C_3=56$ 通りある。取り出した玉がすべて黄色で赤い球がない場合，すなわち $X=0$ の場合は ${}_5C_0\times{}_3C_3=1\times1=1$ 通りある。同様にして，$X=1$ となる場合は ${}_5C_1\times{}_3C_2=5\times3=15$ 通り，$X=2$ となる場合は ${}_5C_2\times{}_3C_1=10\times3=30$ 通り，$X=3$ となる場合は ${}_5C_3\times{}_3C_0=10\times1=10$ 通りある。したがって，各確率 $p(x)$ は $p(0)=1/56$，$p(1)=15/56$，$p(2)=$

30/56，$p(3)=10/56$ である。なお，$p(0)+p(1)+p(2)+p(3)=1$ である。

したがって，期待値は $\mathrm{E}[\mathrm{X}]=0\times1/56+1\times15/56+2\times30/56+3\times10/56=105/56$ となる。
分散は $E[X^2]=0^2\times1/56+1^2\times15/56+2^2\times30/56+3^2\times10/56=225/56$ であるから，$V[X]=225/56-(105/56)^2=1575/56$ となる。

問題 3.12

コイントスを 1 回行ったときの期待値は $1\times1/2+0\times1/2=1/2$ となり，分散は $(1-1/2)^2\times1/2+(0-1/2)^2\times1/2=1/4$ である。コイントスを 4 回行ったときの期待値は，式(3.29)から，$1/2+1/2+1/2+1/2=2$

各コイントスは独立であるので，分散は式(3.30)から，$1/4+1/4+1/4+1/4=1$ となる。

なお，表 3.1 を用いると期待値は $0\times1/16+1\times4/16+2\times6/16+3\times4/16+4\times1/16=(4+12+12+4)/16=2$

分散は $(0-2)^2\times1/16+(1-2)^2\times4/16+(2-2)^2\times6/16+(3-2)^2\times4/16+(4-2)^2\times1/16=(4+4+4+4)/16=1$ となり，同じ結果が得られる。

問題 4.1

$E[X]=1\times p+0\times q=p$

$V[X]=(1-p)^2\times p+(0-p)^2\times q=(1-p)^2p+p^2q=q^2p+p^2q=pq(q+p)=pq$

または式(3.26)を使って，

$V[X]=(1^2\times p+0^2\times q)-p^2=p-p^2=p(1-p)=pq$

問題 4.2

サイコロを振って 4 の目が出る事象は二項分布に従い，その確率は 1/6 と考えられる。4 の目が出る回数を確率変数 X とすると，その期待値は $100\times(1/6)=50/3\fallingdotseq16.7$，分散は $100\times(1/6)\times(1-1/6)=13.888\cdots\fallingdotseq3.73^2$ となる。ここが要点である。次に，サイコロを振る回数が 100 回と多いので，X は正規分布に従うと考えられる。正規分布表を使うため，X が 20 回以上である確率を考える。X について標準化すると，$z=(20-16.7)/3.73\fallingdotseq0.88$ となり，正規分布表からその確率は $P(z\geq0.88)=0.1894\fallingdotseq0.19$ が得られる。したがって，X が 20 回以下である確率 $P(20\leq X)$ は $1-0.19=0.81$ となる。

Excel では関数 NORM.S.DIST を使い，=NORM.S.DIST(0.88,TRUE)=0.81 が得られる。

問題 4.3

$$E[X]=\int_a^b\frac{1}{b-a}xdx=\frac{1}{b-a}\left[\frac{x^2}{2}\right]_a^b=\frac{1}{b-a}\frac{b^2-a^2}{2}=\frac{a+b}{2}$$

$$V[X]=\int_a^b\frac{1}{b-a}x^2dx-(E[X])^2=\frac{1}{b-a}\left[\frac{x^3}{3}\right]_a^b-\left(\frac{a+b}{2}\right)^2=\frac{a^2+ab+b^2}{3}-\frac{(a+b)^2}{4}=\frac{(b-a)^2}{12}$$

問題 5.1

標本平均の平均(期待値)は 320 g，標本平均の分散は 20 g^2 である。式(5.1)より標本平均の期待値は母平均に等しいので，母平均は 320 g である。式(5.2)より標本平均の分散は母分散を標本数で割ったものに等しいので，母分散は $20\times4=80$ g^2 である。

問題 5.2

標本分散の期待値が 80 g^2 となる。母標準偏差を σ とすると，式(5.3)より $80=(6-1)/6\times\sigma^2$ が成り立つ。したがって，$\sigma^2=80\times6/5$ より，$\sigma=9.80$(g)となる。

問題 5.3

標本平均の分散が 5.3 と考えられる。農場 A で出荷されるりんご全体の平均 μ は標本平均と等しいと考えられるので，11.6%となる。分散 σ^2 は $\sigma^2/10=5.3$ より 53(%^{2})となる。

問題 5.4

10 個のサンプルを無作為に取り出したとき，その平均重量の分布は $N(249, 89/10)=N(249, 2.98^2)$ に従うと考えられる。次に 247 g と 252 g に標準化変換を行うと，前者 Z_1 は $Z_1=(247-249)/2.98=-0.671$，後者 Z_2 は $Z_2=(252-249)/2.98=1.01$ となる。したがって，求める確率は $P(-0.671\leq X\leq 1.01)$ となり，巻末の標準正規分布表を用いると，$P(-0.671\leq X\leq 1.01)=(0.5-0.251)+(0.5-0.156)$ より，0.59 と求まる。

R　pnorm(−0.671,mean＝0,sd＝1)および pnorm(1.01,mean＝0,sd＝1)から 0.2511103 および 0.8437524 が得られ，$P(-0.671\leq X\leq 1.01)=0.844-0.251=0.59$ と計算できる。

Ex　＝NORM.S.DIST(−0.671,TRUE)＝0.251 および＝NORM.S.DIST(1.01,TRUE)＝0.844 が得られる。

問題 5.5

取り出した 3 つの確率変数が x_1, x_2, x_3 の値をとる確率を L とすると，L は次のように 3 つの正規分布による確率の積になる。なお，exp は指数関数を表す。

$$L=\left(\frac{1}{\sqrt{2\pi}\sigma}\right)\exp\left(\frac{-(x_1-\mu)^2}{2\sigma^2}\right)\cdot\left(\frac{1}{\sqrt{2\pi}\sigma}\right)\exp\left(\frac{-(x_2-\mu)^2}{2\sigma^2}\right)\cdot\left(\frac{1}{\sqrt{2\pi}\sigma}\right)\exp\left(\frac{-(x_3-\mu)^2}{2\sigma^2}\right)$$

この指数関数部分を M とすると，M は次のように表せる。

$$M=\exp\left(\frac{-(x_1-\mu)^2-(x_2-\mu)^2-(x_3-\mu)^2}{2\sigma^2}\right)$$

M を μ の関数 $M(\mu)$ と考え，M を最大にする μ の値を求める。最大値を求めるため関数 M を変数 μ で微分すると，次のように表せる。

$$\frac{dM}{d\mu}=\frac{-(-2x_1+2\mu)-(-2x_2+2\mu)-(-2x_3+2\mu)}{2\sigma^2}M$$

さらに計算をすると，次のようになる。

$$\frac{dM}{d\mu}=\frac{\{(x_1+x_2+x_3)-3\mu\}}{\sigma^2}M$$

$M>0$ であるため，この式を 0 にするのは μ が次の値をとるときだけである。

$$\mu=(x_1+x_2+x_3)/3$$

また，μ が 0 からこの値以下の範囲で $dM/d\mu>0$，この値以上では $dM/d\mu<0$ となるから，この値が最大値を与える。したがって，この値が求める推定値となる。

問題 5.6

F 分布を使うと，式(5.30)において，$\bar{X}=23.2$，$S^2=10.2=3.19^2$，$n=13$ である。x_1 は自由度$(1, n-1)$の F 分布表(95%)から 4.75 が得られる。これらの値を式に代入すると，$23.2-2.01<\mu<23.2+2.01$ より $21.2<\mu<25.2$ が得られる。t 分布を使うと，式(5.32)において t_1 は自由度 $n-1$ の t 分布表(95%)から 2.18 が得られる。これらの値を式に代入すると，同じく $23.2-2.01<\mu<23.2+2.01$ より $21.2<\mu<25.2$ が得られる。

問題 6.1

① 帰無仮説として，H_0:「このコインはトスに対して正常である」を立てる。すなわち，このコインで表が出る確率を p とすると，仮説は H_0「$p=1/2$ である」，対立仮説 H_1 は「p は 1/2 でない」となる。したがって，両側検定を行うことになる。

仮説 H_0 の下で，表が出る回数 X は 2 項分布 Bin(400, 1/2)に従う。したがって，その平均と分散は次のように求められる。

$$\mu=400\times0.5=200$$

$$\sigma^2=400\times0.5\times0.5=100=10^2$$

トスの回数は 400 回と多いので，この分布は正規分布とみなし，例題 6.1 と同様に標準化変換をすれば Z は $N(0,1)$ に従う。$X=183$ のとき $Z=-1.7$ となる。標準化した正規分布関数曲線で，両端の棄却域の面積の和が 5%となるのは $-1.96<Z$ および $Z<1.96$ のときである(正規分布表参照：片側 2.5%)。$-1.96<Z=-1.7$ より Z の値は採択域に入るため，仮説 H_0 は棄却されない。すなわち，危険率 5%でこのコインは正常ではないとはいえない，となる。

② 帰無仮説として，H_0:「このコインはトスに対して正常である」を立てる。すなわち，表が出る確率を p とすると，H_0:「$p=1/2$」である。しかし，「表が出にくい」とあるので①とは異なり，H_1:「$p<1/2$」とする。そこで片側検定を行う。①と同様に標準化変換をして $X=165$ のとき $Z=-1.7$ となる。危険率 α が 0.05 であるから，片側の棄却域の面積が 5%となるのは $-1.645<Z$ のときである(正規分布表参照：片側 5%)。$Z=-1.7<-1.645$ より Z の値は棄却域に入るため，H_0 は棄却される。すなわち，危険率 5%でこのコインは表が出にくい，といえる。

問題 6.2

R のコードを下の表に示す。4 行目で分散を検定する。5 行目で平均を t 検定するが，分散が等しくないので引き数 equal は FALSE としている。

```
testdata<-read.csv("H:/R statistics/EGG2.csv")
dataA<-testdata$A
dataB<-testdata$B
var.test(dataA,dataB,ratio=1,alternative = "two.sided")
t.test(dataA,dataB,var.equal = FALSE, alternative = "two.sided", mu=0)
```

その結果を次に示す。F 検定では $p=0.0289$ より等分散は棄却されるが，ウェルチ Welch の t 検定では $p=0.663$ より平均に有意差はあるとは認められない。

```
        F test to compare two variances

data:  dataA and dataB
F = 5.3442, num df = 8, denom df = 8, p-value = 0.02892
alternative hypothesis: true ratio of variances is not equal to 1
95 percent confidence interval:
  1.205469 23.692032
sample estimates:
ratio of variances
          5.344156


> t.test(dataA,dataB,var.equal = FALSE, alternative = "two.sided", mu=0)

        Welch Two Sample t-test

data:  dataA and dataB
t = -0.4479, df = 10.893, p-value = 0.663
alternative hypothesis: true difference in means is not equal to 0
95 percent confidence interval:
 -13.813168   9.146502
sample estimates:
mean of x mean of y
 61.66667  64.00000
```

問題 6.3

偏りのないサイコロの目は当然どれも 1/6 の確率で現われると考えられる。したがって，180 回振ったとき各目の出る期待度数は $180\times1/6=30$ である。式(6.8)の X は 6.27 と計算され，自由度 $6-1=5$ で 5%の棄却域は χ^2 分布表から $X>11.07$ となるため，$X=6.27<11.07$ は採択域に入る。したがって，このサイコロは公平であると判断される。

問題 6.4

乳脂肪分と無脂乳固形分の間に関連がないと帰無仮説を立てると，比率から次の表ができる。

	乳脂肪率			
無脂乳固形分	2-4	4-6	6-8	8<
0-10	1.05	2.45	2.1	1.4
10-15	1.95	4.55	3.9	2.6

式(6.9)に従って X の値を計算すると，4.20 となる。χ^2 分布表で自由度 $3\times1=3$ の 5%棄却域は $X>7.81$ である。$X=4.20$ は棄却域に入らないため，乳脂肪分と無脂乳固形分の間に関連がないと判断される。

問題 7.1

Ex データをワークシートに入力後，「近似曲線のオプション」で線形近似を選択し，数式と $R-2$ 乗値を表示させると，次の回帰式が得られる。

$y=0.8277x-2.978$

相関係数については $R^2=0.929$ より $R=0.964$ が得られる。

問題 7.2

式(7.21)に $a=200$，$n=30$，$q=30-27=3$ を代入すると，$s=2.303/200\times\log(30/3)=0.0115$ (cell/g)となる。

問題 7.3

$E[X_i]=1\times \mathrm{p}+(1-\mathrm{p})\times(-1)=\mathrm{p}-(1-\mathrm{p})=2\mathrm{p}-1.$

$V[X_i]=(1-(2p-1))^2\times p+(-1-(2p-1))^2\times(1-p)=(2-2\mathrm{p})^2\times p+(2p)^2\times(1-p)=4p(1-p).$

なお，n 歩目までの(和の)平均と分散は，各ステップが独立と考えられるので $n(2p-1)$ および $4np(1-p)$ となる。

問題 8.1

検査で陰性(not Y)であって実際に陰性(not I)である事後確率 $P(\text{not I}\,|\,\text{not Y})$ を求める。

尤度：$P(\text{not Y}\,|\,\text{not I})=1-0.05=0.95$

事前確率：$P(\text{not I})=1-0.00001=0.99999$

周辺尤度：$P(\text{not Y})=P(\text{Y})\times P(\text{not I}\,|\,\text{Y})+P(\text{not I})\times P(\text{Y}\,|\,\text{not I})=0.00001\times(1-0.9)+(1-0.00001)\times(1-0.05)=0.9499915$

したがって，$P(\text{not I}\,|\,\text{not Y})=0.95\times0.99999/0.9499915=0.999999$ となり，検査を受ける前の陰性確率 0.99999 と比べてほとんど変化がない(1.00001 倍)ことがわかる。

問題 8.2

求める確率は，

$P(C\,|\,R)=(0.2\times0.003)/(0.5\times0.002+0.3\times0.001+0.2\times0.003)=6/19=0.316$ となる。

問題 8.3

例題と同様に事後分布を求めると，検査結果の順番が異なっても事後分布は $\pi_3(\theta\,|\,R)=12\theta(1-\theta)^2$ となる。

問題 8.4

尤度は $f(R\,|\,\theta)={}_3C_1\theta(1-\theta)^{3-1}=3\theta(1-\theta)^2$ と表される。事前分布は全く事前の情報がないので，一様分布を考える。事後分布 $\pi(\theta\,|\,R)$ は次のように表される。

$$\pi(\theta|R) = \frac{1 \times 3\theta(1-\theta)^2}{\int 1 \times 3\theta(1-\theta)^2 d\theta}$$

分母の周辺尤度は 4 と計算されるので，最終的に事後分布は次の式のようになり，例題 8.5 の結果と一致する。

$$\pi(\theta|R) = 12\theta(1-\theta)^2$$

一方，上の公式を使うと二項分布において $n=3, k=1$ となるので，事後分布は $\mathrm{Be}(1+1, 3-1+1) = \mathrm{Be}(2, 3)$ となる。

問題 8.5

事前分布としてガンマ分布を適用し，そのパラメーターである α と λ について，$\mu=\alpha/\lambda=2, \sigma^2=\alpha/\lambda^2=1$ の関係が成り立つ。これを解くと $\alpha=4, \lambda=2$ が得られる。また，$n=3, \bar{x}=(2+0+1)/3=1$ である。したがって，事後分布はガンマ分布で，そのパラメーターは式 8.18 と 8.19 より，次のように計算される。

$$\alpha_1 = 4+3\times 1 = 7,\ \lambda_1 = 2+3 = 5$$

したがって，事後分布は $\mathrm{Ga}(7, 5)$ になる。なお，この MAP は $\mathrm{M}=(\alpha-1)/\lambda$ より，$(7-1)/5=1.2$ である。

分布表

数表 正規分布　z の値に対するグラフの灰色部分の面積 $\Phi(z)$ を示す。最上列の数字 0–9 は各行の z の小数点第 2 位の数字を示す。

z	0	1	2	3	4	5	6	7	8	9
0	0.5000	0.4960	0.4920	0.4880	0.4840	0.4801	0.4761	0.4721	0.4681	0.4641
0.1	0.4602	0.4562	0.4522	0.4483	0.4443	0.4404	0.4364	0.4325	0.4286	0.4247
0.2	0.4207	0.4168	0.4129	0.4090	0.4052	0.4013	0.3974	0.3936	0.3897	0.3859
0.3	0.3821	0.3783	0.3745	0.3707	0.3669	0.3632	0.3594	0.3557	0.3520	0.3483
0.4	0.3446	0.3409	0.3372	0.3336	0.3300	0.3264	0.3228	0.3192	0.3156	0.3121
0.5	0.3085	0.3050	0.3015	0.2981	0.2946	0.2912	0.2877	0.2843	0.2810	0.2776
0.6	0.2743	0.2709	0.2676	0.2643	0.2611	0.2578	0.2546	0.2514	0.2483	0.2451
0.7	0.2420	0.2389	0.2358	0.2327	0.2296	0.2266	0.2236	0.2206	0.2177	0.2148
0.8	0.2119	0.2090	0.2061	0.2033	0.2005	0.1977	0.1949	0.1922	0.1894	0.1867
0.9	0.1841	0.1814	0.1788	0.1762	0.1736	0.1711	0.1685	0.1660	0.1635	0.1611
1	0.1587	0.1562	0.1539	0.1515	0.1492	0.1469	0.1446	0.1423	0.1401	0.1379
1.1	0.1357	0.1335	0.1314	0.1292	0.1271	0.1251	0.1230	0.1210	0.1190	0.1170
1.2	0.1151	0.1131	0.1112	0.1093	0.1075	0.1056	0.1038	0.1020	0.1003	0.0985
1.3	0.0968	0.0951	0.0934	0.0918	0.0901	0.0885	0.0869	0.0853	0.0838	0.0823
1.4	0.0808	0.0793	0.0778	0.0764	0.0749	0.0735	0.0721	0.0708	0.0694	0.0681
1.5	0.0668	0.0655	0.0643	0.0630	0.0618	0.0606	0.0594	0.0582	0.0571	0.0559
1.6	0.0548	0.0537	0.0526	0.0516	0.0505	0.0495	0.0485	0.0475	0.0465	0.0455
1.7	0.0446	0.0436	0.0427	0.0418	0.0409	0.0401	0.0392	0.0384	0.0375	0.0367
1.8	0.0359	0.0351	0.0344	0.0336	0.0329	0.0322	0.0314	0.0307	0.0301	0.0294
1.9	0.0287	0.0281	0.0274	0.0268	0.0262	0.0256	0.0250	0.0244	0.0239	0.0233
2	0.0228	0.0222	0.0217	0.0212	0.0207	0.0202	0.0197	0.0192	0.0188	0.0183
2.1	0.0179	0.0174	0.0170	0.0166	0.0162	0.0158	0.0154	0.0150	0.0146	0.0143
2.2	0.0139	0.0136	0.0132	0.0129	0.0125	0.0122	0.0119	0.0116	0.0113	0.0110
2.3	0.0107	0.0104	0.0102	0.0099	0.0096	0.0094	0.0091	0.0089	0.0087	0.0084
2.4	0.0082	0.0080	0.0078	0.0075	0.0073	0.0071	0.0069	0.0068	0.0066	0.0064
2.5	0.0062	0.0060	0.0059	0.0057	0.0055	0.0054	0.0052	0.0051	0.0049	0.0048
2.6	0.0047	0.0045	0.0044	0.0043	0.0041	0.0040	0.0039	0.0038	0.0037	0.0036
2.7	0.0035	0.0034	0.0033	0.0032	0.0031	0.0030	0.0029	0.0028	0.0027	0.0026
2.8	0.0026	0.0025	0.0024	0.0023	0.0023	0.0022	0.0021	0.0021	0.0020	0.0019
2.9	0.0019	0.0018	0.0018	0.0017	0.0016	0.0016	0.0015	0.0015	0.0014	0.0014
3	0.0013	0.0013	0.0013	0.0012	0.0012	0.0011	0.0011	0.0011	0.0010	0.0010
3.1	0.00097	0.00094	0.00090	0.00087	0.00084	0.00082	0.00079	0.00076	0.00074	0.00071
3.2	0.00069	0.00066	0.00064	0.00062	0.00060	0.00058	0.00056	0.00054	0.00052	0.00050
3.3	0.00048	0.00047	0.00045	0.00043	0.00042	0.00040	0.00039	0.00038	0.00036	0.00035
3.4	0.00034	0.00032	0.00031	0.00030	0.00029	0.00028	0.00027	0.00026	0.00025	0.00024
3.5	0.00023	0.00022	0.00022	0.00021	0.00020	0.00019	0.00019	0.00018	0.00017	0.00017

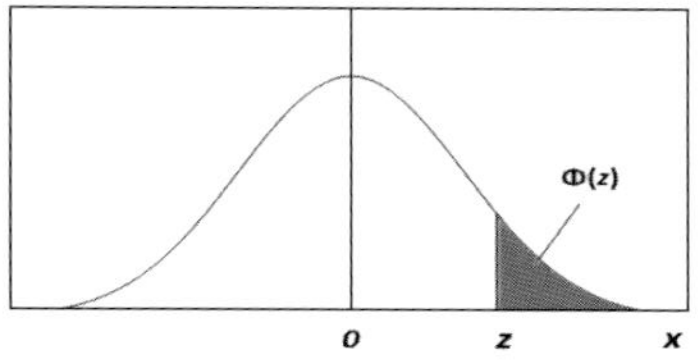

数表 χ^2 分布　自由度 n に対してグラフの灰色の面積 α を示す t の値を示す。

n \ α	0.975	0.95	0.9	0.5	0.1	0.05	0.025	0.01	0.005
1	0.0010	0.0039	0.016	0.455	2.71	3.84	5.02	6.63	7.88
2	0.051	0.103	0.211	1.39	4.61	5.99	7.38	9.21	10.60
3	0.216	0.352	0.584	2.37	6.25	7.81	9.35	11.34	12.84
4	0.484	0.711	1.06	3.36	7.78	9.49	11.14	13.28	14.86
5	0.831	1.15	1.61	4.35	9.24	11.07	12.83	15.09	16.75
6	1.24	1.64	2.20	5.35	10.64	12.59	14.45	16.81	18.55
7	1.69	2.17	2.83	6.35	12.02	14.07	16.01	18.48	20.28
8	2.18	2.73	3.49	7.34	13.36	15.51	17.53	20.09	21.95
9	2.70	3.33	4.17	8.34	14.68	16.92	19.02	21.67	23.59
10	3.25	3.94	4.87	9.34	15.99	18.31	20.48	23.21	25.19
11	3.82	4.57	5.58	10.34	17.28	19.68	21.92	24.72	26.76
12	4.40	5.23	6.30	11.34	18.55	21.03	23.34	26.22	28.30
13	5.01	5.89	7.04	12.34	19.81	22.36	24.74	27.69	29.82
14	5.63	6.57	7.79	13.34	21.06	23.68	26.12	29.14	31.32
15	6.26	7.26	8.55	14.34	22.31	25.00	27.49	30.58	32.80
16	6.91	7.96	9.31	15.34	23.54	26.30	28.85	32.00	34.27
17	7.56	8.67	10.09	16.34	24.77	27.59	30.19	33.41	35.72
18	8.23	9.39	10.86	17.34	25.99	28.87	31.53	34.81	37.16
19	8.91	10.12	11.65	18.34	27.20	30.14	32.85	36.19	38.58
20	9.59	10.85	12.44	19.34	28.41	31.41	34.17	37.57	40.00
30	16.79	18.49	20.60	29.34	40.26	43.77	46.98	50.89	53.67
40	24.43	26.51	29.05	39.34	51.81	55.76	59.34	63.69	66.77
50	32.36	34.76	37.69	49.33	63.17	67.50	71.42	76.15	79.49
60	40.48	43.19	46.46	59.33	74.40	79.08	83.30	88.38	91.95
70	48.76	51.74	55.33	69.33	85.53	90.53	95.02	100.43	104.21
80	57.15	60.39	64.28	79.33	96.58	101.88	106.63	112.33	116.32
90	65.65	69.13	73.29	89.33	107.57	113.15	118.14	124.12	128.30
100	74.22	77.93	82.36	99.33	118.50	124.34	129.56	135.81	140.17

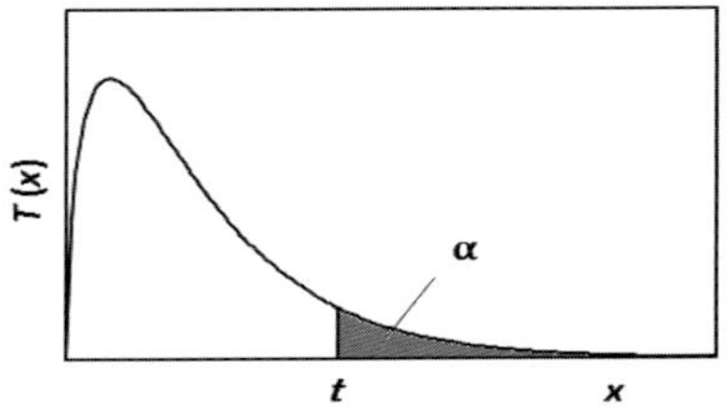

数表 F 分布(1)　自由度 m と n に対してグラフの灰色の面積が 0.05 となる t の値を示す。

n \ m	1	2	3	4	5	6	7	8	9	10	12	14	16	20	30	40	50
1	161.4	199.5	215.7	224.6	230.2	234.0	236.8	238.9	240.5	241.9	243.9	245.4	246.5	248.0	250.1	251.1	251.8
2	18.51	19.00	19.16	19.25	19.30	19.33	19.35	19.37	19.38	19.40	19.41	19.42	19.43	19.45	19.46	19.47	19.48
3	10.13	9.55	9.28	9.12	9.01	8.94	8.89	8.85	8.81	8.79	8.74	8.71	8.69	8.66	8.62	8.59	8.58
4	7.71	6.94	6.59	6.39	6.26	6.16	6.09	6.04	6.00	5.96	5.91	5.87	5.84	5.80	5.75	5.72	5.70
5	6.61	5.79	5.41	5.19	5.05	4.95	4.88	4.82	4.77	4.74	4.68	4.64	4.60	4.56	4.50	4.46	4.44
6	5.99	5.14	4.76	4.53	4.39	4.28	4.21	4.15	4.10	4.06	4.00	3.96	3.92	3.87	3.81	3.77	3.75
7	5.59	4.74	4.35	4.12	3.97	3.87	3.79	3.73	3.68	3.64	3.57	3.53	3.49	3.44	3.38	3.34	3.32
8	5.32	4.46	4.07	3.84	3.69	3.58	3.50	3.44	3.39	3.35	3.28	3.24	3.20	3.15	3.08	3.04	3.02
9	5.12	4.26	3.86	3.63	3.48	3.37	3.29	3.23	3.18	3.14	3.07	3.03	2.99	2.94	2.86	2.83	2.80
10	4.96	4.10	3.71	3.48	3.33	3.22	3.14	3.07	3.02	2.98	2.91	2.86	2.83	2.77	2.70	2.66	2.64
11	4.84	3.98	3.59	3.36	3.20	3.09	3.01	2.95	2.90	2.85	2.79	2.74	2.70	2.65	2.57	2.53	2.51
12	4.75	3.89	3.49	3.26	3.11	3.00	2.91	2.85	2.80	2.75	2.69	2.64	2.60	2.54	2.47	2.43	2.40
13	4.67	3.81	3.41	3.18	3.03	2.92	2.83	2.77	2.71	2.67	2.60	2.55	2.51	2.46	2.38	2.34	2.31
14	4.60	3.74	3.34	3.11	2.96	2.85	2.76	2.70	2.65	2.60	2.53	2.48	2.44	2.39	2.31	2.27	2.24
15	4.54	3.68	3.29	3.06	2.90	2.79	2.71	2.64	2.59	2.54	2.48	2.42	2.38	2.33	2.25	2.20	2.18
16	4.49	3.63	3.24	3.01	2.85	2.74	2.66	2.59	2.54	2.49	2.42	2.37	2.33	2.28	2.19	2.15	2.12
17	4.45	3.59	3.20	2.96	2.81	2.70	2.61	2.55	2.49	2.45	2.38	2.33	2.29	2.23	2.15	2.10	2.08
18	4.41	3.55	3.16	2.93	2.77	2.66	2.58	2.51	2.46	2.41	2.34	2.29	2.25	2.19	2.11	2.06	2.04
19	4.38	3.52	3.13	2.90	2.74	2.63	2.54	2.48	2.42	2.38	2.31	2.26	2.21	2.16	2.07	2.03	2.00
20	4.35	3.49	3.10	2.87	2.71	2.60	2.51	2.45	2.39	2.35	2.28	2.22	2.18	2.12	2.04	1.99	1.97
30	4.17	3.32	2.92	2.69	2.53	2.42	2.33	2.27	2.21	2.16	2.09	2.04	1.99	1.93	1.84	1.79	1.76
40	4.08	3.23	2.84	2.61	2.45	2.34	2.25	2.18	2.12	2.08	2.00	1.95	1.90	1.84	1.74	1.69	1.66
50	4.03	3.18	2.79	2.56	2.40	2.29	2.20	2.13	2.07	2.03	1.95	1.89	1.85	1.78	1.69	1.63	1.60
60	4.00	3.15	2.76	2.53	2.37	2.25	2.17	2.10	2.04	1.99	1.92	1.86	1.82	1.75	1.65	1.59	1.56
70	3.98	3.13	2.74	2.50	2.35	2.23	2.14	2.07	2.02	1.97	1.89	1.84	1.79	1.72	1.62	1.57	1.53
80	3.96	3.11	2.72	2.49	2.33	2.21	2.13	2.06	2.00	1.95	1.88	1.82	1.77	1.70	1.60	1.54	1.51
90	3.95	3.10	2.71	2.47	2.32	2.20	2.11	2.04	1.99	1.94	1.86	1.80	1.76	1.69	1.59	1.53	1.49
100	3.94	3.09	2.70	2.46	2.31	2.19	2.10	2.03	1.97	1.93	1.85	1.79	1.75	1.68	1.57	1.52	1.48

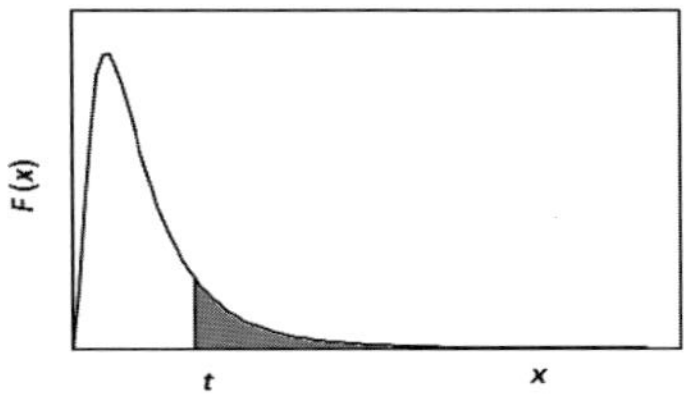

数表 *F* 分布(2)　自由度 m と n に対してグラフの灰色の面積が 0.01 となる t の値を示す。

n \ m	1	2	3	4	5	6	7	8	9	10	12	14	16	20	30	40	50
1	4052	5000	5403	5625	5764	5859	5928	5981	6022	6056	6106	6143	6170	6209	6261	6287	6303
2	98.50	99.00	99.17	99.25	99.30	99.33	99.36	99.37	99.39	99.40	99.42	99.43	99.44	99.45	99.47	99.47	99.48
3	34.12	30.82	29.46	28.71	28.24	27.91	27.67	27.49	27.35	27.23	27.05	26.92	26.83	26.69	26.50	26.41	26.35
4	21.20	18.00	16.69	15.98	15.52	15.21	14.98	14.80	14.66	14.55	14.37	14.25	14.15	14.02	13.84	13.75	13.69
5	16.26	13.27	12.06	11.39	10.97	10.67	10.46	10.29	10.16	10.05	9.89	9.77	9.68	9.55	9.38	9.29	9.24
6	13.75	10.92	9.78	9.15	8.75	8.47	8.26	8.10	7.98	7.87	7.72	7.60	7.52	7.40	7.23	7.14	7.09
7	12.25	9.55	8.45	7.85	7.46	7.19	6.99	6.84	6.72	6.62	6.47	6.36	6.28	6.16	5.99	5.91	5.86
8	11.26	8.65	7.59	7.01	6.63	6.37	6.18	6.03	5.91	5.81	5.67	5.56	5.48	5.36	5.20	5.12	5.07
9	10.56	8.02	6.99	6.42	6.06	5.80	5.61	5.47	5.35	5.26	5.11	5.01	4.92	4.81	4.65	4.57	4.52
10	10.04	7.56	6.55	5.99	5.64	5.39	5.20	5.06	4.94	4.85	4.71	4.60	4.52	4.41	4.25	4.17	4.12
11	9.65	7.21	6.22	5.67	5.32	5.07	4.89	4.74	4.63	4.54	4.40	4.29	4.21	4.10	3.94	3.86	3.81
12	9.33	6.93	5.95	5.41	5.06	4.82	4.64	4.50	4.39	4.30	4.16	4.05	3.97	3.86	3.70	3.62	3.57
13	9.07	6.70	5.74	5.21	4.86	4.62	4.44	4.30	4.19	4.10	3.96	3.86	3.78	3.66	3.51	3.43	3.38
14	8.86	6.51	5.56	5.04	4.69	4.46	4.28	4.14	4.03	3.94	3.80	3.70	3.62	3.51	3.35	3.27	3.22
15	8.68	6.36	5.42	4.89	4.56	4.32	4.14	4.00	3.89	3.80	3.67	3.56	3.49	3.37	3.21	3.13	3.08
16	8.53	6.23	5.29	4.77	4.44	4.20	4.03	3.89	3.78	3.69	3.55	3.45	3.37	3.26	3.10	3.02	2.97
17	8.40	6.11	5.18	4.67	4.34	4.10	3.93	3.79	3.68	3.59	3.46	3.35	3.27	3.16	3.00	2.92	2.87
18	8.29	6.01	5.09	4.58	4.25	4.01	3.84	3.71	3.60	3.51	3.37	3.27	3.19	3.08	2.92	2.84	2.78
19	8.18	5.93	5.01	4.50	4.17	3.94	3.77	3.63	3.52	3.43	3.30	3.19	3.12	3.00	2.84	2.76	2.71
20	8.10	5.85	4.94	4.43	4.10	3.87	3.70	3.56	3.46	3.37	3.23	3.13	3.05	2.94	2.78	2.69	2.64
30	7.56	5.39	4.51	4.02	3.70	3.47	3.30	3.17	3.07	2.98	2.84	2.74	2.66	2.55	2.39	2.30	2.25
40	7.31	5.18	4.31	3.83	3.51	3.29	3.12	2.99	2.89	2.80	2.66	2.56	2.48	2.37	2.20	2.11	2.06
50	7.17	5.06	4.20	3.72	3.41	3.19	3.02	2.89	2.78	2.70	2.56	2.46	2.38	2.27	2.10	2.01	1.95
60	7.08	4.98	4.13	3.65	3.34	3.12	2.95	2.82	2.72	2.63	2.50	2.39	2.31	2.20	2.03	1.94	1.88
70	7.01	4.92	4.07	3.60	3.29	3.07	2.91	2.78	2.67	2.59	2.45	2.35	2.27	2.15	1.98	1.89	1.83
80	6.96	4.88	4.04	3.56	3.26	3.04	2.87	2.74	2.64	2.55	2.42	2.31	2.23	2.12	1.94	1.85	1.79
90	6.93	4.85	4.01	3.53	3.23	3.01	2.84	2.72	2.61	2.52	2.39	2.29	2.21	2.09	1.92	1.82	1.76
100	6.90	4.82	3.98	3.51	3.21	2.99	2.82	2.69	2.59	2.50	2.37	2.27	2.19	2.07	1.89	1.80	1.74

数表 t 分布　自由度 n に対してグラフの灰色の面積 α(片側 $\alpha/2$ ずつ)となる t を示す。

n \ α	0.1	0.05	0.025	0.01	0.005
1	6.314	12.706	25.452	63.657	127.32
2	2.920	4.303	6.205	9.925	14.089
3	2.353	3.182	4.177	5.841	7.453
4	2.132	2.776	3.495	4.604	5.598
5	2.015	2.571	3.163	4.032	4.773
6	1.943	2.447	2.969	3.707	4.317
7	1.895	2.365	2.841	3.499	4.029
8	1.860	2.306	2.752	3.355	3.833
9	1.833	2.262	2.685	3.250	3.690
10	1.812	2.228	2.634	3.169	3.581
11	1.796	2.201	2.593	3.106	3.497
12	1.782	2.179	2.560	3.055	3.428
13	1.771	2.160	2.533	3.012	3.372
14	1.761	2.145	2.510	2.977	3.326
15	1.753	2.131	2.490	2.947	3.286
16	1.746	2.120	2.473	2.921	3.252
17	1.740	2.110	2.458	2.898	3.222
18	1.734	2.101	2.445	2.878	3.197
19	1.729	2.093	2.433	2.861	3.174
20	1.725	2.086	2.423	2.845	3.153
30	1.697	2.042	2.360	2.750	3.030
40	1.684	2.021	2.329	2.704	2.971
50	1.676	2.009	2.311	2.678	2.937
60	1.671	2.000	2.299	2.660	2.915
70	1.667	1.994	2.291	2.648	2.899
80	1.664	1.990	2.284	2.639	2.887
90	1.662	1.987	2.280	2.632	2.878
100	1.660	1.984	2.276	2.626	2.871
120	1.658	1.980	2.270	2.617	2.860
140	1.656	1.977	2.266	2.611	2.852

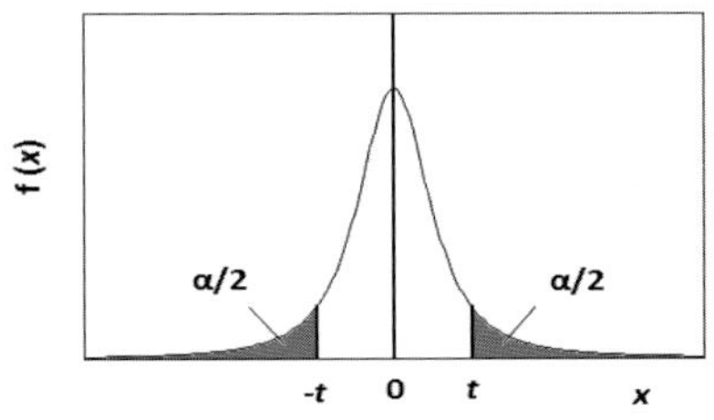

索　引

■英数■

1日許容摂取量（Acceptable Daily Intake；ADI）…… 220
2階級計数プラン（Two-class attributes plan）…… 201
2標本t検定 …… 109
2段サンプリング …… 176
3階級計数プラン（Three-class attributes plan）…… 201
3シグマ限界 …… 180
100*p*パーセンタイル（percentile）…… 33
Codex委員会 …… 175
CODEX委員会および国際食品微生物規格委員会（International Commission on Microbiological Specifications for Foods；ICMSF）…… 201
*F*分布 …… 91
np管理図 …… 181
*p*値（p-value）…… 113, 121
s法 …… 196
*t*分布 …… 94
σ法 …… 196
χ^2分布 …… 89

■あ行■

アイテム（単体）（Item）…… 79
赤池情報量基準（Akaike information Criteria, AIC）…… 141
一次サンプル（Primary sample）…… 176
一様分布（Uniform distribution）…… 74
一般化線形モデル（Generalized linear model）…… 127
一般線形モデル（General linear model）…… 127
オッズ比 …… 121

■か行■

回帰直線（Regression line）…… 127
回帰分析 …… 127
階級 …… 30
階級値 …… 30
ガウス分布 …… 66
確信区間 …… 166
確率（Probability）…… 44
確率−インパクトスコア（probability-impact scores）…… 216
確率変数（Random variable）…… 48
確率密度関数（Probability density function）…… 49
片側検定（One-sided test）…… 104
下方管理限界（Lower Control Limit；LCL）…… 178
加法定理 …… 46
間隔尺度（Interval scale）…… 29
観測度数 …… 118
ガンマ分布（Gamma distribution）…… 73
危害要因（Hazard）…… 215
危害要因特定（Hazard Identification）215
危害要因判定（Hazard Characterization）…… 215
危険率 …… 103
記述統計学 …… 29
基準値（Acceptable level）…… 185
期待値（Expectation）…… 51
期待度数 …… 118
帰無仮説（Null hypothesis, H_0）…… 103
共通部分（Intersection）…… 39
共役事前分布 …… 169
許容数（Acceptance number）…… 190
空集合（Null set）…… 40, 44
区間推定（Interval estimation）…… 97
組合せ（Combination）…… 42

計数……………………………………………… 185
計数型（Attribute）……………………… 185
計数型サンプリングプラン（Attribute Sampling Plan）…………………………… 193
系統サンプリング………………………… 176
計量型（Variable）……………………… 185
計量型サンプリングプラン（Variable Sampling Plan）…………………………… 193
限界品質（Limiting quality ; LQ または Lot Tolerance Percent Defective ; LTPD）……………………………………………… 192
検査水準（Inspection level）…………… 195
検査特性曲線（Operating characteristic curve（OC 曲線））………………… 185
検出限界（Detection limit）…………… 177
検定統計量………………………………… 103
合格品質水準（Acceptable Quality Level ; AQL）……………………………… 192
国際標準化機構（International Organization for Standardization ; ISO）……… 175
個体……………………………………………… 79
根元事象（Elementary event）………… 44
混合サンプル（Composite sample）…… 176
コンサインメント（Consignment）…… 175

■さ行■

最確数（Most Probable Number, MPN）法……………………………………………… 143
最小毒性量（Lowest observed adverse effect level ; LOAEL）…………………… 220
最頻値（Mode）…………………………… 32
最尤推定（Maximum likelihood estimation）……………………………………………… 96
最尤推定量………………………………… 96
三角分布（Triangular distribution）… 75
散布度……………………………………… 33
サンプリングプラン…………………185, 192
サンプル（Sample）……………………… 79
サンプルサイズ（Sample size）…… 79, 175
識別比（Discrimination ratio ; DR）… 192
試験室サンプル（Laboratory sample）… 176
試行（Trial）……………………………… 44
事後確率……………………………………… 156
事象（Event）……………………………… 44
指数分布（Exponential distribution）… 72
事前確率……………………………………… 156
質的データ………………………………… 29
四分位点…………………………………… 33
集合（Set）………………………………… 39
重複組合せ………………………………… 43
周辺尤度…………………………………… 156
集落抽出法………………………………… 176
順序尺度（Ordinal scale）……………… 29
順列（Permutation）……………………… 42
障害調整生存年（Disability-Adjusted Life Year ; DALY）……………………… 226
条件付き確率（Conditional probability）…………………………………… 47, 155
消費者のリスク（Consumer's risk）…… 187
上方管理限界（Upper Control Limit ; UCL）……………………………………………… 178
乗法の定理………………………………… 47
真部分集合………………………………… 39
信頼水準（Confidence level）………… 97
信頼区間…………………………………… 97
信頼限界…………………………………… 97
推測統計学………………………………… 29
数学的確率………………………………… 44
正確度（Accuracy）……………………… 177
正規分布（Normal distribution）……… 66
生産者のリスク（Producer's risk）…… 186
精度（Precision）………………………… 177
正の相関…………………………………… 34
積率………………………………………… 53
積事象……………………………………… 45
全数調査…………………………………… 79
全体集合（Universe）…………………… 40
相関………………………………………… 34
相関図……………………………………… 34
相対度数…………………………………… 30
層別サンプリング………………………… 176
層別抽出法………………………………… 80
損失余命（Loss of Life Expectancy ; LLE）

…………………………………… 226

■ た行 ■

対数正規分布（Lognormal distribution）71
大数の法則…………………………… 61
耐容1日摂取量（Tolerable Daily Intake ; TDI）…………………………… 221
対立仮説（Alternative hypothesis, H_1）
多項分布…………………………… 64
単純サンプリング…………………… 176
単ヒット理論………………………… 223
チェビシェフの不等式……………… 55
中央値（Median）…………………… 31
抽出（Random sampling）………… 79
中心極限定理………………………… 83
超幾何分布（Hypergeometric distribution）…………………………… 65
適合度の検定………………………… 118
定性検査…………………………… 177
定量限界（Quantitation limit）……… 177
定量検査…………………………… 177
適正検査指針（Good Laboratory Practice ; GLP）…………………………… 177
点推定（Point estimation）………… 95
統計学的検定（Statistical test）……… 103
統計的推定（Statistical estimation）… 95
統計的確率（経験的確率）………… 44
特異性（Specificity）……………… 177
毒性等量（Toxic Equivalent Quantity ; TEQ）…………………………… 221
独立性の検定………………………… 119
度数分布表…………………………… 30

■ な行 ■

二項分布（Binomial distribution）…… 59
日本工業規格（Japanese Industrial Standards ; JIS）………………… 175
抜き取り検査（Random inspection）… 176
ノンパラメトリック・ブートストラップ法…………………………… 137

■ は行 ■

排反…………………………………… 45
暴露評価（Exposure Assessment）…… 215
暴露マージン（幅）（Margin of Exposure ; MOE）…………………………… 224
パラメーター（Parameter）………… 80
パラメトリック・ブートストラップ法… 137
バルクサンプル（Bulk（or bulked）sample）…………………………… 176
ヒストグラム………………………… 30
非復元抽出…………………………… 65
百分位点…………………………… 33
標準化変換…………………………… 68
標本空間（Sample space）………… 44
標準作業書（Standard Operating Procedure）………………………… 177
標準正規分布………………………… 68
標準偏差…………………………… 52
標本………………………………… 79
標本標準偏差………………………… 33
標本共分散（sample covariance）……… 34
標本調査…………………………… 79
標本相関係数（sample correlation coefficient）…………………………… 35
標本不偏標準偏差…………………… 33
標本分散（sample variance, S^2）……… 33
標本分布…………………………… 80
比率尺度（Ratio scale）…………… 29
頻度論…………………………… 39, 44
ブートストラップ法……………… 84, 137
不確実性係数（Uncertainty Factor ; UF）…………………………… 220
復元抽出…………………………… 46
負の相関…………………………… 34
負の二項分布（Negative Binomial Distribution）…………………………… 64
部分集合（Subset）………………… 39
不偏推定量…………………………… 95
不偏標本分散（unbiased sample variance）…………………………… 33
不良品（Defective）………………… 189

分散比（ratio of variances）…………… 113
分析サンプル（Test portion） ………… 176
分析用サンプル（Test sample） ……… 176
分布関数（Distribution function） …… 49
平均（値）（Mean）……………………… 31
ベイズ更新（Bayesian updating） …… 160
ベイズ推定（Bayesian inference） …… 156
ベイズ統計学………………………… 44, 155
ベイズの基本公式……………………… 156
ベイズの定理（Bayes'theorem） ……… 156
ベータ関数……………………………… 74
ベータ分布（Beta distribution） ……… 73
ベルヌーイ分布 Bernoulli distribution … 59
偏差……………………………………… 33
ベン図（Venn diagram） ……………… 39
ベンチマーク下限信頼値（Benchmark dose lower confidence limit ; BMDL）… 221
ベンチマーク反応（Benchmark Response ; BMR）………………………………… 221
ベンチマーク用量（Benchmark dose ; BMD）……………………………………… 221
ベンチマーク用量法（Bench mark dose (BMD) approach）………………… 221
変量……………………………………… 34
補集合（Complementary set） ………… 40
母集団（Population） ………………… 79
母数……………………………………… 80
母比率……………………………… 80, 109
母分散…………………………………… 80
母平均…………………………………… 80
ポアソン分布（Poisson distribution）… 62

■ま行■

無限集合………………………………… 39
無限母集団……………………………… 79
無毒性量（No Observed Adverse Effect Level ; NOAEL）…………………… 220
名義尺度（Nominal scale） …………… 29
モーメント……………………………… 53
モンテカルロ法（Monte Carlo method）… 135

■や行■

有意水準（Significant level）…………… 103
有限集合………………………………… 39
有限母集団……………………………… 79
尤度……………………………………… 156
尤度関数（Likelihood function） ……… 96
輸出業者のリスク（Exporter's risk）… 186
輸入者のリスク（Importer's risk） …… 187
要素（Element） ……………………… 39
用量－反応モデル（Dose-response model）……………………………………… 217
余事象…………………………………… 44

■ら行■

乱数……………………………………… 80
ランダムウォーク……………………… 147
リスク（Risk）………………………… 215
リスク管理（Risk Management）……… 215
リスク伝達（Risk Communication） … 215
リスク判定（Risk Characterization）… 215
リスク比………………………………… 121
リスク評価（Risk Assessment） ……… 215
リスク分析（Risk analysis）…………… 215
両側検定（Two-sided test） ………… 104
量的データ……………………………… 29
累積相対度……………………………… 30
累積度数………………………………… 30
ロジスティック回帰モデル（Logistic regression model）………………………… 140
ロジスティック関数…………………… 140
ロジット（logit）関数 ………………… 140
ロット（Lot） ………………………… 175

■わ行■

ワイブル分布（Weibull distribution）… 72
和事象…………………………………… 44

著者プロフィール

藤川　浩（ふじかわ　ひろし）

1979 年　北海道大学獣医学部卒業
同　年　東京都立衛生研究所（現東京都健康安全研究センター）
1988 年　東京都立大学大学院学位取得（理学博士）
2007 年　東京農工大学農学部教授　現職

主な著書

『生物系のためのやさしい基礎統計学』（講談社，2016），『Excel で学ぶ食品微生物学』（オーム社，2015），『実践に役立つ食品衛生管理入門』（講談社，2014），『獣医公衆衛生学 I』（文永堂出版，2014），『食品微生物学の基礎』（講談社，2013），『微生物コントロールによる食品衛生管理』（エヌ・ティー・エス，2013），『微生物胞子』（サイエンスフォーラム，2011），『食品微生物学辞典』（中央法規，2010），『食品安全の事典』（朝倉書店，2009），『フレッシュ食品の高品質殺菌技術』（サイエンスフォーラム，2008），『微生物の事典』（朝倉書店，2008），『リスク学用語小辞典』（丸善，2008），『食品変敗防止ハンドブック』（サイエンスフォーラム，2006），『食品工学ハンドブック』（朝倉書店，2006），『食品のストレス環境と微生物』（サイエンスフォーラム，2004），『食の安全とリスクアセスメント』（中央法規，2004），『有害微生物管理技術　I. 原料・製造・流通環境における要素技術と HACCP』（フジテクノシステム，2000），『熱殺菌のテクノロジー』（サイエンスフォーラム，1997），『食品への予測微生物学の適用』（サイエンスフォーラム，1997）。

実践　食品安全統計学

R と Excel を用いた品質管理とリスク評価

発 行 日　2019 年 11 月 25 日　初版第一刷発行
監　　修　藤川 浩
発 行 者　吉田 隆
発 行 所　株式会社 エヌ・ティー・エス
東京都千代田区北の丸公園 2-1 科学技術館 2 階　〒102-0091
TEL：03（5224）5430　http://www.nts-book.co.jp/
制作・印刷　株式会社 双文社印刷

ISBN978-4-86043-604-9　C3058

関連図書

	書籍名	発刊年	体 裁	本体価格
1	青果物の鮮度評価・保持技術 ～収穫後の生理・化学的特性から輸出事例まで～	2019 年 12月発刊予定	B5 約300 頁	40,000 円
2	ボトリングテクノロジー ～飲料製造における充填技術と衛生管理～	2019 年 12月発刊予定	B5 約444 頁	32,000 円
3	筋肉研究最前線 ～代謝メカニズム、栄養、老化・疾病予防、科学的トレーニング法～	2019 年	B5 342 頁	38,000 円
4	改訂増補版　実践有用微生物培養のイロハ ～試験管から工業スケールまで～	2018 年	B5 376 頁	9,500 円
5	賞味期限設定・延長のための各試験・評価法ノウハウ ～保存試験・加速(虐待)試験・官能評価試験と開発成功事例～	2018 年	B5 246 頁	32,000 円
6	発酵と醸造のいろは ～伝統技法からデータに基づく製造技術まで～	2017 年	B5 398 頁	32,000 円
7	微生物コントロールによる食品衛生管理 ～食の安全・危機管理から予測微生物学の活用まで～	2013 年	B5 288 頁	34,000 円
8	スマート農業 ～自動走行、ロボット技術、ICT・AIの利活用からデータ連携まで～	2019 年	B5 444 頁	45,000 円
9	実践　ニオイの解析・分析技術 ～香気成分のプロファイリングから商品開発への応用まで～	2019 年	B5 288 頁	34,000 円
10	翻訳版　Agricultural Bioinformatics ～オミクスデータとICTの統合～	2018 年	B5 386 頁	30,000 円
11	アルツハイマー病発症メカニズムと新規診断法・創薬・治療開発	2018 年	B5 460 頁	45,000 円
12	未病医学標準テキスト	2018 年	B5 324 頁	6,800 円
13	薬用植物辞典	2016 年	B5 720 頁	27,000 円
14	油脂のおいしさと科学 ～メカニズムから構造・状態、調理・加工まで～	2016 年	B5 300 頁	36,000 円
15	ヒトマイクロバイオーム研究最前線 ～常在菌の解析技術から生態、医療分野、食品への応用研究まで～	2016 年	B5 472 頁	46,000 円
16	糖鎖の新機能開発・応用ハンドブック ～創薬・医療から食品開発まで～	2015 年	B5 678 頁	58,000 円
17	情報社会における食品異物混入対策最前線 ～リスク管理からフードディフェンス、商品回収、クレーム対応、最新検知装置まで～	2015 年	B5 342 頁	40,000 円
18	生食のおいしさとリスク	2013 年	B5 602 頁	28,400 円
19	食品分野における非加熱殺菌技術	2013 年	B5 200 頁	24,000 円
20	進化する食品高圧加工技術 ～基礎から最新の応用事例まで～	2013 年	B5 314 頁	3,600 円
21	植物工場生産システムと流通技術の最前線	2013 年	B5 570 頁	41,800 円
22	嗅覚と匂い・香りの産業利用最前線	2013 年	B5 458 頁	36,800 円

※本体価格には消費税は含まれておりません。